肾癌精准诊断与治疗

主　审　郭应禄

主　编　宋　刚

助　理　杜毅聪

人民卫生出版社

·北京·

知常达变　至精至微

医无止境　仁心仁术

己亥孟春

郭立禄

编委会

主审 郭应禄

主编 宋 刚

助理 杜毅聪

编委（以姓氏笔画为序）

马 鑫 中国人民解放军总医院

王保军 中国人民解放军总医院

韦锦焕 中山大学附属第一医院

刘 明 北京医院

苏春霞 同济大学附属上海市肺科医院

李学松 北京大学第一医院

何志嵩 北京大学第一医院

沈 棋 北京大学第一医院

宋 刚 国家癌症中心 / 中国医学科学院肿瘤医院

宋启斌 武汉大学人民医院

陈 捷 江西省人民医院

周芳坚 中山大学肿瘤防治中心

郭莉萍 北京大学医学人文学院

黄 健 中山大学孙逸仙纪念医院

龚 侃 北京大学第一医院

崔传亮 北京大学肿瘤医院

鄢谢桥 北京大学肿瘤医院

魏 强 四川大学华西医院

编者（以姓氏笔画为序）

王 萱 北京医院

王保军 中国人民解放军总医院

刘 明 北京医院

李远达 北京大学医学人文学院

杨 璐 四川大学华西医院

何立儒 中山大学肿瘤防治中心

沈 棋 北京大学第一医院

宋 刚 国家癌症中心 / 中国医学科学院肿瘤医院

张崔建 北京大学第一医院

3

赵　静　同济大学附属上海市肺科医院
赵红伟　烟台毓璜顶医院
郭　刚　中国人民解放军总医院
龚　侃　北京大学第一医院
章必成　武汉大学人民医院
谌　诚　北京大学第一医院
斯　璐　北京大学肿瘤医院
董　文　中山大学孙逸仙纪念医院
董　培　中山大学肿瘤防治中心
谢文杰　南昌大学第一附属医院
鄂谢桥　北京大学肿瘤医院

审稿委员会

郭应禄　刘　明　宋　刚　郭　刚　崔传亮
瓦斯里江·瓦哈甫　杨　璐　董　培　陈　誉
高献书　付　莎　杜依青　严　俊　杜毅聪
傅炜骁

主编简介

宋 刚

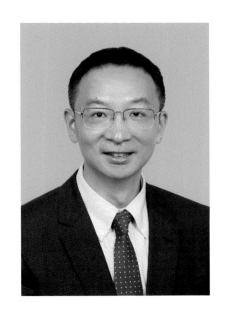

国家癌症中心 / 中国医学科学院肿瘤医院副教授、副主任医师、硕士研究生导师，廊坊院区泌尿外科副主任，北京大学泌尿外科学博士。中国医师协会泌尿外科医师分会青年委员学组秘书，中国医疗保健国际交流促进会腔镜内镜外科分会委员，中华医学会科学普及分会青年委员会委员，中国抗癌协会肿瘤防治科普专业委员会第一届青年委员会委员，北京医学会泌尿外科学分会青年委员会委员，北京抗癌协会泌尿男生殖系肿瘤专业委员会青年委员会委员兼秘书，北京生理科学会第十三届理事会理事，中国科技期刊卓越行动计划高起点新刊 *UroPrecision* 执行主编。

临床专业特长为泌尿系统肿瘤的精准诊断与机器人 / 腹腔镜治疗，擅长复杂泌尿系统肿瘤多学科诊治、前列腺癌根治手术尿控功能保护、磁共振 / 超声融合前列腺靶向穿刺等。相关研究发表在《中华泌尿外科杂志》、*The Journal of Urology*、*Prostate Cancer and Prostatic Diseases*、*UroPrecision* 等期刊上。获北京市科学技术奖科学技术进步奖一等奖（第一完成人），中华医学科技奖医学科学技术普及奖（第一完成人）。获发明专利 1 项，实用新型专利 4 项。

主持 1 项国家重点研发计划课题、多项省部级科研课题。发表 SCI 论文、核心期刊文章 30 余篇。主编《前列腺癌精准诊断与治疗》（获"中国医界好书奖"之"医学学科类"）、《膀胱癌精准诊断与治疗》（国家科学技术学术著作出版基金资助项目）、《肾癌精准诊断与治疗》，副主译《前列腺癌实用指南》，参编泌尿外科专著 10 余部，主编科普著作 6 部。

序

　　《前列腺癌精准诊断与治疗》和《膀胱癌精准诊断与治疗》相继于 2019 年和 2021 年出版，受到全国泌尿外科同道的好评。为进一步系统总结泌尿系统肿瘤精准诊断与治疗的理论和实践经验，全国 50 余位专家经过数年的努力，完成了《肾癌精准诊断与治疗》的编写。《前列腺癌精准诊断与治疗》《膀胱癌精准诊断与治疗》《肾癌精准诊断与治疗》三册书共同组成"泌尿系统肿瘤精准诊断与治疗"丛书。

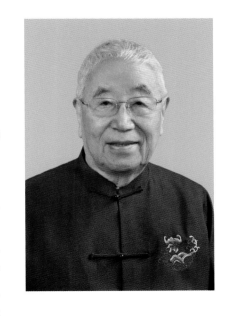

　　随着微创外科技术的进步，肾癌外科治疗得到飞速发展，尤其是机器人辅助腹腔镜外科手术平台的应用，各种保肾手术开展越来越普遍，对于以往开放手术或腹腔镜手术不易保留肾脏的疑难肾肿瘤患者，现在在机器人辅助腹腔镜系统下能精准地切除肿瘤、缝合肾脏，从而保留肾脏；同时，局部进展期肾癌伴瘤栓的手术技术越来越成熟，围手术期并发症得到控制，瘤控也取得了较好的效果；免疫治疗时代晚期肾癌原发灶减瘤性肾切除术的实施也有了更精准的术前风险评估和决策，以及后续的药物治疗手段。

　　自 2005 年开始，经过 10 多年靶向治疗的飞速发展后，免疫检查点抑制剂的出现完全改变了晚期肾癌全身治疗的格局，免疫治疗登上了肾癌药物治疗的"舞台"中央。随着新型免疫检查点抑制剂和靶向药物的出现，临床医师在制订治疗方案时面临的选择和随之而来的困惑越来越多。合理地选择一线治疗药物及序贯用药，对晚期肾癌患者的精准治疗至关重要。同时，免疫治疗的疗效评价、毒性管理等对医师提出了新的要求。

　　《肾癌精准诊断与治疗》作为"泌尿系统肿瘤精准诊断与治疗"丛书的一册，正是顺应肾癌精准诊断与治疗领域学术飞速发展的形势而出版。以国家癌症中心/中国医学科学院肿瘤医院泌尿外科宋刚副教授为首的中青年骨干医师勇于创新,敢为人先,将近些年理论和实践中的创新工作积累、沉淀,前后耗时5年,系统整理为"泌尿系统肿瘤精准诊断与治疗"丛书,体现了泌尿系统肿瘤精准诊断与治疗领域原创技术的先进性和指导性,是全国泌尿同道的集体智慧。

祝贺"泌尿系统肿瘤精准诊断与治疗"丛书出版!希望泌尿外科同道携手,做好泌尿外科亚专科建设,共同促进泌尿系统肿瘤精准诊断与治疗事业向更精、更准、更好方向发展!

中国工程院院士 郭立禄

2023 年 12 月 8 日

前言

　　肾癌是泌尿系统肿瘤精准诊断与治疗的重要内容。广义的精准医学包括精确发病机制、精准分型及分层诊断、精准治疗（微创外科、靶向治疗、免疫治疗等），是涵盖整个疾病阶段进行分类认知和处理的学科。

　　本书力图反映近几年肾癌精准诊断和治疗领域最新技术，包括很多中国原创手术技术和学术成果。每个章节分成四个部分：临床问题、最新进展、实例演示、专家述评。前三部分由编者撰写，第四部分由编委述评。第一部分"临床问题"的提出是一切技术和药物创新的出发点，注重强调新技术的缘起，启发读者深入思考。第二部分"最新进展"介绍解决临床问题的新策略、新技术、新药物，亮点是阐述本领域最重要的研究文章。"临床问题""最新进展"这两部分内容注重理论研究，因为理论是解决实践问题的基础，只有将理论讲通、讲透，临床实践才能顺利开展。第三部分"实例演示"为本书的重点和亮点，按照适应证、禁忌证、所需器材清单、团队要求、操作步骤、要点解析等结构，详细阐述新技术的应用流程，强调可操作性、实用性，力图让读者可以按图索骥实践之。第四部分是"专家述评"概述新技术的产生、发展，指出目前存在的问题、解决方案及未来的发展方向，是本书的点睛之笔，由全国最顶尖专家执笔。

　　本书邀请了全国50余位泌尿外科、肿瘤内科、放疗科、病理科、医学影像科等的医师编写。在本书撰写过程中，为了使读者更好地理解和应用新观念、新技术，他们付出了辛勤的劳动。在此向各位参加编写的编委、编者致以谢意！

　　本书体例和内容不同于其他专著，鉴于编写团队认识的局限和新技术的迅猛发展，书中难免有错讹之处，请全国读者和专家不吝赐教，共同探讨，一起推动肾癌精准诊断与治疗事业的发展。

2023 年 12 月 3 日

目录

第四部分　医学人文

视频资源目录

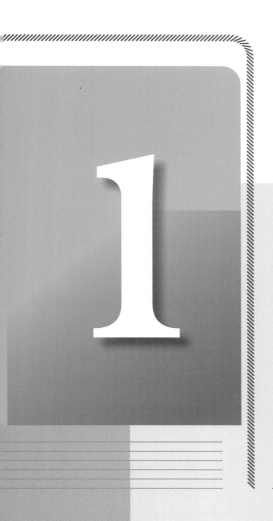

第一部分

肾癌精准诊断

第一章

肾细胞癌的精准病理诊断

第一节　肾细胞癌病理诊断的现状

肾细胞癌（renal cell carcinoma，RCC），起源于肾小管上皮，是泌尿系统最常见的肿瘤之一，在我国泌尿系统肿瘤中发病率居第三位，约占肾脏肿瘤的 90% 以上，男性发病率高于女性。肾细胞癌根据形态学表现分为多种类型。肾细胞癌的病理分型对治疗选择和预后判断有着重要的指导意义，病理诊断中需报告肾细胞癌的具体分型。

随着精准医学时代的来临，分子检测在病理诊断过程中的作用越来越重要，对于某些疾病已经成为必要的诊断手段。有着类似形态学表现的肿瘤，可有不同的分子改变；相反，不同形态的肿瘤也可能有相似的分子改变，因而可以使用同一类型的治疗并且有着相似的预后。迅速发展的分子病理学使我们对肾细胞癌的分型有了更多的认识。

目前临床病理工作中，对肾细胞癌的病理诊断及分型仍主要依赖于形态学表现。但随着技术的进步及对疾病认识的深入，病理诊断不应只是通过组织形态及免疫组织化学染色来完成，而是应该在临床组织形态诊断中加入分子检测，从而对肾细胞癌更好地进行分类，做出更精准的病理诊断，为临床治疗选择及预后评估提供更全面的相关信息。

最新进展

第二节 肾细胞癌的病理类型及主要分子改变

肾细胞癌包括多种类型,随着分子技术的飞速发展,其类型逐步扩增。2016版《WHO泌尿系统及男性生殖器官肿瘤分类》中肾细胞癌分类如下:透明细胞性肾细胞癌(clear cell renal cell carcinoma, ccRCC)、低度恶性潜能的多房囊性肾肿瘤(multilocular cystic renal neoplasm of low malignant potential)、乳头状肾细胞癌(papillary renal cell carcinoma, pRCC)、遗传性平滑肌瘤病肾细胞癌综合征相关性肾细胞癌[(hereditary leiomyomatosis and renal cell carcinoma, HLRCC)- associated renal cell carcinoma]、嫌色性肾细胞癌(chromophobe renal cell carcinoma, cRCC)、集合管癌(collecting duct carcinoma)、肾髓质癌(renal medullary carcinoma)、MiT家族易位性肾细胞癌(MiT family translocation carcinomas)、琥珀酸脱氢酶缺陷相关性肾细胞癌[(succinate dehydrogenase, SDH)-deficient renal cell carcinoma]、黏液小管状和梭形细胞癌(mucinous tubular and spindle cell carcinoma)、管状囊性肾细胞癌(tubulocystic renal cell carcinoma)、获得性囊性疾病相关性肾细胞癌(acquired cystic disease associated renal cell carcinoma)、透明细胞乳头状肾细胞癌(clear cell papillary renal cell carcinoma, CCPRCC)以及未分类的肾细胞癌(renal cell carcinoma, unclassified)[1]。与旧版相比较,增加了以下6种新的类型:透明细胞乳头状肾细胞癌、遗传性平滑肌瘤病肾细胞癌综合征相关性肾细胞癌、MiT家族易位性肾细胞癌[该类型包括Xp11.2易位性肾细胞癌及t(6;11)肾细胞癌]、琥珀酸脱氢酶缺陷相关性肾细胞癌、管状囊性肾细胞癌、获得性囊性疾病相关性肾细胞癌。

每一种类型的肾细胞癌均有不同的形态学特点、免疫组化表型及分子改变(表1-1),大部分类型的肾细胞癌依据形态学就可以作出准确诊断,但部分类型的肾细胞癌,需要分子检测协助诊断,比如:遗传性平滑肌瘤病及肾细胞癌综合征相关性肾细胞癌、MiT家族易位性肾细胞癌等。分子诊断已经成为病理诊断不可缺少的一部分,不仅帮助病理医师作出精准的诊断,也可以为预后评估及治疗效果判断提供更精确的信息[2]。现将各种类型的肾细胞癌的主要病理特点及分子改变分述如下。

1. 透明细胞性肾细胞癌(clear cell renal cell carcinoma, ccRCC) 最常见的肾细胞癌类型,典型的组织学形态为胞浆透明的肿瘤细胞呈巢片状、腺泡状排列,间质含有丰富的纤细血管网。免疫组化染色CA IX(carbonic anhydrase IX)、Vimentin及上皮标志物阳性。ccRCC中最常见的分子改变是3p缺失、VHL突变及VHL启动子甲基化[3],可以用二代测序(next generation sequencing, NGS)及甲基化特异PCR(methylation specific PCR)等检测方法检测。

2. 乳头状肾细胞癌(papillary renal cell carcinoma, pRCC) 为第二常见的肾细胞癌类型,其形态学特点为肿瘤细胞形成乳头状及小管状结构,乳头具有纤细的纤维血管轴心,其内可有泡沫状巨噬细胞和胆固醇结晶。分为Ⅰ型及Ⅱ型。免疫组化染色AMACR及CK7

表 1-1 各类肾细胞癌常用免疫组化标志物，常见基因突变及检测方法

类型	免疫组化标志物	常见基因突变	常用检测方法
ccRCC	CA IX，Vim，AE1/AE3，CD10	VHL 突变 VHL 启动子甲基化	NGS 甲基化特异 PCR
pRCC	AMACR，CK7	7 号、17 号染色体三体	aCGH，FISH
cRCC	CK7，CD117	无特异性的分子改变	无
CCPRCC	CA IX 呈特异性的杯口状着色，CK7	VHL 突变	经典测序及 NGS
MiT 家族易位性肾细胞癌	TFE3，TFEB	TFE3，TFEB	FISH，NGS
HLRCC 相关肾细胞癌	FH 染色阴性	FH 突变	经典测序及 NGS
SDH 缺陷相关性肾细胞癌	SDHB 缺失	SDH 亚单位基因的胚系突变	经典测序及 NGS

通常阳性，Ⅰ型阳性率高于Ⅱ型。pRCC 最常见的分子改变为 7 号、17 号染色体三体[4]。可以通过基于基因芯片的比较基因组杂交（array-based comparative genomic hybridization，aCGH）及荧光原位杂交（fluorescence in situ hybridization，FISH）等方法检测。

3. 嫌色性肾细胞癌（chromophobe renal cell carcinoma，cRCC） 肿瘤细胞呈实性排列，有时可见到腺样结构，间质中的血管大多数为厚壁血管，肿瘤细胞大而呈多边形，细胞膜清楚，细胞核不规则，常有皱褶，可见核周空晕。免疫组化染色 CK7 及 CD117 阳性。研究发现，cRCC 无特异性的分子改变，常见的遗传学改变涉及多个染色体的缺失，最常见的是 1 号及 Y 染色体，也可见到 2 号、6 号、10 号、13 号、17 号及 21 号染色体的缺失[5]。通常认为，分子检测对 cRCC 的诊断无帮助。

4. 透明细胞乳头状肾细胞癌（clear cell papillary renal cell carcinoma，CCPRCC） 肿瘤细胞排列成管状、乳头状、腺泡状、囊性，也可以呈实性，肿瘤细胞立方状或矮柱状，胞浆透明。免疫组化染色 CK7 弥漫阳性，CA IX 呈特异性的杯口状着色。分子改变常见有 VHL 突变。CCPRCC 通常根据形态及免疫组化表型即可作出诊断，当形态不典型，诊断有困难时，可以通过分析 3p 缺失及 VHL 的突变及甲基化情况来帮助诊断，因为 CCPRCC 生物学行为相对比较惰性，所以明确诊断对临床治疗的选择意义重大[6]。

5. MiT 家族易位性肾细胞癌（MiT family translocation carcinomas） 涉及 MiT 转录因子家族的两个成员（TFE3 和 TFEB）与不同基因发生融合，包括 Xp11.2 易位性肾细胞癌及 t（6；11）易位性肾细胞癌两种。

Xp11.2 易位性肾细胞癌，为 TFE3 与其他基因融合，导致 TFE3 蛋白异常表达。融合基因有多种，常见的有 ASPSCR1、PRCC、SFPQ、NONO、CLTC 等[7]。该类肿瘤好发于儿童及青少年，部分病例发生于成年人，约占成年人肾细胞癌的 1.6%～4%，成年人患该类肾细胞癌预后较差。Xp11.2 易位性肾细胞癌组织学形态多样，肿瘤细胞胞质透明或者嗜酸，排列成乳头状、腺泡状、巢状或 3 种形态混合存在，常见砂砾体形成，细胞核分级高，核仁易见。该类型肾细胞癌形态经常与其他类型肾细胞癌形态交叉，仅靠形态学诊断存在困难。另外，该类肿瘤不同的融合方式的镜下形态及生物学行为也不相同，尚需要病例积累以进一步明确其各自特点。免疫组化染色 TFE3 细胞核强阳性具有诊断价值，但其缺点是有可能出现

假阳性或者假阴性，或可疑阳性/阴性，无法根据其结果作出准确诊断。造成这些现象常见的原因有组织固定方法不同、抗原修复方法不同、抗体克隆号及稳定性问题、免疫组化结果评定标准不同等。所以该类肿瘤需要行 TFE3 分离探针 FISH 检测或者 NGS 检测才可以作出最终诊断。根据文献报道及笔者经验，FISH 检测操作方便快捷，具有很高的特异性，对于结果的观察及判断直接有效，定位精确，可直接在石蜡标本上操作，目前作为易位性肾细胞癌的确诊方式应用于临床工作中。近期有学者报道在融合基因的位点与 TFE3 接近的情况下（比如 NONO、RBM10、RBMX 及 GRIPAP1），FISH 检测存在假阴性可能[8,9]，所以当怀疑为易位性肾细胞癌而 FISH 检测阴性的时候，应该进行 NGS 检测，该检测较 FISH 检测结果更为精确。

t（6；11）易位性肾细胞癌（或 TFEB 易位性肾细胞癌），发生 MALAT1-TFEB 基因融合，形成 t（6；11）（p21；q12）易位，导致 TFEB 蛋白过表达。该肿瘤较罕见，目前文献仅有 50 余例报道，与 Xp11.2 易位性肾细胞癌相比，患者年龄偏大，预后较好，但如果存在 TFEB 基因扩增，则预后较差。该类型肾细胞癌的典型组织学形态为双相结构，镜下可见肿瘤细胞巢呈腺泡状排列，由大、小两种上皮样细胞组成，较大者胞浆丰富，透明，位于细胞巢周边，较小者胞浆稀少，细胞核小且圆，常围绕基底膜样物质呈簇状或玫瑰花环状排列，部分病例形态不典型，与其他类型肾细胞癌有交叉，诊断困难。免疫组化检测 TFEB 蛋白过表达是诊断依据，并且该类肿瘤常表达 cathepsin K 及黑色素标志物，比如 HMB45 及 Melan A 等。需要 TFE3 分离探针 FISH 检测或者 NGS 检测才可以作出最终诊断[10]。

6. 遗传性平滑肌瘤病肾细胞癌综合征相关性肾细胞癌［(hereditary leiomyomatosis and renal cell carcinoma, HLRCC)- associated renal cell carcinoma］　HLRCC 综合征是一种常染色体显性遗传疾病，由于延胡索酸水解酶（fumarate hydratase, FH）基因的胚系突变，多发性皮肤平滑肌瘤、子宫肌瘤及肾癌等疾病发生的风险增加。HLRCC 相关性肾细胞癌具有高度侵袭性，常为孤立性病变，镜下形态通常具有 II 型 pRCC 的形态学特征，肿瘤细胞还可以呈管状、管状乳头状、筛状及实性排列，细胞体积较大，胞浆丰富，嗜酸，细胞核大，其标志性特征为大而嗜酸的核仁及核周空晕。其形态学不典型且与其他类型肾细胞癌有交叉，仅根据组织学形态的改变，无法做出 HLRCC 相关性肾细胞癌的诊断，需要进行免疫组化及分子检测。HLRCC 相关性肾细胞癌免疫组化的特征性改变为 FH 染色阴性，敏感性为 80%～90%[11,12]。最终明确诊断需要进行分子检测，方法包括经典测序及 NGS。

7. 琥珀酸脱氢酶缺陷相关性肾细胞癌［succinate dehydrogenase(SDH)-deficient renal cell carcinoma］　罕见，好发于年轻成人。肿瘤一般界限较清楚，整体上呈分叶状或推挤式生长，常表现为不规则分支和乳头状结构。肿瘤细胞以实性、腺泡状排列为主，肿瘤细胞胞浆丰富，嗜酸或透明。最具特征的表现为胞质内存在半透明的包涵体，内含嗜酸性或浅染的絮状物质，当这一改变显著时可造成肿瘤明显的空泡状外观。部分病例形态类似于 ccRCC、pRCC 及未分类的肾细胞癌。免疫组化染色显示 SDHB 缺失。SDH 是连接三羧酸循环与电子转运链的一种线粒体酶复合物，由四个亚单位组成，包括 SDHA、SDHB、SDHC 及 SDHD。SDH 亚单位编码基因的胚系突变可导致家族性嗜铬细胞瘤 - 副神经节瘤（paraganglioma, PGL）综合征，该综合征的家族患者容易罹患嗜铬细胞瘤或副节瘤、胃肠道间质瘤（gastrointestinal stromal tumors, GIST，又称为 SDHB 阴性的 GIST）以及肾肿瘤。该类型的肾细胞癌为该综合征的表现之一。该肿瘤具有明显的遗传性，绝大多数患者表现为

SDH 亚单位基因的胚系突变，其中最常见的是 SDHB，其次为 SDHC，而 SDHA 和 SDHD 突变非常罕见。疑似该肿瘤的患者在免疫组化染色结果不明确的情况下，可以做 NGS 检测来明确诊断[13]。

肾细胞癌的特征是肿瘤间和肿瘤内均具有明显的异质性，这一特点在肿瘤的发生发展中发挥作用，并可能影响每个病例的个性化治疗策略的选择。传统的组织学特征诊断已不能满足个体化精准医疗的要求。对各种类型肾细胞癌分子特征的认识使我们对肾细胞癌的发生发展有了更深入的了解，并且这些研究结果也对诊断、治疗选择及预后判断产生了巨大影响。一些过往诊断为Ⅱ型 pRCC 和未分类的肾细胞癌的病例，经过分子检测，其诊断结果发生了改变。我们可以对不能确诊的病例进行分子检测以明确诊断，并可以根据肿瘤的分子改变来选择相应的靶向药物进行针对性治疗。

成像基因组学（imaging genomics）是一个新兴的研究领域，也为肾脏肿瘤的诊断和预后提供了新的思路和信息。Cheng 等[14]开发了利用组织病理学图像和基因组特征构建成的 ccRCC 综合基因组学框架，作为预后模型来判断 ccRCC 的预后。预计在不久的将来，这种综合的病理基因组学方法不仅能够使我们更好地了解各种肾细胞癌的生物学特点及预后，还可以帮助我们作出最佳治疗方案的选择。需要注意的是，目前发表的有关肾细胞癌的分子遗传学特点的文献，所采用的方法及各种研究定义有很多分歧，所以评估和总结很有挑战。但随着新技术的出现及现有技术的不断进步，相信未来，我们一定能够掌握肾细胞癌这一大类肿瘤的组织学及分子特点。

总体而言，大多数肾细胞癌可以根据组织学表现作出诊断，但对于形态不典型的病例，除了免疫组化染色，还可以进行分子检测来帮助我们进行精准的病理诊断。

实例演示

第三节　Xp11.2 易位/TFE3 基因融合相关性肾癌的诊断

【适应证】
1. 年轻的肾细胞癌患者。
2. 镜下组织学形态　肿瘤细胞胞质透明或者嗜酸，排列成乳头状、腺泡状、巢状或 3 种形态混合存在，可见砂砾体形成，细胞核分级高，核仁易见。

【禁忌证】
无。

【所需器材清单】
1. 病理取材台。
2. 组织脱水包埋机。
3. 切片机。
4. 切片染色机。
5. 免疫组化染色仪器。

6. 原位杂交仪。

7. 荧光显微镜。

【团队要求】

1. 具有 5 年以上诊断经验的病理医师及技术员团队。

2. 泌尿外科医师需提供详细病史。

【操作步骤】

1. HE 染色后镜下观察,可见组织学形态有以下改变:肿瘤细胞胞浆透明或者嗜酸,排列成乳头状、腺泡状、巢状或 3 种形态混合存在,可见砂砾体形成,细胞核分级高,核仁易见(图 1-1)。

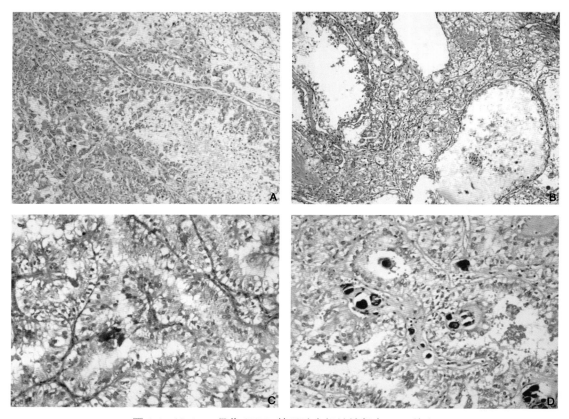

图 1-1　Xp11.2 易位 *TFE3* 基因融合相关性肾癌 H&E 染色

肿瘤由嗜酸性粒细胞或透明细胞构成乳头状、巢状及腺泡状结构,肿瘤细胞界限较清楚,胞浆丰富,嗜酸或透明,部分病例可以见到砂砾体。A 和 B. ×100;C 和 D. ×200。

2. TFE3 及其他常用肾细胞癌诊断标志物的免疫组化染色(图 1-2),结果显示肿瘤细胞弥漫强表达 TFE3、PAX-8 及 CD10。

3. TFE3 FISH 检测方法

(1)组织切片预处理:组织切片放入 65℃±5℃恒温箱中烤片过夜;取出玻片脱蜡及水化后放入灭菌纯化水中煮片;室温晾干,在样本区域滴加适量的胃蛋白酶反应液消化;2× SSC 中室温洗涤;梯度乙醇室温脱水;室温晾干。

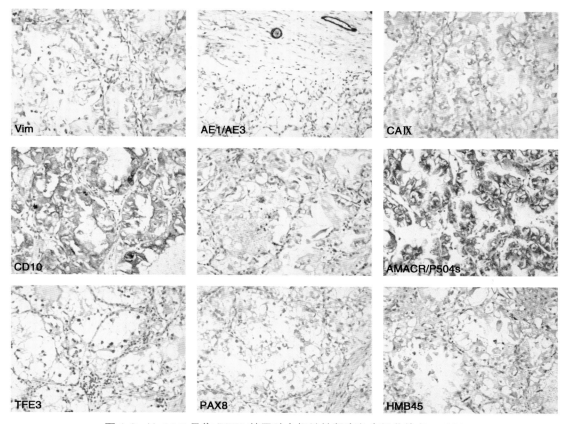

图 1-2　Xp11.2 易位 /TFE3 基因融合相关性肾癌免疫组化染色：×200

关键点：胃蛋白酶的反应时间需要通过预试验进行确定。可以使用同批制备的样本片按所述方法进行预试验，通常以 5min 为间隔时间。例如，分别测试消化时间为 5min、10min 和 15min。完成"玻片预处理"后，可以在显微镜下，使用 10× 或 20× 相差物镜观察组织消化状态；或者直接进行 DAPI 复染，进行消化状态判断。

（2）样品和探针同时变性（避光操作）：取出杂交液，震荡混匀，瞬时离心；加 10μl 杂交液到杂交区域，迅速盖上盖玻片，轻压使杂交液均匀分布，避免产生气泡；用橡皮胶沿盖玻片边缘封片，完全覆盖盖玻片和载玻片接触的部位；将切片放在 85℃±1℃ 的热台上，变性；将切片放入预热的湿盒或杂交盒中，避光，37℃±1℃ 孵育过夜（10～18h）。

（3）杂交后洗涤及复染（避光操作）：将切片取出，轻轻撕去橡皮胶，移去盖玻片；放入洗液Ⅰ中 37℃±1℃ 孵育 10min；再将其放入洗液Ⅱ中 37℃±1℃ 孵育 5min；再将其放入室温 70% 乙醇溶液中脱水 3min；取出切片，暗处自然干燥切片；滴加 10μl DAPI 复染，盖盖玻片，注意避免产生气泡，在暗处存放，待观察。

注意事项：上述所列举试剂均在圆形染色缸中配制（每种试剂体积均为 40ml），每个染色缸最多可放入 5 片切片。非室温溶液，在操作开始前需提前预热反应试剂至指定温度。在洗涤过程中，可间隔 2～3min 轻轻晃动染色缸，提高洗涤效果。

（4）荧光显微镜下观察、计数。

4. 结果判定　TFE3 基因着丝粒侧标记绿色荧光，端粒侧标记红色荧光，正常细胞可见

1个(男性)或2个(女性)红绿融合信号,表现为红绿相连或黄色信号。当红绿信号之间的距离超过1个信号大小时,判读为信号分离即阳性细胞。肿瘤细胞信号为:女性患者:1个正常的融合信号和1对异常的红绿分离信号;男性患者:1对异常的红绿分离信号。为排除假阳性和假阴性,每个样本计数100个细胞,只有非重叠细胞核才纳入计数对象,当≥10%的肿瘤细胞出现分离信号时,判读为阳性结果(图1-3)。

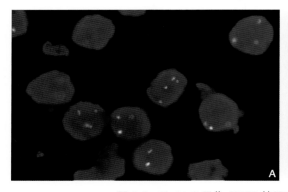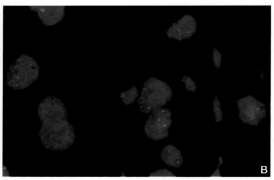

图1-3　Xp11.2 易位 /TFE3 基因融合相关性肾癌 TFE3 FISH 检测

A. 女性病例:1个正常的融合信号和1对异常的红绿分离信号;B.男性病例:1对异常的红绿分离信号。

【要点解析】

1. 在组织学形态不典型、免疫组化染色结果不能明确诊断时,根据病理特点选择分子检测的方法与项目。
2. 作好临床病理诊断的分子检测,要作好质量控制,对检测要有明确的目的、清楚的程序、质量稳定的试剂及严格的操作规范,确保分子检测的结果准确有效。

(沈　棋)

专家述评

随着科学技术的进步,人类基因组研究的发展,精准医学的时代已经来临,人们对疾病的认识从形态学逐步深入到分子学。发生在不同人体的同一类型肿瘤,尽管呈现出相同的形态学及临床表型,但其分子机制受遗传学背景和诸多复杂环境因素的影响,并非完全相同,故而其疾病进程及预后也必然不同。临床实践中,认识到肿瘤的异质性特征,根据疾病的不同分子分型来进行临床决策将使患者大大受益。分子检测在疾病的病理诊断过程中的作用越来越重要,对于某些疾病来说,已经成为必要的诊断手段。通过分子检测,我们对肾细胞癌的分型已有了更多认识。在临床诊断工作中应加入分子检测内容,作出更精准的病理诊断,更全面地为临床提供治疗选择及预后评估的相关信息。病理诊断应紧密结合临床的实际需求,紧跟分子生物学技术的发展不断拓展,从而更好地服务于患者。

(沈　棋)

参考文献

[1] MOCH H, HUMPHREY P A, ULBRIGHT T M, et al. WHO classification of tumors of the urinary system and male genital organs [M]. Lyon: IARC Press, 2016.

[2] ALAGHEHBANDAN R, PEREZ MONTIEL D, LUIS AS, et al. Molecular Genetics of Renal Cell Tumors: A Practical Diagnostic Approach [J]. Cancers (Basel), 2019, 12(1): 85.

[3] NICKERSON M L, JAEGER E, SHI Y, et al. Improved identification of von Hippel-Lindau gene alterations in clear cell tumors [J]. Clin Cancer Res, 2008, 14(15): 4726-4734.

[4] KLATTE T, PANTUCK A J, SAID J W, et al. Cytogenetic and molecular tumor profiling for type 1 and type 2 papillary renal cell carcinoma [J]. Clin Cancer Res, 2009, 15(4): 1162-1169.

[5] BUGERTB P, GAUL C, WEBER K, et al. Specific genetic changes of diagnostic importance in chromophobe renal cell carcinoma [J]. Lab Invest, 1997, 76(2): 203-208.

[6] HES O, COMPERAT EM, RIOUX-LECLERCQ N, Clear cell papillary renal cell carcinoma, renal angiomyoadenomatous tumor, and renal cell carcinoma with leiomyomatous stroma relationship of 3 types of renal tumors: A review [J]. Ann Diagn Pathol, 2016, 21, 59-64.

[7] ARGANI P, ZHONG M, REUTER V E, et al. TFE3-fusion variant analysis defines specific clinicopathologic associations among Xp11 translocation cancers [J]. Am J Surg Pathol, 2016, 40(6): 723-737.

[8] HAYES M, PECKOV K, MARTINEK P, et al. Molecular-genetic analysis is essential for accurate classification of renal carcinoma resembling Xp11.2 translocation carcinoma [J]. Virchows Arch, 2015, 466, 313-322.

[9] KATO I, FURUY M, BABA M, et al. RBM10-TFE3 renal cell carcinoma characterized by paracentric inversion with consistent closely split signals in break-apart fluorescence in-situ hybridization: Study of 10 cases and a literature review [J]. Histopathology, 2019, 75, 254-265.

[10] ARGANI P, YONESCU R, MORSBERGER L, et al. Molecular confirmation of t (6 ; 11) (p21 ; q12) renal cell carcinoma in archival paraffin-embedded material using a break-apart TFEB FISH assay expands its clinicopathologic spectrum [J]. Am J Surg Pathol, 2012, 36(10): 1516-1526.

[11] SMITH S C, TRPKOV K, CHEN Y B, et al. Tubulocystic Carcinoma of the Kidney With Poorly Differentiated Foci: A Frequent Morphologic Pattern of Fumarate Hydratase-deficient Renal Cell Carcinoma [J]. Am J Surg Pathol, 2016, 40, 1457-1472.

[12] OHE C, SMITH S C, SIROHI D, et al. Reappraisal of Morphologic Differences Between Renal Medullary Carcinoma, Collecting Duct Carcinoma, and Fumarate Hydratase-deficient Renal Cell Carcinoma [J]. Am J Surg Pathol, 2018, 42, 279-292.

[13] WILLIAMSON S R, EBLE J N, AMIN M B, et al. Succinate dehydrogenase-deficient renal cellcarcinoma: detailed characterization of 11 tumors defining a unique subtype of renal cell carcinoma [J]. Mod Pathol, 2015, 28(1): 80-94.

[14] CHENG J, ZHANG J, HAN Y, et al. Integrative Analysis of Histopathological Images and Genomic Data Predicts Clear Cell Renal Cell Carcinoma Prognosis [J].Cancer Res, 2017, 77, e91-e100.

第二章

希佩尔－林道综合征的精准诊断与治疗

希佩尔－林道综合征（von Hippel-Lindau syndrome，VHL 综合征）最早是由德国眼科教授 Eugen von Hippel 于 1895 年发现的，1926 年由瑞典病理学家 Avid Lindau 再次确认，直到 1936 年由 Davison 教授总结相关临床病例及临床表现，将该类疾病命名为"von Hippel-Lindau syndrome"，即 VHL 综合征。该病是由 VHL 基因胚系突变引起的一种遗传性多器官肿瘤综合征，为常染色体显性遗传模式，发病率约为 1/36 000[1]，且随年龄增长疾病外显率升高。患者发病年龄常分布于 10～30 岁，少数至 40 岁甚至 50 岁发病。VHL 综合征累及的病变部位十分广泛，包括脑、脊髓、肾脏、肾上腺、胰腺、内耳淋巴囊和附睾等器官，其中中枢神经系统和胰腺的病变分别以血管母细胞瘤和囊腺瘤为病理特征，后者部分伴有恶性倾向。

VHL 综合征患者病变部位累及肾脏，临床表现往往比较复杂，常伴有透明细胞癌、单纯或复杂性肾囊肿。其中，肾细胞癌（renal cell carcinoma，RCC）是 VHL 综合征患者重要的临床表现之一，也是致死原因之一。研究表明，对患者肾癌的积极干预可以直接影响其预后。因此，有效地对 VHL 综合征肾癌进行早期精准诊治十分必要。

临床问题

第一节　希佩尔－林道综合征筛查、诊断及治疗管理的现状及其局限性

VHL 综合征作为一种罕见的遗传性肿瘤综合征，其临床特征、病理特性与散发性肿瘤均存在不同。目前，在筛查、诊断及治疗管理方面依然存在较多问题，总结如下：

1. 筛查标准存在局限性　由于 VHL 综合征发病率较低，且各器官疾病特征易与散发型疾病相混淆，导致临床上常常出现漏诊的情况，这一现象与临床医师认识不足、完整家族

史缺失、临床病理无法确诊及相应基因检测结果缺失等因素相关。因此,明确一个规范的临床筛查标准显得尤为重要。

2. 诊断手段存在局限性 目前,VHL 综合征的诊断包括临床诊断以及基因诊断。其中基因检测被认为是 VHL 综合征诊断的金标准。然而,VHL 基因突变存在多种形式,主要包括点突变和截断突变等类型,对于不同突变类型需要不同的检测手段。针对点突变,可采取一代测序技术进行明确。而对于截断突变,一代测序不能满足要求,需要其他方法协助进行精准诊断。

3. 综合性治疗管理体系欠缺 VHL 综合征作为一种多器官肿瘤综合征,除了常规的针对性治疗外,对患者进行密切随访监测至关重要,需要定期监测多器官的病灶发展,尽早发现、适时干预才能有效延长患者的生存时间。然而,由于缺乏认识,国内关于 VHL 综合征的综合性治疗管理体系亟需完善。

近几年,关于 VHL 综合征精准诊治的研究很多,其中针对 VHL 综合征基因表型相关性的研究完善了相应的诊治体系,进一步指导了 VHL 综合征患者个体化的精准筛查、诊断和治疗。本章将对 VHL 综合征基因表型相关性理论和 VHL 综合征肾癌的诊治进展作相应介绍。

最新进展

第二节 VHL 综合征的分子机制学说

VHL 综合征是一种典型的单基因显性遗传病。研究单基因遗传病,首先需要从其基因与蛋白功能着手。1993 年,VHL 基因被美国科学家在一个 VHL 综合征遗传家系中克隆出来,明确了其位于 3 号染色体短臂 25 区~26 区(3p25-26)[2]。现在,已完整对该基因进行了测序,并发现在散发性和家族性肾透明细胞癌中均存在该基因突变。其中,在 VHL 综合征家族肿瘤患者中突变率几乎达 100%,在散发性肾透明细胞癌患者中突变率为 46%~70%,进一步的研究也逐步揭开了该基因在肾癌发病机制中的神秘面纱。

VHL 基因的长度约为 4.4kb,包含 3 个外显子和 2 个内含子,具有两种剪切体,分别可编码两种蛋白。其中,大的剪切体可编码一种包含 213 个氨基酸的蛋白质,分子量为 30kDa,被称为 P30,是目前广泛研究的一种 VHL 蛋白异构体(protein VHL,pVHL)。另外一种被编码的蛋白异构体包含 160 个氨基酸、分子量为 19kDa,被称为 P19。pVHL 主要有 α 和 β 两个结构域,其中 α 结构域负责与转录延伸因子 Elongin B 和 C 连接,β 结构域负责与特定底物分子结合。pVHL 与 Elongin B 和 C 结合后,形成 VHL-Elongin B/C 复合物,再与 Cul-2 结合形成 VEC 复合物(pVHL-Elongin C/B-Cul-2,VEC complex)。VEC 复合物可作为 E3 泛素连接酶调节某些重要蛋白质的降解,其中包括著名的缺氧诱导因子 α(hypoxia-inducible factors-α,HIF-α)[3]。HIF-α 是 VEC 复合物靶向的目标蛋白质之一,其降解水平的变化在肿瘤形成和发展中起着至关重要的作用。在常氧条件下,HIF-α 与 pVHL-β 结构域结合,并被 E3 泛素连接酶蛋白复合物(即 VEC 复合物)降解。然而,当细胞周围的环境处于缺氧状态或者 VHL 基因发生突变时，HIF-α 无法被 pVHL 识别，因此不能被靶向泛素化降解，从而导致细胞内 HIF-α 的累积，并且入核与 HIF-β 形成激活复合物，致使下游众多原癌基因异常表达，诱导肿瘤的发生，这也是经典的肾透明细胞癌的发病机制之一[2]。除此之外，近年来也有研究表明 VHL 蛋白的失活也能通过激活其他底物（如 ZHX2 和 TBK1 等）来发挥促癌作用。总而言之，在 VHL 综合征以及肾透明细胞癌中，VHL 基因作为抑癌因子的作用丧失，导致下游大量基因异常表达，从而诱导肿瘤的发生，这就是 VHL 综合征最基本也是最直接的分子病理学机制。

第三节　VHL 综合征基因型 - 表型相关性研究

VHL 基因突变的类型包括错义突变、无义突变、小片段缺失或插入、大片段缺失和剪切位点突变。基因检测发现 VHL 基因突变是确诊 VHL 综合征的金标准，不仅能及时诊断已有症状的 VHL 综合征患者，还能从其家族成员中早期筛查出目前尚无症状的 VHL 基因突变携带者。早期诊断不仅能为患者各部位病变的随访监测提供指导信息，更是对患者各部位病变的最佳干预时机和最优化治疗方式的确定至关重要，进而为患者的预后改善打下基础。

根据 VHL 综合征患者是否患有肾上腺嗜铬细胞瘤（pheochromocytoma，PHEO），可以将 VHL 综合征分为两大类：I 型伴有中枢神经系统血管母细胞瘤（central nervous system hemangioblastoma，CHB）、视网膜血管母细胞瘤（retinal angioma，RA）和肾细胞癌（renal cell carcinoma，RCC），但无嗜铬细胞瘤；II 型均有嗜铬细胞瘤，再根据是否与肾癌相关而分为以下三种类型：II A 型伴发有 CHB、RA 但无 RCC，II B 型累及 CHB、RA 和 RCC，II C 型仅有 PHEO（表 2-1）。

表 2-1　VHL 综合征经典基因型表型分类

VHL 病分类	临床特点	VHL 病分类	临床特点
I 型	中枢神经系统血管母细胞瘤	II B 型	嗜铬细胞瘤
	视网膜血管母细胞瘤		中枢神经系统血管母细胞瘤
	肾细胞癌		视网膜母细胞瘤
	胰腺肿瘤或囊肿		肾细胞癌
II A 型	嗜铬细胞瘤		胰腺肿瘤或囊肿
	中枢神经系统血管母细胞瘤	II C 型	嗜铬细胞瘤
	视网膜母细胞瘤		

注：内淋巴囊肿瘤和生殖系统囊腺瘤不用于 VHL 综合征分类。

VHL 综合征患者的临床表现可涉及多个器官，较为复杂、多变，即使同一个家系的不同患者临床表型也可能存在不同，相关病灶的症状出现时间存在差异，并且疾病的外显率随患者年龄的不同而变化。因此，患者的临床表型具有变异性和不确定性，亟需寻找 VHL

综合征患者的表型预测因子,对患者给予针对性的早期干预措施。有研究表明,基因型可能是与 VHL 综合征患者临床表型相关的重要因素之一。因此,揭示 VHL 综合征患者基因型、表型之间存在的相关性,对于临床医师准确判断患者的临床分型和预后有着极为重要的意义,同时也能为个性化的精准诊断和治疗提供有用的信息。目前,国外已有少数针对 VHL 综合征的基因型 - 表型相关性开展的研究。然而,现有的研究成果对患者的表型预测作用仍十分有限,无法根据基因型较准确地预测患者肿瘤风险及生存预后。具体来讲,经典的基因型 - 表型相关性理论存在不足,经典基因表型在如今 VHL 综合征患者人数和新发突变位点的报道日益增多的情况下,并不能很好地覆盖大多数患者的实际情况。经典的基因型 - 表型相关性理论认为 VHL 基因错义突变导致 Ⅱ 型的 PHEO 高风险,截断突变则与 PHEO 低风险的 Ⅰ 型有关。但实际上,相当一部分错义突变携带者不发展为 PHEO,这意味着患者之间的错义突变必定存在与临床表型相关的差异。因此进一步研究 VHL 综合征基因型 - 表型相关性,寻找更多、更准确的表型预测因子,对于 VHL 综合征患者个体化的筛查和遗传咨询是非常必要的。

近年来,越来越多的 VHL 综合征家系被发现,国内也逐步开展了 VHL 综合征基因型 - 表型相关性研究。笔者研究团队通过多年积累,建立了中国 VHL 综合征患者数据库,较为全面地分析了中国人 VHL 综合征基因型 - 表型相关性,证实了 VHL 基因突变类型、VHL 基因突变区域和 VHL 基因密码子突变位点可以作为 VHL 综合征患者临床表型的预测因子。同时,我们也在摸索中尝试解决经典基因型 - 表型相关性存在的问题。通过对国内 553 例 VHL 综合征患者的整合分析,在蛋白质水平上区分了错义突变并强调了蛋白质结构的改变。具体来讲,笔者团队比较了错义突变组中 VHL 蛋白改变位于 α domian 与 β domian 两组,HIF-α 结合位点(HIF-α binding site missense mutations, HM group)、非 HIF-α 结合位点(non-HIF-α binding site missense mutations, nHM group)两组及其与截断突变组(truncating mutation, TR group)中各肿瘤的发病风险和患者生存预后,发现错义突变中 HIF-α 结合位点突变与截断突变相比,导致 VHL 综合征相关的 PHEO、CHB、PCT 和 RA 的发病风险相似,这说明 HIF-α 结合位点突变应当与 Ⅰ 型 VHL 综合征相关。因此,在经典理论的基础上提出了进一步改良的新型基因型表型相关性理论(表 2-2),即 VHL 基因截断突变和 HM 组的患者罹患 PHEO 的风险较低、CHB 和 PCT 风险高,而 nHM 组与 PHEO 高风险有关。与此同时,TR 组患者发生 RCC 的风险高于 HM 组。除此之外,在经典的基因型表型相关性理论中,对患者的预后并不能基于基因型进行准确预测。依据改良后的基因型表型相关性理论,nHM 患者的预后优于 HM 组合 TR 组。在该相关性理论的支持下,临床医师可以在明确 VHL 综合征患者的 VHL 基因突变类型后,有针对性地预测肿瘤风险和生存预后情况。同

表 2-2　VHL 综合征患者改良的新型基因型表型相关性

基因型		表型				预后
		嗜铬细胞瘤	肾细胞癌	胰腺囊肿或肿瘤	中枢神经系统血管母细胞瘤	
截断突变	截断突变	低风险	高风险	高风险	高风险	差
错义突变	HIF-α 结合位点	低风险	低风险	高风险	高风险	
	非 HIF-α 结合位点	高风险	低风险	低风险	低风险	较好

时,不同基因型之间的表型差异将促使我们对发病机制做更深入的探讨,为 VHL 综合征和肾癌的基础研究提供更多的切入点。

第四节　VHL 综合征相关肾癌诊疗方案研究进展

一、VHL 综合征诊断及进展

(一)诊断标准

根据北京医学会罕见病分会发布的《中国 von Hippel-Lindau 病诊治专家共识》[4], VHL 综合征的诊断标准分为临床诊断标准以及基因诊断标准:

1. 临床诊断标准　VHL 综合征患者可出现血管母细胞瘤(中枢神经系统或视网膜)、肾癌、嗜铬细胞瘤、胰腺多发囊肿或神经内分泌瘤,以及内淋巴囊肿瘤。当疑似患者符合以下条件时可临床诊断为 VHL 综合征:①有明确家族史,存在以上 7 种肿瘤之一即可诊断;②无家族史,患者出现至少 2 个血管母细胞瘤或者 1 个血管母细胞瘤加上上述 7 种肿瘤之一即可诊断。

2. 基因诊断标准　目前认为基因诊断是确诊的金标准,当患者存在 VHL 基因致病性胚系突变时即可确诊。若为新发突变,应进一步在 mRNA 和蛋白水平检测其引起的功能改变,以明确其致病性。

(二)诊断进展

目前,我国 VHL 综合征患者中约 20% 为 VHL 基因大片段缺失,且存在嵌合体现象,基因检测时应予考虑[5]。VHL 基因大片段缺失无法使用普通的一代 Sanger 测序方法进行检测,因此对于这部分患者往往面临漏诊的情况。多重连接依赖探针扩增(multiplex ligation-dependent probe amplification, MLPA),是一种用于检测同一反应管中多达 50 个核苷酸序列的拷贝数变化的方法。MLPA 可以同时快速识别数十个基因的缺失和插入,并可用于分析血液和肿瘤样品中 DNA 的表达谱。因此,这个方法恰好适用于 VHL 基因大片段缺失患者的基因检测。西班牙科学家 Alberto 等人于 2007 年最早开始对大片段缺失患者进行检测[6],而国内单位在 2013 年起陆续开展此项检测,进一步提高了 VHL 综合征患者诊断的准确性。此外,除了 MLPA 技术之外,针对 VHL 基因大片段缺失的诊断方法还有通用引物多重荧光定量 PCR(universal primer quantitative fluorescent multiplex-PCR, UPQFM-PCR)、荧光原位杂交技术(fluorescence in situ hybridization, FISH)可视化探针法等。目前针对 VHL 综合征的基因诊断已逐步实现精准诊断,大大减少了患者的漏诊率。此外,VHL 综合征存在遗传倾向,对于已经临床及基因诊断明确的患者,产前诊断能在妊娠早中期甚至胚胎期对胎儿进行遗传学分析,从而避免遗传学缺陷的胎儿出生,对于改善患者家庭的人员健康情况,实现优生优育至关重要。笔者团队探索建立了 VHL 综合征产前诊断方法,通过绒毛膜绒毛取样、羊膜腔穿刺取材,对胎儿进行基因检测,阻断这种早发的、多脏器发病的遗传性肿瘤综合征在家系中的传递,从而减轻患者家庭痛苦及社会经济负担。

二、VHL 综合征相关肾癌治疗及进展

（一）治疗原则

由于 VHL 综合征相关肾肿瘤常为双侧且多发，因此治疗原则与散发性肾细胞癌有显著差异。当前，VHL 综合征相关肾癌的治疗方式包括主动监测、肾部分切除术、根治性肾切除术、射频消融和药物治疗。VHL 综合征患者的肾脏平均有 600 多个微小的透明细胞癌病变和 1 100 多个微小囊肿，无法通过一次手术完全清除。多次手术对手术的难度、患者的生活质量和经济承受能力有较大的影响。Shuin 等学者的研究发现，患者的生活质量与手术次数呈负相关，长期接受切除肾脏透析的患者年死亡率为 15%～20%。因此，治疗的关键是确定最佳干预时间：一方面，需要及时干预以避免肿瘤转移；另一方面，患者手术间隔应尽可能延长。

（二）治疗进展

1. 肾部分切除术手术指征

近年来，保留肾单位手术（nephron sparing surgery，NSS）已经成为 VHL 综合征相关肾癌的标准治疗方式。由于 VHL 综合征患者一生可能经历多次肾脏手术，肾部分切除术的目标是在肿瘤切除的前提下尽可能保存正常肾组织。手术指征的把握是临床医师的最大挑战。目前，国外有学者主张将最大实体瘤直径 3.0cm 作为手术干预的临界值，也有一些学者认为 4.0cm 的临界值可以有效延长患者手术间隔，而不会增加转移的风险。研究表明，肿瘤的大小与肿瘤转移的风险密切相关。对于散发性肾细胞癌，3.0cm 以下的转移率为 2.4%～2.6%，而 3.1～4.0cm 的转移率为 6%～8.4%。VHL 综合征相关的肾癌在 3.0cm 以下基本上没有发生转移，因此 3.0cm 一直是肾癌外科手术相对公认的标准。在此标准下，5 年无复发生存率达到 76%，8 年无复发生存率达到 20%。

但是，肿瘤直径不是影响肾癌转移的唯一因素。近年来，Jilg 等人的另一项研究表明，肿瘤的生长速度也是肾癌转移的危险因素。Neumann 等科学家发现散发性肾癌的生长速度约为 2.6～5.2mm/ 年，而 VHL 综合征相关肾癌的生长速度平均为 4.4mm/ 年，但个体差异较大。在 VHL 综合征相关肾癌中，快速生长的肿瘤（≥8mm/ 年）的转移率显著高于缓慢生长的肿瘤。因此，对这些肿瘤的外科手术应该更加积极。根据笔者团队对 150 例 VHL 综合征肾癌患者的研究，中国 VHL 综合征肾癌的平均线性增长率为 4.9mm/ 年，与国外报道的数值相近。相当多的患者肾肿瘤生长缓慢。同时，初始直径＜3.0cm 的肿瘤和初始直径≥3.0cm 的肿瘤的线性生长率之间存在显著差异。因此，在观察和监测 VHL 肾癌患者的过程中，可以对初始体积小的肿瘤和缓慢生长的肿瘤适当地延长影像学检查之间的间隔，减少对人体的 X 射线辐射损害并减轻患者的经济负担。

2. 靶向治疗

作为精准治疗的重要组成部分，靶向治疗已成为散发性晚期肾癌的一线治疗方案。散发性肾细胞癌和与 VHL 综合征相关肾癌最重要的发病机制是 pVHL 失活，导致缺氧诱导因子的上调和血管生成因子表达的增加。VHL 基因失活（突变或启动子区高度甲基化）存在于多达 80% 的散发性肾透明细胞癌中。因此，目前针对肾癌的靶向药多着眼于"VHL-HIF- 下游靶点"这条通路上，舒尼替尼便是其中一种靶向血管生成的药物。Anna

Roma 等学者评估舒尼替尼在 VHL 综合征相关肾癌(转移性或多发性肾癌)的一线治疗中的作用[7]。其中,64.3% 的患者实现了部分缓解,并且 2 年无进展生存率为 71.4%。除肾脏外,患者其他部位的肿瘤占位均在一定程度上得到缓解,但所有血管母细胞瘤均未见缓解。进一步的研究发现,肾癌比血管母细胞瘤具有更高的血管上皮生长因子受体 2(vascular endothelial growth factor receptor 2, VEGFR2)表达水平和更高的磷酸化水平,这就部分解释了上述临床现象。而 Jonasch 等学者报告了 15 例 VHL 综合征患者接受舒尼替尼 4 个周期治疗后的疗效。根据实体瘤临床疗效评价标准(response evaluation criteria in solid tumors, RECIST),结果显示有 5 例患者(23.8%)达到部分缓解,14 例患者病情稳定,21 例 RCC 仅进展 2 例。尽管在不同的研究中,RCC 的客观缓解率存在较大差异,但疾病进展速度明显低于散发性肾细胞癌。因此,舒尼替尼在 VHL 综合征相关肾癌中有较好的疗效。

在另一项多中心、开放标签的Ⅱ期临床试验中,舒尼替尼在治疗 VHL 综合征相关肿瘤方面并不令人满意。由于发病率较低,最终只有 5 名患者符合入组条件,所有患者在治疗 6 个月后均达到稳定的疾病状态。因此,舒尼替尼在治疗 VHL 综合征相关肿瘤方面的疗效有限。但是,该研究分析了舒尼替尼对不同器官肿瘤的效果,发现其对转移性 RCC 的效果优于其他肿瘤,该结果与既往其他研究相似。

笔者团队近些年也对 VHL 综合征患者接受靶向治疗的经验进行了总结,回顾分析了 32 例接受酪氨酸激酶抑制剂(tyrosine kinase inhibitor, TKI)治疗的 VHL 综合征患者,治疗的中位时间为 22 个月,中位随访期为 31.5 个月。结果发现其中 31%(11/36)的肾肿瘤、27%(4/15)的胰腺病变达到部分缓解。TKI 治疗后,肾细胞癌、肾囊肿和胰腺病变均明显缩小。常见的副作用包括手足皮肤反应、腹泻、脱发、血小板减少和疲劳。因此,TKI 在治疗 VHL 综合征相关肾肿瘤和胰腺肿瘤上具有明显的效果,且副作用是可控的[8]。

实例演示 ▶

第五节　VHL 综合征综合诊治病例分享

【适应证】

诊治要求

1. 所有临床诊断 VHL 综合征的患者均应按照该疾病综合诊治指南进行诊治,并且进行基因诊断确认。

2. 对所有基因检测确诊的 VHL 综合征患者的直系家属,也应进行基因诊断筛查。

3. 对临床高度怀疑但未确诊的患者,可在医师指导下进行基因诊断。

4. 对于晚期 VHL 综合征肾癌患者,可在随访监测下,考虑使用靶向药。

【禁忌证】

靶向药物禁忌证:对于应用靶向药患者,如果出现明显的毒副作用,可考虑为停药指征。

【所需器材清单】

1. 采血设备,包括一次性采血器及相应的抗凝采血管等。

2. 基因检测试剂盒,例如核酸提取试剂盒、MLPA 试剂盒等。

3. 基因测序设备。

【团队要求】

由于 VHL 综合征是全身多器官肿瘤综合征,需要综合神经外科、普通外科、泌尿外科、眼科、耳鼻喉科、产科、护理等多个科室,进行多学科团队(multi-disciplinary team,MDT)治疗。

【操作步骤】

诊疗概况

1. 步骤概况　患者选择 - 外周血 DNA 提取 - 基因测序 - 基因表型相关性分析 -MDT 讨论分析 - 制定个体化诊疗与随诊方案 - 定期随诊复查 - 及时干预处理。

2. 基本情况　患者,女性,38 岁,以"发现双肾肿瘤"为主诉于 2010 年 2 月 10 日于泌尿外科门诊就诊。

3. 现病史　患者因腹部不适,于当地门诊行腹部 B 超检查示:双肾占位性病变,遂至我院泌尿外科门诊就诊,精神、睡眠、食欲尚可,体重无明显变化。

4. 查体　血压 179/122mmHg。其余未见明显阳性体征。

5. 家族史　患者父亲 67 岁,11 年前行肾肿瘤切除术,术后病理示肾透明细胞癌。患者四妹,33 岁,于两年前发现视网膜母细胞瘤。患者伯父曾于 9 年前被诊断为小脑血管母细胞瘤。

6. 影像学检查　2010 年 2 月 20 日至我院行腹部 CT 检查示:双肾多发低密度结节,呈不均一强化;胰腺多发占位性病变,不均一强化。行头颅 CT 检查示:小脑 0.8cm 大小血管母细胞瘤;眼底及双耳检查未见异常。

7. 门诊诊断　结合患者病史、家族史、影像学检查,初步诊断为:①VHL 综合征,双肾肿瘤,胰腺肿瘤,小脑血管母细胞瘤;②高血压病(3 级)。

8. 治疗经过及疗效评价　经过询问病史,临床初步诊断为 VHL 综合征。予以基因检测、多学科会诊以及影像学检查后,明确诊断为 VHL 综合征,伴多器官肿瘤,基因检测提示VHL 基因 3 号外显子点突变(c.499C＞T,p.Arg167Trp)。由于双肾多发肿瘤,并且肿瘤体积较大,手术难度较大,患者身体条件尚可,考虑予以舒尼替尼对肾脏肿瘤进行术前靶向治疗。分别于 2010 年与 2011 年对患者进行两个阶段共 8 个疗程的靶向药治疗。其间嘱患者定期复查随诊,每 46 周,定期检测生化全套、血常规以及泌尿系统 B 超,根据反应及时调整方案。靶向药治疗结束后,患者于 2011 年 6 月 6 日复查腹部 CT 示:双肾多发肿块,但体积较 2010 年 2 月 20 日明显缩小,胰腺颈部及尾部多发肿块较前缩小。根据尽量减少手术次数原则,嘱患者定期复查。2012 年 6 月 19 日复查 CT 示:上述肿瘤较前增大。考虑肿瘤体积明显增大,右侧较大肿瘤达 7cm×6cm×6cm,最长径超过 4.0cm,有转移风险,拟收治入院后行腹腔镜肾部分切除术。入院后进一步检测,发现患者血压升高,CT 提示左侧肾上腺增大,考虑左侧肾上腺嗜铬细胞瘤,于是对患者行右肾肿瘤右肾部分切除术,左侧肾上腺嗜铬细胞瘤切除术。术后病理报:右肾透明细胞癌,左肾上腺嗜铬细胞瘤。术后恢复良好(图 2-1)。嘱患者术后定期随访。2015 年 3 月 23 日复查腹部 CT 发现,双肾多发不规则低密度灶,其中,左肾内可见 3 个混杂密度结节,较大者位于上极,大小约 4.1cm×3.2cm×3.3cm。考虑左肾细胞癌,较前增大,最大径超过 4.0cm,有转移风险,遂行腹腔镜左肾部分切除术,

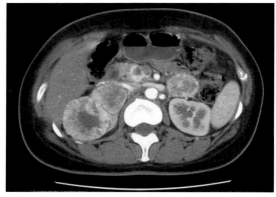

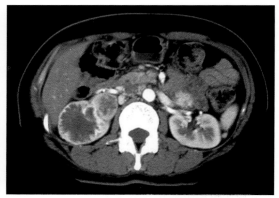

2010年靶向药前-腹部CT

2011年靶向药后-腹部CT

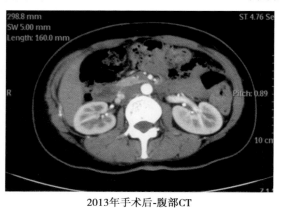

2013年手术后-腹部CT

图 2-1　患者腹部 CT 变化图

术后恢复顺利,定期随访监测包括肾脏在内的全身好发部位。

　　此外,考虑到该病的遗传倾向,嘱患者直系亲属均参与基因检测,共确诊其父亲、2 个妹妹、1 个伯父为 VHL 综合征患者,并绘制家系图(图 2-2),嘱其他患者定期随访监测。

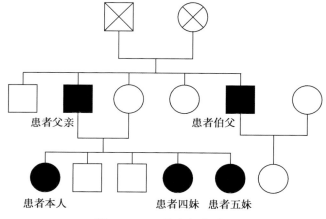

图 2-2　VHL 综合征家系图

【要点解析】

1. 对于 VHL 综合征患者，准确的初诊尤为重要，需要严格地询问病史以及家族史，并且绘制家系图。

2. 患者确诊后，需要多学科会诊，针对各器官病灶，制定患者个体化的精准诊疗与随访方案。

3. 开展患者家系的遗传咨询以及产前诊断，对控制疾病在家系中的扩散、提升患者家庭生活质量尤为重要。

（龚　侃）

专家述评

　　VHL 综合征作为一种常染色体遗传病，具备遗传病的多种特点。控制遗传病，需要从诊断、治疗、随访等多方面同时着手。在诊断方面，近年来 FISH 探针法、二代测序、MLPA 等多种新兴诊断技术的出现，进一步保证了 VHL 综合征诊断的准确率，减少了患者假阴性的比例。同时多学科的协调检测，为患者的病情做了更精确的个体化诊断，也为后续的个体化诊疗方案打下基础。在治疗方面，现有的治疗方案已较为完善，患者的平均生存时间得到了大大改善，但仍有许多地方可以改善。例如，VHL 综合征是一种终生发展演变的疾病，如何与何时干预治疗还需要大量的临床研究来阐明。同时，在分子时代，基因型与表型的相关性不断放大，在 VHL 综合征中亦然。需要更多的研究去阐释 VHL 基因与其表型的相关性，从而指导临床。90% 以上的肾透明细胞癌均存在 VHL 基因缺失与突变，研究 VHL 综合征可以作为研究肾细胞癌的天然模板。在研究靶向药方面，可以针对 VHL 相关信号通路轴寻找可靠靶点进行研究，从而应用于 VHL 综合征乃至所有散发性透明细胞癌患者。此外，VHL 综合征是一种罕见病，对于这种疾病的错诊漏诊的改善，还需要更加广泛的群众甚至医疗团体的普及，有意识才能发现问题，积极配合才能改善生命质量。目前，针对 VHL 综合征的诊治和相关的基础与临床研究也在进行，相信在不久的将来，VHL 综合征患者的生活与生存质量将会得到更大改善。

（龚　侃）

参考文献

［1］MAHER E R, NEUMANN H P, RICHARD S, et al. von Hippel-Lindau disease：a clinical and scientific review[J]. Eur J Hum Genet, 2011, 19（6）：617-623.

［2］LATIF F, TORY K, GNARRA J, et al. Identification of the von Hippel-Lindau disease tumor suppressor gene[J]. Science, 1993, 260（5112）：1317-1320.

［3］PATRICK H. MAXWELL, MICHAEL S, et al. The tumor suppressor protein VHL targets hypoxia-inducible factors for oxygen-dependent proteolysis[J]. Nature, 1999, 399（6733）：271-275.

［4］北京医学会罕见病分会. 中国 von Hippel-Lindau 病诊治专家共识[J]. 中华医学杂志, 2018, 98（28）：2220-2224.

［5］WU P, ZHANG N, GONG K, et al. Mosaicism in von Hippel-Lindau disease with severe renal manifestations［J］. Clin Genet, 2013, 84(6): 581-584.

［6］CASCóN A, ESCOBAR B, MONTERO-CONDE C, et al. Loss of the actin regulator HSPC300 results in clear cell renal cell carcinoma protection in von Hippel-Lindau patients［J］. Hum Mutation, 2007, 28(6): 613-621.

［7］ROMA A, MARUZZO M, BASSO U, et al. First-Line sunitinib in patients with renal cell carcinoma(RCC) in von Hippel-Lindau(VHL) disease: clinical outcome and patterns of radiological response［J］. Fam Cancer, 2015, 14(2): 309-316.

［8］MA K, HONG B, ZHOU J, et al. The efficacy and safety of tyrosine kinase inhibitors for von Hippel-Lindau disease: a retrospective study of 32 patients［J］. Front Oncol, 2019; 9: 1122.

第三章

肾癌复发转移的分子预测模型

临床问题

第一节 肾癌复发转移的分子预测模型符合精准医学发展的需求

　　全世界每年大约有 30 万人诊断为肾细胞癌，导致 12.9 万人死亡。肾透明细胞癌是最主要的组织学类型，约占 70%。临床上，70%～80% 原发性肾癌患者发现时为局限性肾癌（Ⅰ～Ⅲ期）并接受根治性肾切除手术，术后大部分患者得以根治，但约 30% 患者出现转移或复发，转移性肾癌患者的预后差，靶向治疗和免疫治疗是主要的治疗方法，5 年总生存率小于 10%[1,2]。目前辅助治疗在局限性肾癌中的意义仍是研究的热点，准确评估局限性肾癌术后的复发风险进而指导辅助治疗尤其重要。临床上使用 TNM 分期、Fuhrman 分级、坏死评分等指标来评估局限性肾癌的复发风险，但 TNM 分期和病理分级相同的不同肾癌患者术后经常出现截然不同的预后结果。S-TRAC 研究近期更新的数据显示，部分高危肾透明细胞癌患者可从舒尼替尼辅助靶向治疗中获益，数个肾癌的免疫检查点抑制剂辅助治疗正在或计划进行。因此，局限性肾癌的辅助治疗仍是当前研究的热点之一[3]。

　　临床上对局限性肾癌患者术后使用辅助治疗需要考虑两方面的问题：一是放疗、靶向治疗、免疫治疗等治疗方案的选择；二是如何选择可以从辅助治疗中获益的患者，术后复发风险是主要的参考指标。因此，准确区分高复发风险患者是辅助治疗的重要环节。另外，在肾癌术后的辅助治疗方面，目前的诸多临床预测指标均不能准确预测肾癌术后的复发和转移风险，无法满足个体化的需要，制约了肾癌精准诊断与治疗的发展。肾癌术后辅助治疗需要更精准的复发风险评估系统。肿瘤分子标志物作为临床预后指标的有效补充，受到高度重视和广泛研究，越来越多的分子标志物被美国国家综合癌症网络（National

Comprehensive Cancer Network，NCCN）指南推荐应用于临床预后判断。

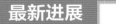

第二节　国内外研究进展

　　肿瘤预后不是单个基因或单个临床指标所决定的，联合多瘤标检测来提高肿瘤预后预测准确度成为分子预后评估研究中的热门和趋势。在肾癌预后模型研究中，国外报道了数个基于 mRNA 芯片的分子预后模型。2014 年美国北卡罗来纳大学林贝格癌症中心 Samira 等从 72 个肾透明细胞癌样本中筛选出 34 个基因组成分子预测模型（ClearCode34），利用这一预测模型在分子层面将肾透明细胞癌患者分为低复发风险和高复发风险两个亚型。进一步分析 TCGA（the cancer genome atlas）肾癌数据库中 380 例以及北卡罗来纳大学的 157 例非转移性肾透明细胞癌中这 34 个基因 mRNA 表达与患者复发的关系，发现该模型与患者的无复发生存期（recurrence-free survival，RFS）、肿瘤特异性生存期（cancer-specific survival，CSS）和总生存时间（overall survival，OS）显著相关，其危险比与肿瘤分期、分级等其他复发风险指标相似，且为独立的预后预测指标。利用这 34 个基因，结合其他临床病理指标，建立了一个列线图来预测肾透明细胞癌患者的生存结果[4]。2015 年美国克利夫兰诊所 Brian 等通过 RT-PCR 分析了 942 例接受肾切除术的 I～Ⅲ 期肾透明细胞癌患者的 732 个基因的表达与临床结果的关系。发现 516 个基因与无复发生存期相关，进一步从中筛选出 16 个高度相关基因（11 个基因及 5 个参考基因），并利用这 16 个基因计算出肾癌复发预测评分。进一步利用这一复发预测评分对法国 626 名肾切除术后的 I～Ⅲ 期肾透明细胞癌患者进行了验证。按照肿瘤分期（I 期、Ⅱ 期和 Ⅲ 期）分别分析患者复发评分与术后 5 年复发风险和肿瘤特异性生存期之间的关系，发现该复发评分与患者无复发生存期显著相关（危险比 3.91，95% CI 2.63～5.79）。多因素分析显示，该复发评分与肿瘤复发风险显著相关。复发评分能够有效识别出临床分期 I 期的高危患者和临床分期 Ⅱ～Ⅲ 期的低危患者，表明基于这 16 个基因的复发评分可以作为 I～Ⅲ 期肾透明细胞癌患者临床预后的预测指标，在现有临床和病理参数的基础上提供了更准确和个性化的风险评估，可避免治疗不足及减少过度治疗。该研究对不同样本的肿瘤异质性研究表明，这 16 个基因的瘤内变异很少[5]。2018 年美国密歇根大学 Morgan 等通过测定细胞增殖相关基因活性的 RNA 表达确定细胞周期增殖（cell cycle proliferation，CCP）评分，研究 565 例接受肾细胞癌根治性切除手术患者测定 CCP 评分与患者预后的关系，主要终点为疾病特异性死亡率（disease-specific mortality，DSM），次要终点为疾病复发。用 Cox 比例危险度生存分析评估 CCP 评分与预后的相关性，并将 CCP 评分与 Karakiewicz 列阵图进行比较，得出一个复合（R-CCP）评分。结果显示 CCP 评分是肾细胞癌复发的独立预测因子（危险比 1.50，95% CI 1.07～2.09）。利用 R-CCP 评分将患者分为低危（n=338）和高危（n=202）两类，癌症特异性生存概率分别为 99% 和 84%（$P<0.001$），表明 CCP 评分是肾细胞癌患者行根治性肾切除术后肿瘤预后的一个重要的、独立的预测因子。将 CCP 评分与现有临床病理变量相结合，可以对患者进行准确的风险评估，以指导临床管理[6]。

国内海军军医大学第二附属医院王林辉等首次利用 4 个长链非编码 RNA（long noncoding RNAs，lncRNAs）构建了一个局限性肾透明细胞癌患者术后复发风险分子预测模型。该研究中使用 LASSO（the least absolute shrinkage and selection operator）模型从 TCGA 数据库中的 444 例 I～III 期肾透明细胞癌患者（222 例训练组、222 例内部验证组）信息中成功筛选出 4 个 lncRNAs（RCClnc4：ENSG00000255774、ENSG00000248323、ENSG00000260911、ENSG00000231666）。进一步将这一模型分别在日本的 88 例及国内多中心 1 869 例 I～III 期肾透明细胞癌患者（外部验证组）进行验证，发现经临床和病理因素校正后 RCClnc4 可有效地将患者分成高风险组和低风险组，多因素分析显示 RCClnc4 是肾透明细胞癌术后复发的独立预后因素。与临床 TNM 分期、大小、病理分级和坏死评分相比，RCClnc4 评分的准确性更高。将 RCClnc4 评分与临床特征相结合在各组间均显示出更好的预后准确性。RCClnc4 预测模型能够有效识别临床分期 I 期的高危患者和临床分期 II～III 期的低危患者[7]。

单核苷酸多态性（single nucleotide polymorphism，SNP）是最常见的人类基因差异的类型。近年来有国外研究显示肿瘤组织标本 SNP 位点与直肠癌、非小细胞肺癌等恶性肿瘤复发预后有关，并建立了基于 SNP 的肿瘤复发分子预测模型[8,9]。国内中山大学附属第一医院罗俊航团队建立了基于 6 个 SNP 的局限性肾癌术后复发风险预测模型。该研究首先通过全基因组生物信息学分析从 906 600 个 SNP 中选出 44 个与肾细胞癌复发转移相关候选 SNP。用飞行时间质谱法分析提取训练组 227 个石蜡切片样本的 DNA，发现 25 个 SNP 与复发进一步相关。再应用 LASSO 模型基于 6 个 SNP 的局限性肾癌复发风险模型，该 6 个 SNP 分别位于以下基因：rs4718593（in LINC01372），rs7934644（in OR8D2），rs17050001（in SRGAP3），rs9618567（in C22orf39），rs7739947（in MARCKS），and rs4479520（in HIRA），并得出基于 6 个 SNP 状态的肾癌术后复发风险评分计算公式：风险分数 =（0.118 6×rs4479520）–（0.007 4×rs4718593）+（0.007 2×rs9618567）+（0.063 3×rs7934644）–（0.212 3×rs7739947）–（0.146 6×rs17050001）–0.165 0。将该模型分别在训练组肿瘤组织的另外两个区域（区域 2 和区域 3）进行验证，表明基于 6 个 SNP 的模型不受肿瘤异质性影响。该模型经中山大学 217 例（内部验证组）、国内多医学中心 410 例（外部验证组）、美国多中心 441 例（TCGA 数据库）验证，准确度达 71%～74%。构造了一个结合基于 6 个 SNP 评分、临床病理风险（TNM 分期、Fuhrman 分级、肿瘤坏死状态）的列线图，并为临床医师提供定量的方法来预测患者复发的可能性[10]。

实例演示

第三节　基于 6 个 SNP 的局限性肾癌术后复发预测模型

【适应证】

1. I～III 期，单发，局限性肾癌术后患者。
2. 可获得完整的临床病理资料。

【禁忌证】

1. 双侧肾癌。

2. VHL 综合征。

3. 接受过新辅助治疗或术后辅助治疗。

【所需器材清单】

1. 患者术后的石蜡标本切片。

2. QIAamp DNA FFPE 组织试剂盒（Qiagen；Hilden, Germany）。

3. 聚合酶链式反应（PCR）仪。

4. Sequenom 公司 MassARRAY SNP 检测系统。

【团队要求】

1. 熟练掌握 HE 染色、石蜡标本 DNA 提取等常用分子生物学实验技术。

2. 熟练掌握飞行时间质谱法进行 SNP 状态分型检测。

3. 团队成员包含熟练掌握肾癌患者临床分期的泌尿外科医师，以及熟练掌握肾癌病理阅片的病理科医师。

【操作步骤】

1. 将肾癌组织蜡块切取 5μm 厚度切片，用苏木精和伊红染色，病理专家进一步阅片确保所选取的包埋蜡块切片中存在肾癌肿瘤细胞且＞80%，同时进一步确定肾癌病理分级及是否存在肿瘤坏死等病理信息。

2. 同时获取 4 张厚度为 15μm 肾癌肿瘤组织切片用于提取 DNA。应用 QIAamp DNA FFPE 组织试剂盒，按照标准说明书进行石蜡切片标本 DNA 的提取。

3. 通过飞行时间质谱法（MassARRAY system，Sequenom；San Diego，CA，USA）检测所提取石蜡切片样本 DNA 的 6 个 SNP 位点分型，引物信息见表 3-1。

4. 根据 6 个 SNP 位点分型及复发风险模型计算危险分数。根据 6 个 SNP 分子标志物飞行时间质谱检测结果，在表 3-1 中匹配对应 SNP 位点状态分值。例如，一位肾癌患者检测结果为：SNP 位点 rs4479520 分型检测结果为 CT，则 rs4479520=1；SNP 位点 rs4718593 分型检测结果为 TG，则 rs4718593=1；SNP 位点 rs9618567 分型检测结果为 CC，则 rs9618567=2；SNP 位点 rs7934644 分型检测结果为 TT，则 rs7934644=2；SNP 位点 rs7739947 分型检测结果为 CC，则 rs7739947=0；SNP 位点 rs17050001 分型检测结果为 TT，则 rs17050001=0；再把相应 SNP 位点数值代入风险分数计算公式：

风险分数 =（0.118 6×rs4479520）-（0.007 4×rs4718593）+（0.007 2×rs9618567）+（0.063 3×rs7934644）-（0.212 3×rs7739947）-（0.146 6×rs17050001）- 0.165 0

从而，风险分数 =（0.118 6×1）-（0.007 4×1）+（0.007 2×2）+（0.063 3×2）-（0.212 3×0）-（0.146 6×0）- 0.165 0

最终计算得到危险评分为 0.087 2。

5. 根据患者 6-SNP 分子预测模型的危险评分，结合患者临床病理资料，通过列线图预测患者的 5 年无复发生存率。假如该肾癌患者临床分期为Ⅲ期，我们就在列线图临床分期为Ⅲ期的地方向上画一条垂直线，即可得到其对应的得分约为 20 分。同样，病理分级为 G1 级，对应的分数为 0 分。有肿瘤坏死，对应分数约为 11 分。前面步骤 1～4 计算得到 6-SNP 分子预测模型危险评分为 0.087 2，对应分数约为 62.5 分。最后将所有变量的得分相加，得到患者的总分约为 93.5 分，并以总分为基础，再向下画一条垂直线，就可以预测该患者未来 5 年无复发生存率约为 75%（图 3-1）。

表 3-1　6 个 SNP 基本信息及飞行时间质谱检测引物

SNP ID	染色体	位置	SNP 分型			第 1 轮 PCR 引物	第 2 轮 PCR 引物	测序引物
			0	1	2			
rs4479520	22	19398837	CC	CT	TT	ACGTTGGA TGTGAAGT TCCCATAC CGTCTG	ACGTTGGAT GTCCTGGAG GAATTGAAC AGC	GGAATTGA ACAGCTAA TTTAAC
rs4718593	7	67004828	TT	TG	GG	ACGTTGGA TGTGTGAT GGTTCTGA AGAGGG	ACGTTGGAT GCTCAGTAG CTACTCATC AGG	GGCTTGAG CCTCCTAAT
rs9618567	22	19413706	TT	TC	CC	ACGTTGGA TGACACCC AACCTGTG TCTTAG	ACGTTGGAT GCTCCATCA CCTGTGATC TCC	TGTCTCCC TGAGCAT
rs7934644	11	124219438	AA	AT	TT	ACGTTGGA TGGAGCTA AAACAACC TAGCTG	ACGTTGGAT GGGTTCCTA CAGCTTTTT AGTG	GTATTTTA AAGTCAG ATTGTGTG
rs7739947	6	113685481	CC	CT	TT	ACGTTGGA TGAGGCCT ATTTCAAA GAAGTC	ACGTTGGAT GCAAGGTG AATTATAGC AAAGC	GCAAAGC ATGATCTA GGT
rs17050001	3	9109211	TT	TC	CC	ACGTTGGA TGTTTGGC CACTAGAT GTCGAG	ACGTTGGAT GGTTCCACC AAGATCAC ATCC	GGACCAG AATATGT GCCATA

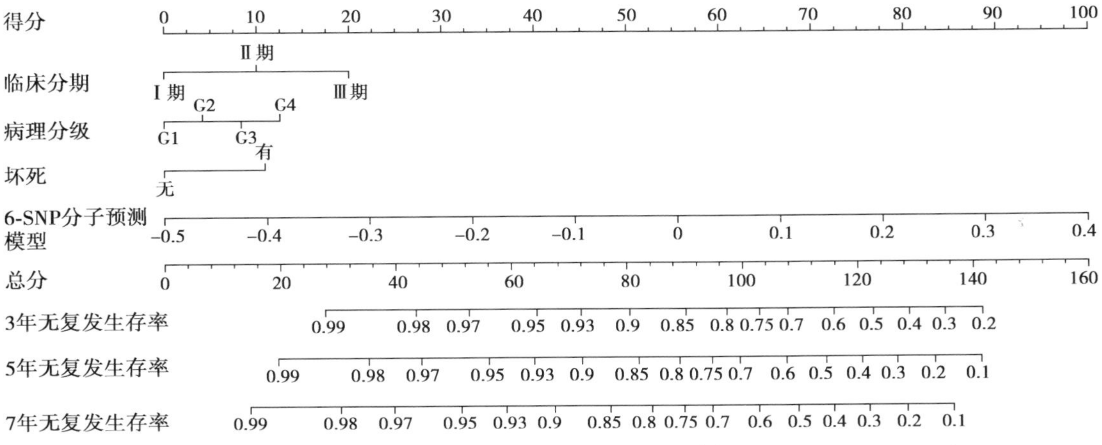

图 3-1　肾癌术后复发风险预测列线图

【要点解析】

1. 肾癌石蜡标本按照标准流程妥善包埋固定。

2. 获取足够厚度的肾癌组织病理切片，一般需要 15μm 厚度切片 4 张，确保足够的 DNA 检测数量。

3. 多个患者的样本尽量同时上机进行飞行时间质谱检测 6 个 SNP 分子分型，减少 SNP 分型检测成本。

4. 专科医师进行 TNM 分期系统评估，病理医师进行 Fuhrman 分级、肿瘤坏死情况等因素评估。

（赵红伟）

专家述评

尽管局限性肾癌手术治疗效果满意，但仍有约 30% 的患者术后出现肿瘤复发或转移。准确评估局限性肾癌术后复发风险并以指导辅助靶向或免疫治疗是肾癌精准治疗的关键。单个临床或病理指标预测局限性肾癌术后复发风险能力有限。目前有数个基于临床和病理资料的肾癌复发预测评分系统，包括 UISS、SSIGN 和 Leibovich 评分等，但这些预测模型有其各自的局限性，准确度不满意，制约了肾癌精准诊断和治疗的发展，亟需分子标志物预测模型提高肾癌术后复发预测的准确度。后续推出了北卡罗来纳大学 Samira 的 ClearCode34 模型，美国克利夫兰诊所 Rian 的模型，海军军医大学附属长征医院王林辉团队的长链非编码 RNA 模型。

2019 年我中心建立了基于 6 个 SNP 的局限性肾癌术后复发预测模型，基于 6 个 SNP 的危险评分为肾癌术后无复发生存期和总生存时间独立预测因子，且不受肿瘤异质性影响。同时发现病理分期 I 或 II 期中的高评分患者复发风险高于 III 期中的低评分患者。构建的列线图为临床医师提供定量的方法以预测患者复发的可能性，该分子预测模型对局限性肾癌术后个体化诊疗决策的制定具有重要作用，可避免"一刀切"的治疗方案导致的过度治疗或者治疗不足。

总之，肾癌术后复发转移分子预测模型是一种实用和有潜力的预后工具，是现有的临床病理指标的有效补充，可以准确评估风险，促进肾癌的精准诊疗。

（韦锦焕）

参考文献

[1] SIEGEL R L, MILLER K D, JEMAL A. Cancer statistics, 2019[J]. CA Cancer J Clin, 2019, 69(1): 7-34.

[2] RINI B, CAMPBELL S C, ESCUDIER B. Renal cell carcinoma[J]. Lancet, 2009, 373(9669): 1119-1132.

[3] LOTAN Y, MARGULIS V. Predicting recurrence in patients with localised renal cell carcinoma after nephrectomy[J]. Lancet Oncol, 2019, 20(4): 473-475.

[4] SAMIRA A, BRANNON A R, PARKER J S et al. ClearCode34: A Prognostic Risk Predictor for Localized Clear Cell Renal Cell Carcinoma[J]. Eur Urol, 2014, 66(1): 77-84.

［5］RINI B, GODDARD A, KNEZEVIC D et al. A 16-gene assay to predict recurrence after surgery in localised renal cell carcinoma: development and validation studies[J].2015, 16(6): 676-685.

［6］MORGAN TM, MEHRA R, TIEMENY P et al. A Multigene Signature Based on Cell Cycle Proliferation Improves Prediction of Mortality Within 5 Yr of Radical Nephrectomy for Renal Cell Carcinoma[J]. Eur Urol, 2018, 73(5): 763-769.

［7］QU L, WANG Z L CHEN Q et al. Prognostic Value of a Long Non-coding RNA Signature in Localized Clear Cell Renal Cell Carcinoma[J]. Eur Urol, 2018, 74(6): 756-763.

［8］SCLAFANI, CHAU I, CUNNINGHAM D et al. Prognostic role of the LCS6 KRAS variant in locally advanced rectal cancer: results of the EXPERT-C trial[J]. Annals of oncology, 2015, 26(9): 1936-1941.

［9］YOON, K A, JUNG MK LEE D et al. Genetic variations associated with postoperative recurrence in stage I non-small cell lung cancer[J]. Clinical cancer research, 2014, 20(12): 3272-3279.

［10］WEI J H, FENG Z H, CAO Y et al. Predictive value of single-nucleotide polymorphism signature for recurrence in localised renal cell carcinoma: a retrospective analysis and multicentre validation study[J]. Lancet Oncol, 2019, 20(4): 591-600.

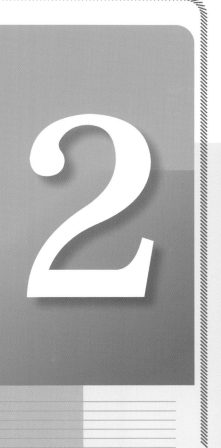

第二部分

肾癌精准手术治疗

第四章

经腹膜后途径腹腔镜解剖性根治性肾切除术

临床问题

第一节　根治性肾切除术发展历史

根治性肾切除术是治疗肾癌的标准术式。其手术切除范围包括肾脏、肾周脂肪、肾周筋膜（Gerota 筋膜）、上段输尿管，以往还包括同侧肾上腺。肾脏的良性疾病如无功能肾、肾结核等需行单纯肾切除术，范围较根治性肾切除术小，但如果局部较为粘连，按照根治性肾切除术范围进行可能更易实施。

全球首例肾切除术开展于 1869 年，因治疗输尿管阴道瘘而切除肾脏。20 世纪 30 年代末期，有学者报道了肾癌根治性肾切除术的生存时间。1949 年—1964 年期间，加拿大多伦多总医院的 Charles J. Robson 从胸腹联合切口的根治性肾切除术得到启发，完成了 86 例根治性肾切除术[1]。1969 年，Robson 报道全部病例 10 年生存率为 49%。其中，1 期（现为 I 期，原文如此，下同）病例的 10 年生存率为 60%，2 期病例为 67%，3 期为 38%，4 期病例为 0%（5 年生存率为 11%）。相较以前大宗的病例报道，Robson 总结本病例队列生存率较高的原因在于：①手术早期控制肾动脉和肾静脉，减少了肿瘤血行播散；②整体切除肾周脂肪囊，减少了肿瘤局部种植；③切除了肿瘤淋巴引流区域的淋巴组织（约 22.7% 淋巴转移）。此即著名的根治性肾切除术 Robson 原则。

20 世纪 90 年代，Clayman 报道了第一例腹腔镜根治性肾切除术[2]。这一具有历史意义手术的施行时间是 1990 年 6 月 25 日，患者为一名 85 岁的女性，右肾患有直径 3cm 的突出肿瘤。手术当天，患者接受了肾血管造影和栓塞，结果显示肾动脉有 5 个分支。手术采用经腹腔途径，右侧输尿管内置有输尿管支架管作为解剖标志协助显露。术中游离显露每支肾动脉，动脉肾脏侧分别用 2 个结扎夹结扎。术后第 6 天患者顺利出院。

腹腔镜根治性肾切除术刚开展时，很多学者质疑其肿瘤控制效果，认为腹腔镜手术时的气腹压力，同时腹腔镜器械对肾脏的翻动、挤压可能会造成肿瘤血行播散。直到21世纪前10年，学界才逐渐认可腹腔镜根治性肾切除术的肿瘤控制效果。目前认为，对于T_1～T_{2a}期的肾肿瘤，腹腔镜与开放根治性肾切除术的短期肿瘤控制效果相当，前者较后者具有更低的并发症率。

Robson原则制定的基础是经腹腔途径根治性肾切除术。经腹膜后途径的根治性肾切除术不进入腹腔，对腹腔脏器的干扰较小，也具有广泛的应用。开放经腹膜后途径根治性肾切除术一般采用第11肋间切口，进入腹膜后间隙，按照肾脏背侧、腹侧、下极、上极的顺序游离肾脏，最后用3把肾蒂钳对肾动脉和肾静脉进行整块钳夹、切断、结扎。游离肾脏时，术者的动作要轻柔，避免挤压肾脏造成肿瘤血行播散。经腹膜后途径腹腔镜根治性肾切除术在手术过程早期即游离、结扎肾动脉和肾静脉，更符合Robson原则。经腹膜后途径根治性肾切除术不同于经腹腔途径，需要保留腹膜，因此巨大肾肿瘤可疑有腹膜侵犯时，应该选用经腹腔途径。本章节重点分析经腹膜后途径腹腔镜根治性肾切除术，围绕"经腹膜后途径腹腔镜解剖性根治性肾切除术"的概念，从肾脏血管和肾周解剖层次两方面进行深入分析。

最新进展

第二节　腹腔镜手术肾脏血管解剖变异研究

自20世纪90年代以来，泌尿系统腹腔镜手术在我国蓬勃开展，腹腔镜肾脏手术能将许多细小组织结构放大观察、精细解剖，具有明显优势。但肾脏血管变异较多，如手术操作不慎，极易造成出血。传统的肾脏开放手术（根治性肾切除术、单纯肾切除术、肾部分切除术等）中如遇出血情况，术者的双手可以快速控制出血血管。而腹腔镜手术是依靠视觉的手术，缺乏触觉反馈，若遇肾脏变异血管处理不当，往往陷入十分被动的境地。出血是腹腔镜手术中转开放手术或出现并发症的重要原因之一。

解剖学研究者对尸体的肾血管变异有较多研究，但利用腹腔镜观察肾血管变异的研究较少。笔者曾回顾性分析接受腹腔镜肾切除术或肾部分切除术的525例患者肾血管变异情况[3]。其中男性316例，女性209例，平均年龄（58.1±13.2）岁。通过术中腹腔镜的观察和精细解剖，对肾脏动脉、静脉的变异情况进行记录和统计分析。525例患者中，58例患者存在肾脏血管变异（11.0%，58/525）。其中，18例患者单侧具有2支肾动脉（3.4%，18/525），10例患者有2支肾静脉（1.9%，10/525），1例患者有3支肾静脉，3例患者同时具有双肾动脉、双肾静脉；25例患者有副肾动脉（4.8%，25/525），其中19例（76.0%，19/25）患者的副肾动脉走向肾上极。1例患者的左侧精索静脉直径与肾静脉直径相当，二者与腰静脉同时汇入下腔静脉。

对于经腹膜后途径腹腔镜解剖性根治性肾切除术术中肾血管变异，总结如下：

第一，肾血管的变异率为11%，即大约1/10的患者存在肾血管变异。在术前应依靠

CT、MRI 影像片对患者的血管走行、变异有充分的了解，做好应对变异血管的充分准备。较普通 CT 影像片提供的信息，CT 血管成像（CTA）能提供更丰富、更特异的血管信息。建议有条件的单位常规行 CTA 检查。术前 CT 三维重建更能立体了解和理解肾血管构成和走行。

第二，肾动脉的变异多于肾静脉。肾动脉变异率为 8.8%（46/525），肾静脉变异率为 3.2%（17/525）。出现 2 支肾动脉的为 4.0%（21/525），2 支肾静脉为 2.5%（13/525），副肾动脉为 4.8%（25/525）。此比例与文献对尸肾的报道相比较低，可能与以下因素有关：①尸肾研究为双侧，腹腔镜活体研究一般为单侧；②尸肾研究解剖分离了肾脏所有血管，而腹腔镜手术不需要解剖所有血管，或较小血管被超声刀等器械离断未被发现。因而腹腔镜手术活体研究对临床更具指导意义。

第三，副肾动脉出现率较高。腹腔镜手术中，确定肾动脉位置方法报道不一，有按照肾脏长度取中点法，有肾蒂周围脂肪辨认法，还有弓状韧带辨认法等。但结扎或阻断肾动脉后并不意味着切断了肾脏的所有血流，需要结合术前 CT、MRI 影像片分析并探查是否存在副肾动脉，避免在肾动脉未被全部阻断的情况下结扎肾静脉造成肾脏持续灌注，陷于十分被动的局面。因此，可在阻断肾静脉之前用直角钳轻轻钳夹肾静脉，若直角钳远端无明显充血增粗则说明肾脏已无血流灌注，可以阻断并切断肾静脉。

第四，副肾动脉多走向肾上极。此结果对肾脏部分切除术比较重要，皆因腹腔镜肾部分切除术无须完全游离肾脏，若不仔细寻找副肾动脉则会造成阻断不全，进而创面出血不止，尤其对肾脏上极的肿瘤行肾部分切除术更应仔细寻找副肾动脉。

第五，不可轻视肾静脉的变异。常用的经腹膜后途径手术在分离肾蒂的过程中，首先分离肾动脉，肾动脉较韧、细，若无粘连，血管钳或超声刀在其周围分离不易损伤肾动脉。但肾静脉较薄、宽，器械分离过程中应十分小心、轻巧。若对肾静脉的变异认识不够，在结扎 1 支肾静脉后不作进一步探查，盲目用超声刀切断周围的脂肪组织，即有可能误伤隐藏的第 2 支肾静脉，造成大量出血，导致腹腔镜视野被遮盖，最终被动中转开放手术，甚至造成严重并发症。

总之，肾脏血管变异比例不低，肾动脉变异较肾静脉变异更为常见，副肾动脉多走向肾上极。肾脏手术需要对肾血管变异引起足够重视。腹腔镜手术较开放手术对肾血管的寻找和处理要求更高，故应仔细研究 CT、MRI 影像片，术前做到充分了解肾脏血管走行和可能存在的变异，术中充分发挥腹腔镜放大作用，轻柔、精细操作，避免盲目切割，在手术所涉及范围内寻找出正常血管和变异血管，妥善处理，提高腹腔镜肾脏手术的整体安全性。

第三节　经腹膜后途径腹腔镜解剖性根治性肾切除术关键技术

与欧美国家常用的经腹腔途径腹腔镜根治性肾切除术不同，我国学者以经腹膜后途径为主或两种途径均较熟悉。由于腹膜后间隙缺乏明确的解剖标志，同时腹腔镜手术无开放手术的触觉反馈，各个单位经腹膜后途径腹腔镜根治性肾切除术手术步骤不尽一致。为提高腹膜后腹腔镜手术的安全性和有效性，以及对腹膜后解剖结构的认识，笔者团队深入研究了肾脏及其周围筋膜、间隙的结构，对肾脏进行解剖性切除，提出了经腹膜后途径腹腔镜解剖性肾切除术的概念。该研究回顾性分析了行经腹膜后途径腹腔镜解剖性肾切除术的 405 例患者[4]：男性 232 例，女性 173 例，平均年龄（57.2±14.2）岁。因肾癌行经腹膜后途径腹腔镜根治性肾切除术 228 例，因肾盂癌或输尿管癌行经腹膜后途径腹腔镜肾输尿管全长切除术 145 例，因肾脏良性疾病行经腹膜后途径腹腔镜根治性肾切除术 32 例。

基于肾脏周围的解剖层次，利用腹腔镜的放大作用，解剖性肾脏切除术步骤如下：①健侧卧位，抬高腰部，气囊法或扩张法于腹膜外脂肪与腹横筋膜之间的相对无血管间隙建立腹膜后腔。②辨认腹膜外脂肪、Gerota 筋膜、腰方肌、腰大肌等解剖结构。Gerota 筋膜前层较薄弱，后层较厚，在肾脏背侧接近腰方肌处与腰方肌表面筋膜融合。③如行根治性手术，于 Gerota 筋膜外进行分离，在其与腰方肌筋膜融合处游离时注意勿切开腰方肌筋膜；如行非根治性手术，可直接切开 Gerota 筋膜，于其与肾周脂肪囊间的疏松纤维组织间进行游离。可用超声刀钝性、锐性结合做快速、大面积的分离直至膈肌角。④于近肾蒂处用超声刀进行细致分离，分别游离出肾动脉、肾静脉，用 Hem-o-lok 夹分别钳夹 3 枚后切断，先切断动脉，检查有无肾动脉分支和异位肾动脉，最后切断静脉，近端保留 2 枚 Hem-o-lok 夹。⑤Gerota 筋膜、肾周脂肪在肾脏下极处围绕输尿管成锥形融合而不关闭，于此处切断肾周脂肪囊，游离输尿管，Hem-o-lok 夹钳夹后切断。⑥在 Gerota 筋膜前层与肾前融合筋膜、结肠融合筋膜之间相对无血管平面进行快速、大面积的分离。此处极易误入 Gerota 筋膜前层与肾周脂肪间隙，后者亦有较多疏松纤维组织易于分离，根治性手术于此间隙分离有违 Robson 原则。尽量勿损伤腹膜以免 CO_2 气体进入腹腔，造成腹膜后间隙受压变小影响操作，必要时可用 Hem-o-lok 夹关闭腹膜。⑦沿肾上极切断脂肪囊，保留患侧肾上腺，除非患侧肾上腺有可疑转移才需切除，最后完全游离肾脏。

追溯"解剖性"这一词语，可以查出在泌尿外科最早提出"解剖性"概念的是 Walsh[5]，原意是指在前列腺切除的过程中按照前列腺周围的解剖层次进行精细切除。在肾脏周围亦有其特征解剖层次，存在数个筋膜平面和间隙：

肾脏周围的被膜结构由内向外分为 3 层（图 4-1）：肾固有被膜、肾周脂肪囊、Gerota 筋

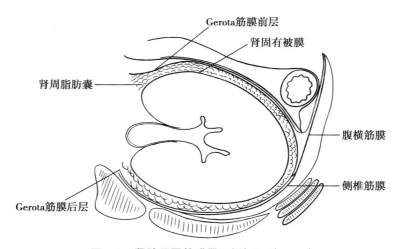

图 4-1　肾脏周围筋膜层面（绘图：李元元）

膜。Gerota 筋膜前层较薄，其前方为肾前融合筋膜、结肠融合筋膜、脏腹膜，肾前融合筋膜、结肠融合筋膜、脏腹膜于升结肠或降结肠外侧汇合成为 Toldt 白线。Gerota 筋膜前层向外与肾前融合筋膜之间，或向内与脂肪囊之间均有疏松结缔组织，均为相对无血管平面。Gerota 筋膜后层较厚，在腰方肌处与其表面的腹横筋膜融合，两者不易分开。Gerota 筋膜在肾脏下极处围绕输尿管融合而不关闭，形成倒锥形，包绕肾脏，因此肾周脓肿或血肿可能会向下延续至盆腔。

Gerota 筋膜后层有几种延展方式，最为简单的延展方式是单一 Gerota 筋膜后层向外侧延展，与 Gerota 筋膜前层融合成侧锥筋膜，向外延续为腹横筋膜；较为常见的延展方式是侧锥筋膜独立于 Gerota 筋膜后层，由腰方肌筋膜前后层在其外缘向前延续而成，被覆于 Gerota 筋膜后层的浅层，与 Gerota 筋膜前层之间相连接，最终在侧腹膜返折处向前续为腹横筋膜（图 4-1）。还有学者认为 Gerota 筋膜后层内侧附着点存在个体差异，自上而下，其附着点多附着在同侧腰方肌表面筋膜上，然后在肾下极或锥下间隙水平过渡到同侧腰大肌筋膜的外后方。

笔者总结经腹膜后途径腹腔镜解剖性根治性肾切除术的关键点如下：

第一，准确建立腹膜后间隙，此为手术成功的关键之一。患者健侧卧位后升高腰桥，于患侧肋缘下与腰方肌交叉点下方空虚部位行 3cm 皮肤切口，用长弯钳垂直穿刺进入腹膜后间隙，钝性分开肌肉，用右手示指分离，再置入自制气囊，注入约 800ml 气体扩张，顺次建立第二穿刺点（髂嵴上方一横指处）、第三穿刺点（肋缘下腋前线处）。清理腹膜外脂肪后，即可清晰观察到侧锥筋膜。

第二，寻找 Gerota 筋膜后层与侧锥筋膜融合处。肾脏背侧与腰方肌、腰大肌毗邻，无重要血管和神经，于此游离比较安全。Gerota 筋膜后层于腰方肌外缘与侧锥筋膜融合，在此处用超声刀稍加分离即可进入 Gerota 筋膜后层与侧锥筋膜之间的相对无血管平面，非常安全、可靠。有些患者侧锥筋膜不明显或者为单一 Gerota 筋膜后层延展方式，此处不必完全解剖出侧锥筋膜，注意在 Gerota 筋膜后层与腰大肌筋膜之间游离即可。在肾脏背侧继续向上游离至膈肌脚。

第三，按照先动脉后静脉的顺序处理肾血管。肾动静脉有较多变异，肾动脉的变异尤多（包括多支肾动脉和副肾动脉），应将肾动脉所有分支处理完毕，才能处理肾静脉，以免造成肾脏的持续灌注增加手术难度。寻找肾动脉有数种方法：①弓状韧带指引法：腰方肌表面的弓状韧带指向方向为肾动脉，可循此显露肾动脉。②中点数片法：仔细阅读 CT 或 MRI 片，计数肾脏影像片的层数以及肾动脉出现的层数，定位肾动脉的位置，例如肾脏共计 20 张影像片，肾动脉在第 7 张影像片出现，记为 7/20，术中需要在中点偏上位置寻找肾动脉。注意右侧肾动脉发出后有一段走行于下腔静脉后方，不应定位右肾动脉根部位置，而是应定位靠近肾脏的位置。③输尿管指引法：先行分离出输尿管，沿输尿管向上追踪肾动脉。左肾动脉表面常常被肾静脉复合体覆盖，往往需要先行切断才能显露肾动脉。处理完毕所有肾动脉后才能处理肾静脉。右性腺静脉直接汇入下腔静脉，可不予结扎，左侧性腺静脉汇入左肾静脉，可于其汇入肾静脉处的远端结扎、切断肾静脉。

第四，解剖性根治性肾切除术应尽量于相对无血管平面进行游离操作。根据 Robson 原则，根治性肾切除术在 Gerota 筋膜外，非根治性肾切除术可在 Gerota 筋膜内。Gerota 筋膜内外均为相对无血管平面，之间有网状白色纤维组织垂直连接。Gerota 筋膜前层较薄弱，浅面有肾前融合筋膜、结肠融合筋膜、脏腹膜；Gerota 筋膜后层较厚，在肾脏背侧接近腰方肌处与腰方肌表面筋膜融合。如何判断误入 Gerota 筋膜内平面，有以下两点可供参考：其一，后腹膜和 Gerota 筋膜由于各自弧度会产生反向的张力作用，腹膜张力向前，Gerota 筋膜张力向后。于 Gerota 筋膜外游离时，两者极易分开，操作空间较大。若在 Gerota 筋膜内游离，则 Gerota 筋膜向后的张力会使 Gerota 筋膜牵拉腹膜向后，出现"帘状"遮挡，操作空间较小。其二，Gerota 筋膜内外虽均为相对无血管平面，但 Gerota 筋膜外的网状白色纤维组织较纤细、易切断，Gerota 筋膜内的纤维组织则较致密、不易切断，有"藕断丝连"之感。尽量勿损伤腹膜以免 CO_2 气体进入腹腔，造成腹膜后间隙受压变小影响操作，必要时可予缝合关闭腹膜。

实例演示 →

第四节　经腹膜后途径腹腔镜解剖性根治性肾切除术实例演示

【适应证】

$T_1 \sim T_2$ 期肾肿瘤，应除外其中可行肾部分切除术的肾肿瘤。

【禁忌证】

1. 肿瘤巨大可疑侵犯腹膜时。

2. 腰部疾患（例如脊柱侧弯）无法行侧卧位时。

3. 心肺功能严重不全者（侧卧位影响下腔静脉回流）。

【所需器材清单】

1. 常规腹腔镜操作器械。

2. 腹腔镜超声刀。

3. Hem-o-lok 夹或 Endo-GIA 切割缝合器。

【团队要求】

1. 泌尿外科医师团队。

2. 手术护理及病房护理团队。

3. 影像团队、病理团队。

【操作步骤】

1. 术前诊断　术前泌尿系统增强 CT 检查的准确率为 95%，一般不需要穿刺活检病理证实。

2. 体位　健侧卧位，患侧腰部抬高。

3. 腹膜后间隙建立　两种方法——气囊法或扩张法。

（1）气囊法：首先寻找患侧第 12 肋下缘与腰方肌围成的三角形空隙，此间隙为肌肉最为薄弱的部分。切开皮肤、皮下组织，用长弯钳垂直肌层穿刺，进入腹膜后间隙，顺切口方向和垂直切口方向扩张肌层，足以容纳术者示指进入腹膜后间隙，在腹横筋膜与腹膜外脂肪之间扩张。在术者示指引导下于腋中线髂嵴上方一横指处置入腹腔镜套管，于肋缘下腋前线处置入第三套管。

（2）扩张法：患者健侧卧位后升高腰桥，患肾由于重力牵引作用向上移位，肾下极距离髂前上棘约4～6cm，此处即为腹膜后间隙的下部。于髂嵴上一横指腋中线处用气腹针穿刺，一般不会损伤肾脏。注气压力达到14mmHg，置入腹腔镜套管，再利用腹腔镜镜身直视下在腹横筋膜与腹膜外脂肪之间的间隙左右往复运动，扩张腹膜后平面。顺次建立第二（肋缘下腋前线）、第三（肋缘下腋后线）穿刺点。如需加强对肾脏下极周围间隙的扩张，可调转腹腔镜镜身，向患者足侧扩张。

4. 清理腹膜外脂肪（图4-2）　尽可能清除干净，腹侧面的腹膜外脂肪残余会影响视野。腹膜外脂肪清理干净后可以清楚地观察到侧锥筋膜。

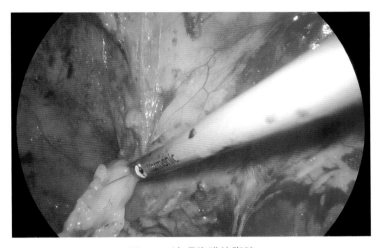

图4-2　清理腹膜外脂肪

5. 游离肾脏背侧（图4-3，视频4-1）　按照 Robson 原则，需要早期控制肾蒂血管。Gerota 筋膜分为前后两层，前层较薄，后层较厚。靠背侧切开侧锥筋膜，于 Gerota 筋膜后层与侧锥筋膜之间的相对无血管平面分离，顺此平面上下扩大即可游离肾脏背侧。注意有些患者侧锥筋膜明显，有些患者则不易显露，此处不必强行分离出侧锥筋膜，但应注意尽量于 Gerota

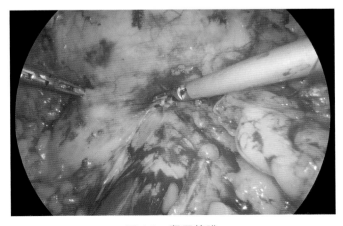

图4-3　肾周筋膜

视频4-1　游离肾脏背侧

筋膜后层与腰大肌表面腹横筋膜之间游离,不要切开 Gerota 筋膜进入 Gerota 筋膜深面。

6. 寻找肾动脉(图 4-4)　游离、结扎肾动脉是经腹膜后途径腹腔镜根治性肾切除术成功的关键。肾动脉一般位于肾脏的中部,偶有稍偏上或稍偏下的情况。寻找肾动脉有数种方法:

(1)数片法:一般 CT 检查层厚为 0.5cm,于 CT 影像片上计数肾脏的层面,计数肾动脉于第几层面出现,即可知道肾动脉的相对位置。

(2)弓状韧带指示法:腰方肌上有一白色横行筋膜,其走行方向一般指向肾动脉位置,据此可以游离出肾动脉。

(3)血管 / 输尿管指引法:游离肾脏背侧后,若患者肾周脂肪较厚,此时不急于游离肾动脉,先游离肾脏下极的背侧和腹侧。左侧手术:沿输尿管和性腺静脉之间向上游离,即指向肾动脉;右侧手术:于下腔静脉表面向上游离,即可发现肾动脉。

7. 结扎肾动脉(视频 4-2)　左侧肾动脉表面经常有腰静脉附着(称为肾静脉复合体),影响游离肾动脉,需要用超声刀予以游离,较粗的腰静脉需用钛夹结扎。用大直角钳撑开肾动脉的深方,最后用 Hem-o-lok 夹钳夹,近端保留 2 夹。

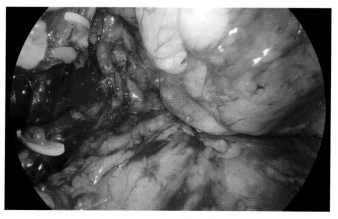

图 4-4　游离肾动脉

视频 4-2　游离、结扎肾动脉

8. 游离、结扎肾静脉(图 4-5,视频 4-3)　此时可以继续游离、结扎肾静脉。结扎之前用大直角钳钳夹肾静脉,确认无回流阻碍(即没有未结扎的肾动脉),才可结扎肾静脉。肾静脉的变异少于肾动脉,但也需仔细寻找变异肾静脉。肾静脉不易显露时,可以先行游离肾脏腹侧、上极,从上向下显露肾静脉。

9. 切断输尿管(图 4-6)　于肾下极处游离并切断输尿管,远端用 Hem-o-lok 夹封闭。

10. 游离肾脏腹侧(图 4-7,视频 4-4)　从肾脏下极开始,于 Gerota 筋膜前层与肾前融合筋膜之间游离肾脏腹侧。左手持分离钳,右手持超声刀,钝性分离为主、锐性分离为辅,游离此间隙。注意肾前融合筋膜、结肠融合筋膜较为菲薄,且与脏腹膜紧贴,游离过度极易进入腹腔。

11. 游离肾脏上极(图 4-8,视频 4-5)　肾上腺与肾脏同被 Gerota 筋膜包绕,之间以脂肪相隔。贴近肾脏上极,横行切开脂肪囊,远离肾上腺,向下切割至肾蒂残端处,注意观察有无异位的肾蒂血管。

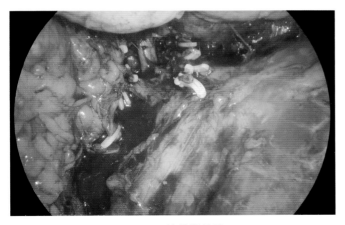

图 4-5　结扎肾静脉　　　　　　　　　　　　视频 4-3　游离、结扎肾静脉

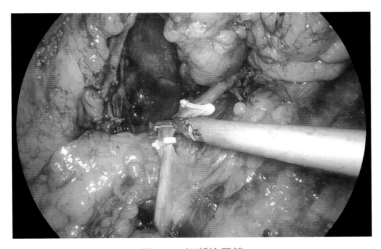

图 4-6　切断输尿管

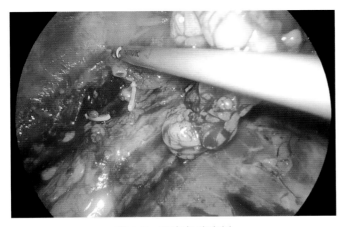

图 4-7　游离肾脏腹侧　　　　　　　　　　　视频 4-4　游离肾脏腹侧

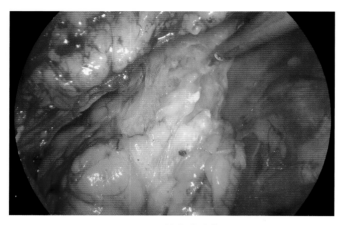

图 4-8　游离肾上极

视频 4-5　游离肾上极

12. 完全游离肾脏　检查肾蒂残端,尤其注意肾上腺区域有无渗血;最后取出标本。

【要点解析】

> 1. 根治性肾切除术 Robson 原则:①早期控制肾动脉和肾静脉,减少肿瘤血行播散;②整体切除肾周脂肪囊,减少肿瘤局部种植;③切除肿瘤淋巴引流区域的淋巴组织(现在不适用)。
>
> 2. 了解并正确处理肾脏血管变异是经腹膜后途径腹腔镜解剖性根治性肾切除术成功的关键。
>
> 3. Gerota 筋膜前层浅面被覆肾前融合筋膜、结肠融合筋膜、脏腹膜,Gerota 筋膜后层浅面被覆侧锥筋膜。
>
> 4. 腹腔镜解剖性根治性肾切除术应于 Gerota 筋膜外进行。

(宋　刚)

专家述评

　　根治性肾切除术是泌尿外科经典手术之一。自 20 世纪 60 年代 Robson 原则确立以来,一直按照 Gerota 筋膜外的范围进行。20 世纪 90 年代开始,根治性肾切除术进入腹腔镜时代。不过到目前为止,尚无对比腹腔镜与开放根治性肾切除术肿瘤控制效果的随机对照研究。腹腔镜途径较开放途径具有更低的手术并发症。对于 $T_1 \sim T_{2a}$ 的肿瘤,腹腔镜途径与开放途径的短期肿瘤控制效果相同。对于 $\geq T_2$ 期的肿瘤,腹腔镜途径较开放途径具有更低的估计出血量、更少的术后疼痛、更短的住院时间,术中、术后的并发症率相似。随机对照研究表明,经腹腔途径的腹腔镜根治性肾切除术和经腹膜后途径的腹腔镜肾切除术肿瘤控制效果相似。

　　肾脏周围的筋膜众多,筋膜层次的正确识别和进入是手术成功的关键。经腹膜后途径腹腔镜解剖性根治性肾切除术一开始就要从正确的筋膜层面进入。腹膜后间隙是后腹膜与腹壁肌肉组织之间的潜在间隙。Gerota 筋膜是肾脏最外层的筋膜,前层较薄,后层较厚,后层与腰方肌筋膜融合成为侧锥筋膜。前层与侧腹膜在结肠处融合，形成 Toldt 线。但并非所有患者的侧锥筋膜均能清晰显示。因此，腹腔镜解剖性根治性肾切除术的关键在于进入正确的层面（Gerota 筋膜浅面），而不是机械地寻找出所有解剖结构。

标准的开放经腹膜后途径根治性肾切除术不易在手术早期控制肾蒂，需要将肾脏基本游离完全后才能控制肾蒂。经腹膜后途径腹腔镜根治性肾切除术则在手术的初期即可顺利显露肾血管，进而进行控制。因此更为符合 Robson 原则。如遇较大的肾肿瘤甚至伴有癌栓的手术，经腹膜外途径不易游离，经腹途径又不易控制肾蒂。若先经腹膜外途径控制肾蒂，再经腹腔途径切除肾脏，将两种途径结合起来，不失为解决问题的方法之一。

随着微创外科的进一步发展，腹腔镜肾部分切除术在治疗肾肿瘤中的作用越来越重要。但腹腔镜根治性肾切除术依然是需要重视的基本术式之一。经腹膜后途径腹腔镜解剖性根治性肾切除术建立在对肾周解剖精准认知的基础上，此技术的深入开展反过来促进了对肾脏周围解剖的进一步认识。

（宋　刚）

参考文献

[1] ROBSON C J, CHURCHILL B M, ANDERSON W. The results of radical nephrectomy for renal cell carcinoma[J]. J Urol, 1969, 101: 297-301.

[2] CLAYMAN R V, KAVOUSSI L R, SOPER N J, et al. Laparoscopic nephrectomy: initial case report[J]. J Urol, 1991, 146: 278-82.

[3] 宋刚, 周利群, 姚鲲, 等. 肾脏 525 例腹腔镜手术肾血管变异分析[J]. 中华医学杂志, 2011(91), 683-685.

[4] 周利群, 宋刚, 姚鲲, 等. 后腹腔镜下解剖性肾切除术 405 例经验总结[J]. 中华泌尿外科杂志, 2010(31), 296-299.

[5] WALSH P C, Anatomic radical prostatectomy: evolution of the surgical technique[J]. J Urol, 1998, 160: 2418-2424.

第五章

经腹腔途径腹腔镜根治性肾切除术

临床问题

第一节 概 述

肾细胞癌（renal cell carcinoma，RCC）占所有癌症的 2%～3%，北美和欧洲等发达国家发病率最高，亚洲和非洲国家发病率最低。在过去的 20 年中，无论是在世界范围内还是在欧洲，RCC 的发生率均增加了约 2%。2012 年，欧盟约有 8.4 万例新的 RCC 病例和约 3.5 万例与肾癌相关的死亡[1]。来自美国的数据也显示发病率增加[2]。

手术切除肾脏（根治性肾切除术）或手术切除肿瘤（肾部分切除术）是 RCC 的唯一治愈性治疗方法。传统上，开放根治性肾切除术是通过较大的腰部切口进行。尽管行之有效，但开放性手术常伴有较多的并发症和漫长的恢复期。1991 年，Clayman 等[3]进行了第一例经腹腔腹腔镜根治性肾切除术（laparoscopic radical nephrectomy，LRN），引领了肾脏外科手术的革命。接受手术的是患有肾脏肿物的八旬老人，尽管该手术耗时超过 7h，但与常规开放手术相比，对术后恢复更有利。随后，作为开放手术的替代方法，这种微创方法逐渐被应用于肾脏疾病手术治疗的各个方面。腹腔镜肾切除术因患者术后并发症相对少和后期康复的益处而获得了越来越多的认可。与开放性肾脏手术相比，腹腔镜手术显示出肌肉体积变化减少、术后腹胀减少、感觉异常和麻木减少的优势。长期的肿瘤学研究表明，腹腔镜根治性肾切除术的结局与开放手术相似[4,5]。常规 LRN 可通过经腹腔或经腹膜后途径进行，欧美国家大多采用经腹腔入路，而我国医师多习惯于经腹膜后入路。

总体来讲，两种手术入路各有利弊。经腹腔操作对腹腔脏器干扰更多，因此术中损伤腹腔脏器如肠管、肝脏和脾脏等的风险更高，而且术后出现肠梗阻及腹腔脏器相关并发症的发生率更高。与经腹膜后入路相比，经腹腔入路在肾动脉寻找和处理上更为困难，尤其在患者肥胖或多支动脉时。但是，经腹腔入路手术时由于腹腔脏器的存在，解剖标志更为清晰，方向容易辨认；手术空间更大，器械间相互干扰小，特别是在肿瘤体积较大时操作更为方便。

最新进展

第二节　经腹腔腹腔镜根治性肾切除术的有效性和安全性

随着腹腔镜技术的改进，腹腔镜根治性肾切除术已逐渐成为治疗局限性和局部进展期肾癌的标准术式。近年来，不少研究机构已就经腹腔和经腹膜后两种手术方式的优劣做过研究报道。

奥地利 Nambirajan 医师等[6]首次以前瞻性随机对照方式评估了经腹腔和经腹膜后入路腹腔镜根治性肾切除术，分析手术并发症和外科医师技术难度相关的结局是否存在差异。共有 40 例 $cT_1 \sim T_2$ 期患者被随机分为两组：经腹腔腹腔镜根治性肾切除术（transperitoneal laparoscopic radical nephrectomy，TRN）和经腹膜后腹腔镜根治性肾切除术（retroperitolaparoscopic radical nephrectomy，RRN）。患者的人口统计学特征和肿瘤特征具有可比性。两位经验不同的外科医师在两个治疗组上完成了相同数量的手术。比较相关指标，并使用欧洲评分系统评估外科医师和助手的技术难度。结果显示，所有手术均在腹腔镜下完成，无中转开放。两种方法在套管针的数量和大小、切口的长度、标本重量、病理分期、手术时间、是否需要其他程序如肾上腺切除术和/或淋巴结取样、失血、需要输血、镇痛要求、住院时间以及并发症的发生率方面没有统计学上的显著差异。TRN 组的所有患者在术后第 1 天恢复饮食，但 RRN 组中只有 75% 的患者恢复了饮食，这证明了经腹腔入路更多地干扰肠功能的推断不一定是正确的。两组中外科医师或助手的技术难度评分没有显著差异，都可以完整切除肿瘤。作者认为这项比较 TRN 和 RRN 的前瞻性随机研究未发现这两种方法在手术并发症或外科技术难度方面的任何实际差异。

几乎同一时期，克利夫兰格里克曼泌尿外科研究所的 Desai 等[7]也报道了腹腔镜根治性肾切除术经腹腔和经腹膜后入路的前瞻性随机对照结果，1999 年 6 月—2001 年 6 月连续102 例肾肿瘤患者被随机分配至经腹腔入路（第 1 组，50 例患者）或经腹膜后入路（第 2 组，52 例患者）进行腹腔镜根治性肾切除术。排除标准包括体重指数（body mass index，BMI）大于 35 或同一部位有腹部大手术史。两组在年龄（63 岁 vs. 65 岁，$P=0.69$），BMI（$29kg/m^2$ vs. $28kg/m^2$，$P=0.89$），美国麻醉医师学会等级（2.7 vs. 2.8，$P=0.37$），左右侧分布（右侧，46% vs. 48%，$P=0.85$）和平均肿瘤大小（5.3cm vs. 5.0cm，$P=0.73$）方面匹配。结果：102 例手术均成功完成，无一例中转开放。与经腹腔入路相比，经腹膜后入路在肾动脉（91min vs. 34min，$P<0.000\ 1$）和肾静脉（98min vs. 45min，$P<0.000\ 1$）的安全结扎以及总手术（207min vs. 150min，$P=0.001$）的耗时上更短。然而，就估计失血量（180ml vs. 242ml，$P=0.13$）、住院时间（43h vs. 45h，$P=0.55$）、术中并发症（10% vs. 7.7%，$P=0.30$）、术后并发症（20% vs. 13.5%，$P=0.14$）和术后镇痛要求（27mg vs. 26mg MSO4 当量，$P=0.13$）而言，经腹腔和经腹膜后相

似。病理显示无一例出现阳性手术切缘。结论认为，腹腔镜根治性肾切除术可以通过经腹腔或经腹膜后入路有效地进行。经腹膜后入路虽然在控制肾门血管和总手术时间上更快，但在评估患者其他结局方面，两种方法无显著性差异。

尽管很多研究证明了这两种方法的安全性和有效性相当，但是在特定情况下，使用某种方法可能更有利。在作者看来，经腹膜后入路可能是在手术区域进行过多次经腹腔手术的患者以及病态肥胖患者的首选。在病态肥胖患者中，经腹膜后途径可通过腰部较少的脂肪提供相对较快的手术入路，从而减少经腹腔入路大量中心性脂肪所带来的技术难度。另一方面，经腹腔入路的方法对于先前在肾脏上进行过经腹膜后手术的患者以及患有大肿瘤的患者可能更有利，尤其是肾门淋巴结和肾静脉受累的患者。

最终，作者认为腹腔镜根治性肾切除术方法的选择应取决于术者的偏好和对各个腹腔镜外科医师的培训。这两种方法是互补的，而不是竞争的。如果腹腔镜外科医师能熟练运用这两种方法并且对于每个病例可以灵活运用，则可为患者带来最大获益。因此，作者认为高级别腹腔镜外科医师应对这两种方法都要做到充分实践。

Nadler 等[8]设计了 1 项前瞻性随机临床试验，比较 3 种常见的腹腔镜根治性肾切除术式，即手辅助、经腹腔和经腹膜后腹腔镜根治性肾切除手术。对 33 例小于或等于 7cm 的肾脏实性肿瘤患者前瞻性随机分组，分别接受 3 种肾切除手术，每组各 11 名患者。由 1 名外科医师完成所有手术。各组之间的年龄、美国麻醉医师学会分类、BMI 或肿瘤大小均无显著差异。使用手辅助方式的平均手术时间显著减少，而所有 3 组的估计失血量相似。经腹腔术式减小了切口范围、缩短了住院时间和恢复正常日常活动的时间。虽然不明显，但经腹腔组有减少镇痛药品使用的趋势。在手辅助组中，疝的形成概率增加。作者认为，就本研究而言，手辅助的手术时间明显比经腹腔或经腹膜后方式短，但是疝形成的风险最大。经腹腔入路与住院时间明显缩短和最早恢复正常活动有关。但该研究的局限性较为明显，首先，经腹腔组的手术标本在切碎后取出，这与该组患者切口范围明显缩小有关。另一个局限性是本研究中仅纳入了 7cm 或更小的肿瘤（临床 T_1 期），如估计失血量和切口大小等变量可能会受到大于 7cm 肿瘤的影响。更大的肿瘤与血管生成的增多、标本取出难度的增大以及邻近器官受累的风险增加有关。

来自韩国的 Ha 等[9]为探讨经腹膜后腹腔镜根治性肾切除术（RRN）与经腹腔腹腔镜根治性肾切除术（TRN）治疗肾透明细胞癌的疗效，以生存和疾病复发为重点，回顾性分析了 1997 年 1 月至 2007 年 12 月间在 23 家机构接受 TRN（472 例）或 RRN（108 例）治疗的 580 例患者的相关临床资料。纳入标准为透明细胞 RCC，分期为 $pT_1 \sim pT_2$，无淋巴结转移及远处转移。两组在年龄、性别、体重指数（BMI）、Fuhrman 分级、肿瘤大小和分期方面具有可比性。Kaplan-Meier 曲线和对数秩检验表明 TRN 和 RRN 组在 5 年总生存率（92.6% vs. 94.5%；$P=0.669$）和无复发生存率（92.0% vs. 96.2%；$P=0.244$）方面无显著差异。在 Cox 回归模型中，两种手术方式之间年龄、性别、ECOG 评分、BMI、核分级和 T 分期的调整变量没有显著差异。本研究是迄今为止比较经腹腔和经腹膜后腹腔镜根治性肾切除术样本量最大的肿瘤学研究。相关数据提供了客观证据，表明这两种方法的肿瘤学结局相似。

我国学者 Fan 等[10]用 Meta 分析评估了腹腔镜根治性肾切除术经腹腔和经腹膜后入路的有效性和安全性。共纳入 12 项研究评估 TRN 与 RRN。结果显示 RRN 可缩短肾动脉控制时间（加权平均差异 68.65min；$P<0.001$）和肾静脉控制时间（加权平均差异 53.52min；

$P<0.001$), 总并发症发生率 (优势比 2.12; $P=0.003$) 和术中并发症发生率 (优势比 2.17; $P=0.03$) 更低。两种方法在其他结局方面 (术后并发症发生率、中转开放率、失血量、输血率、术后住院时间、首次恢复进食的时间、镇痛需求、肿瘤学变量如总复发率、局部复发率、远处复发率、总生存率和无复发生存率) 没有明显差异。结论认为, 在经过适当选择的患者中, 与经腹腔入路相比, 腹膜后入路可能更快, 并且同样安全。但研究存在一些局限性。首先, 除了 3 个小型 RCT, 所有纳入的研究均为观察性研究, 且研究使用了不同的方案, 并且术者的经验不同。仅 1 项研究进行了足够的随机序列生成, 并且没有分配隐藏和盲法可能影响了术后变量的测量。其次, 本分析中所有连续变量在研究之间的异质性很明显。在定义、纳入标准、排除标准、操作技术和结果测量方面存在很大差异。无法在组间针对年龄、BMI、肿瘤分期和先前腹部病史进行匹配。所有这些因素可能导致研究之间的高度异质性。对合并的数据使用 RE 模型可以最大程度地减少异质性的影响, 但不会消除。通过敏感性分析, 大多数结果的异质性程度均下降, 但这种差异并不显著。第三, 一些数据报告为中位数, 这可能是因为这些变量不是正态分布的。作者从数据范围或 P 值计算了平均值, 故应考虑合并效应的偏差。最后, 一些研究没有报告失访患者的比例, 这可能会影响结论的可靠性。因此, 作者在文中说明, 尽管采用了严格的方法, 但由于所纳入研究的固有局限性, 应当谨慎解读汇总结果得出的结论。

　　该 Meta 分析得出 TRN 的总并发症发生率和术中并发症发生率更高。然而, Meta 分析纳入的大多数研究并未报告手术相关并发症的具体事件, 这可能导致偏倚。根据可获得的有限数据显示, 内脏器官损伤和肾血管损伤占 TRN 术中并发症的大部分。这些发现不能支持 RRN 比 TRN 更安全的说法, 因为在大多数研究中, 选择手术方式是由术者决定的, 而在复杂病例中更常使用 TRN。这可能是造成偏倚的原因, 这也从侧面反映了 RCT 研究的重要性。在已经报道的 3 项 RCT 研究中, 对评估 LRN 的 RCT 进行的分析没有发现 TRN 手术相关并发症的发生率要明显高于 RRN。尽管仅对 RCT 进行 Meta 分析是理想的, 但由于 RCT 数量太少, 无法使我们得出任何明确的结论。

　　有学者认为经腹腔入路操作空间大, 解剖标志清晰, 套管针穿刺位点选择范围大, 器械的操作范围大, 可获得较充分的术野暴露; 此外, 还可以方便地增加套管针, 让助手协助对抗牵引改善显露, 尤其对体积较大的肿瘤以及肾门解剖结构复杂的困难手术具有明显优势。意大利医师 Luciani 等[11]评估了 TRN 治疗 7cm 以上 RCC 的安全性, 包括并发症和中转开放率等, 并评估肿瘤学结局。肿瘤中位大小为 8.5cm, 手术时间为 180min, 失血量为 280ml。42 名患者 (19%) 接受了输血。6 名 (2.7%) 患者出现Ⅲ~Ⅳ级并发症: 2 例术后出血需要腹部探查, 分别各有 1 例出现肾上腺损伤、脾脏损伤、切口转移和呼吸功能不全。12 名患者 (5.4%) 中转为开放手术。中转开放的患者肿瘤直径为 11.9cm, 未中转患者肿瘤直径为 8.5cm ($P=0.001$)。多变量分析显示病理分期是中转开放的唯一独立预测因子 ($P=0.002$)。5 年总生存率、肿瘤特异性生存率和无进展生存率分别为 74%、78% 和 66%。5 年分期调整的肿瘤特异性生存率在 pT_2 患者中为 89%, 在 pT_3 患者中为 40% ($P<0.000\ 1$)。该研究的局限性是其回顾性和相对较短的随访期。结论认为 TRN 对大体积 RCC 是一种安全的术式; 与 pT_2 期相比, pT_3 期是中转开放手术的危险因素, 且肿瘤特异性生存率明显降低。

　　综上, 这两种术式中哪一种较另一种有明显优势, 迄今为止尚无定论, 每种方法都有其自身的优点和局限性。因此, 我们认为应该对两种手术入路都要尽可能做到熟悉和掌握,根据患者因素、病理和临床具体情况以及外科医师对每种方法的熟悉程度选择相对合适的手术入路。

实例演示 ➡

第三节　经腹腔腹腔镜根治性肾切除术实例演示

【适应证】

1. 与开放手术相似，临床分期Ⅰ、Ⅱ期的 RCC 患者　肿瘤局限于肾包膜内，无周围组织侵犯，无区域淋巴转移及无远处转移的局限性肾癌患者，但应除外其中可行肾部分切除术的 RCC[12]。

2. 不适合肾部分切除术的 RCC 患者　剩余肾实质的体积不足以维持适当的器官功能；肾静脉瘤栓形成[13]。

3. 技术经验允许的情况下，部分临床分期为Ⅲ期的 RCC 患者[12]。

【禁忌证】

1. 相对禁忌证：肿瘤突破肾周筋膜，或有过腹部复杂手术史（预估累及手术侧）、严重肾周感染史等。尽管肿瘤大小与手术难度有关，但已不再视为绝对受限条件，部分 T_3 期肿瘤虽有成功切除的报道，但术者应慎重选择[12]。

2. 有腹腔镜手术禁忌如不能耐受 CO_2 气腹等。

3. 患有显著增加腹腔镜手术危险性的疾病，如严重的心脑血管疾病、肺功能障碍等。

4. 有严重出血倾向或患血液凝固性疾病。

【所需器材清单】

1. 腹腔镜套管针　腹腔镜套管针分一次性和反复使用型，型号有 5mm、10mm、12mm 和 15mm。闭孔器尖可以是刀刃型或钝型，刀刃型套管针（反复使用型）有安全鞘。大型（10mm、12mm、15mm）套管针远端具备操作阀和减速器系统，各种器械通过套管针时不会漏气。采用钝头型套管针时腹壁血管和腹腔内脏器损伤发生率低。肥胖患者腹腔镜手术时采用长套管针为宜。

2. 抓钳器械　腹腔镜抓钳有很多种，包括一次性或多次性、损伤或无损伤型、有齿或无齿型等各种大小器械（5～12mm）。无损伤型抓钳锯齿状尖不会损伤脏器组织；损伤型抓钳的咬齿状尖对筋膜或非重要组织结构具有牢固抓力。通常，多次性抓钳已模块化，不同齿尖可选择不同手柄。

3. 超声刀　工作原理是利用超声波发生器使金属叶片产生 55kHz 的机械振动，机械振动导致组织产生的改变不同于电能的作用。超声刀可减少组织烧焦，减少横向能量散布以及减少烟雾的形成，手术视野干扰较小。超声刀的工作温度在 50～100℃，损伤深度在 0.3mm，侧向热损伤为 1～2mm，均远低于电刀，且在工作时无电流通过机体，可在植入心脏起搏器的患者中使用。

4. 腔镜用双极电凝　有源电极和回流电极集成在能量传递器械中，目标组织被夹在两者之间以完成电路。电流从手术部位通过器械返回，而不是流向患者的接地垫。电路的局部性质使双极能量更加精确，并且不太可能对相邻组织造成附带损伤。与单极能量设备相比，腔镜用双极电凝设备通常更安全、止血效果更好。

5. 带锁结扎夹（Hem-o-lok 夹）与施夹器、腔镜用直线切割吻合器　Hem-o-lok 夹分中大号（ML）、大号（L）和加大号（XL）三种型号，由不可吸收的多聚合物材料制成，具血管界面防滑设计，防止滑动，远端带有锁扣样结构，夹闭牢靠，不易脱落；组织相容性好，可透射线，无影像学干扰。通过施夹器对血管及其他管道系统进行结扎。使用时需要将血管游离充分，带锁的部分跨过血管才能保证安全夹闭。腔镜用直线切割吻合器通常用于大血管如肾动静脉结扎和组织快速分离。常见吻合器有 Endo-GIA 和 Endocutter。Endo-GIA 具有 6 排交叉排列的 U 型钉，通过其中 3~4 排钉进行切割。新一代腔镜吻合器呈关节和网状，切割血管和软组织时角度更大，并配有各种长度（30mm、45mm、60mm）、高度（2mm、2.5mm、3mm）卡匣。要根据组织类型和厚度选择正确的腔镜吻合器。

6. 吸引/冲洗系统　现有各种类型腹腔镜吸引/冲洗系统，5mm 或 10mm 金属或塑料管与负压吸引器连接，通过三通阀或弹簧控制喇叭型阀，调控吸引或冲洗。冲洗时可加压以便冲开血凝块，使视野清晰。冲洗液通常采用生理盐水。

【团队要求】

1. 手术室应该足够大，以容纳患者、外科医师、护士和麻醉医师及所要求的各种技术设备。通常，照明系统固定于天花板，充气电凝器械置于落地塔上，腹腔镜手术前所有设备应功能齐备。同时，必须准备单独的开放性手术器械托盘，以备腹腔镜中转开放手术之需。

2. 正确的手术设备和人员配置对于手术顺利完成至关重要。监视器、气腹机、光源可固定于天花板，监视器（最好 2 个）应该对角放置，与手术医师和助手视角同一水平，充气机和光源也应该在医师视野范围内。这样，外科医师可以快速评估任何设备问题（例如，气腹压丢失）以便迅速解决。术者和第一助手（负责摄像头）通常正对手术部位，第二助手（如有需要）位于手术台对侧，腹腔镜图像应当直接在外科医师的视线中，要有合适的距离和畅通无阻的视野。充气机、吸引/冲洗器和电凝设备线正确放置在手术袋内、相互不干搅，不影响腹腔镜手术操作，使各器械自由运作。所选用技术性器械（如超声刀、抓钳）亦必须有序放置在无菌手术袋内，其他技术性器械（如双极电凝等）可根据医师需求和手术空间大小，使用时推到手术台旁。由于腹腔镜手术依赖于许多系绳器械（吸引器管，超声刀），因此系好绳索可以最大限度地减少仪器的缠结。绳索的安排没有严格的模式，但应考虑几个基本要素。首先，为了尽量减少缠结，外科医师应该为每种器械保持足够长度的绳索，不宜过长。术者应该与手术团队协调，并且可能需要重新组织设备的位置，以确保现场的每个仪器具有足够的绳索长度。

3. 在任何腹腔镜手术期间，外科医师必须保持在舒适的操作位置以将肌肉疲劳降至最低并优化手术性能。首先要考虑的是手术台高度。大多数手术台不能充分降低到主刀医师最舒适的操作位置。手术时手术台过高会很快使手臂和肩膀肌肉疲劳，影响医师工作质量，并可能导致外科医师受伤。为了优化手术台位置，充分应用脚凳以达到最佳操作高度。适当的手术台高度使外科医师的手臂和肘部保持在身体侧面，这使得手术更舒适。对于体内缝合尤其如此，因为体内缝合需要最大范围的运动。由于腹腔镜套管的位置通常比操作套管更位于内侧,因此须将腹腔镜倾斜以观察手术区域。在这个位置,扶镜助手必须保持腹腔镜和摄像头位于低位。因此,允许扶镜助手处于坐位不仅可以优化舒适性,也更有利于手术进行。脚踏板放置在外科医师的优势脚附近,需特别注意防止误踩。

【操作步骤】

1. 摆放体位 通常需要根据主刀医师的偏好摆体位,一般在70°~90°健侧卧位。折刀位手术床腰桥位于平脐位置,应避免过度弯曲手术床(这点与经腹膜后腹腔镜体位要求有所差异),尤其是在较瘦的患者中,因为这可能会限制腹壁的扩张,从而限制了手术的操作空间。只有在麻醉医师固定气管插管后才能移动患者,否则有意外脱管的风险。患者的腹侧面应该靠近手术床边缘,以允许术者及助手在进入手术区域的最侧面时可以下压器械。下腿在膝盖和髋部弯曲,上腿保持伸展。用枕头支撑上腿,使大腿上部尽量与地面平行,髋部不会内收。仔细填充所有压力点,对于最大限度地降低压力引起的神经肌肉损伤风险至关重要。

2. 建立气腹,置入套管针 利用 Hasson 法或 Veress 气腹针建立气腹,气腹压力保持在12~15mmHg。穿刺点的选择左右侧不同。右侧(图 5-1):常规需要放置 4 个套管针,第 1 个穿刺点在腹直肌旁平脐或脐上缘,置入 10mm 套管针,腹腔镜经该通道进入腹腔;第 2 个穿刺点通常在锁骨中线肋缘下 2cm,置入 12mm 套管针,右手器械经此通道进入腹腔,如超声刀、Hem-o-lok 夹施夹钳等;第 3 个穿刺点选腋前线平脐水平或髂嵴内上方 4~5cm,置入 5mm 套管针,左手器械经此通道进入,如弯钳或吸引器等;第 4 个穿刺点在剑突下(右手套管针的内上方)置入 5mm 套管针,放入持针器或带锁抓钳用以挑起肝脏。术者根据患者体型特点及病变的大小、位置,可适当调整穿刺点的位置,肥胖者则需要将穿刺点整体上移。左侧(图 5-2):前 3 个穿刺点位置同右侧手术,不同之处在于左右手换位:第 2 个穿刺点放置 5mm 套管针供术者左手器械进入;第 3 个穿刺点置入 12mm 套管针供术者右手器械进入,方便 Hem-o-lok 夹施夹钳夹闭血管等。如有必要,在第 3 个穿刺点的外上方或者第 1 穿刺点下方增加辅助套管针(通常 5mm)。

3. 打开结肠反折,游离升结肠和肝脏(右侧)/降结肠和脾脏(左侧) 进入腹腔后,首

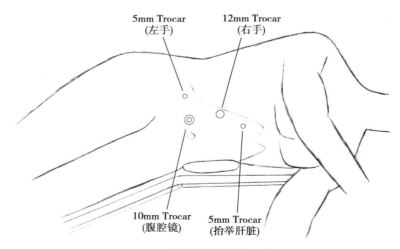

图 5-1 右侧套管针分布示意图

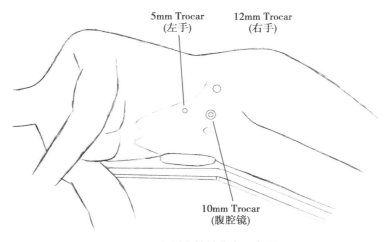

5mm Trocar
(左手)

12mm Trocar
(右手)

10mm Trocar
(腹腔镜)

图 5-2　左侧套管针分布示意图

先观察腹腔有无粘连,如肠管或系膜与壁腹膜粘连影响手术时,需用超声刀松解粘连,注意超声刀刀头尽量贴近腹壁以免损伤肠管。

右侧手术时,于升结肠外侧打开侧腹膜(图 5-3),侧腹膜切口应在内侧且平行于下腔静脉和十二指肠的外侧边界。向下延伸至髂窝水平,尽量完全游离升结肠(在下方应注意不要损伤阑尾)。将结肠推开远离肾下极,向上至结肠肝曲。在切开腹膜时,必须注意避免热损伤结肠、十二指肠和胆囊。切断肝结肠韧带和肝肾韧带,必要时离断部分肝三角韧带和部分冠状韧带,用持针器或带锁抓钳将肝脏抬起(图 5-4);在结肠融合筋膜和肾周筋膜前层之间的少血管间隙平面钝锐性游离,使结肠移向腹部中线,将十二指肠向内侧游离(图 5-5)。通过这些解剖,可充分显露右肾和下腔静脉。

左侧手术时,沿 Toldt 线和降结肠肠管外侧缘之间切开后腹膜,上至脾脏外上缘(图 5-6),下方至髂窝水平。上方游离有两种方式,一种是离断脾肾韧带和脾结肠韧带,使结肠脾曲坠向内侧,显露肾门。另一种方式是在外侧游离脾膈韧带,将脾脏连同结肠脾曲一同坠向

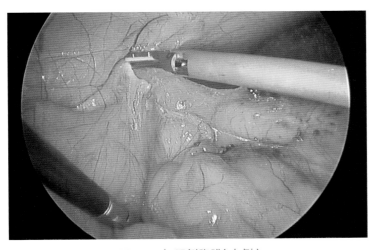

图 5-3　打开侧腹膜(右侧)

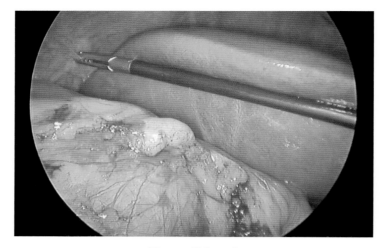

图 5-4　挑起肝脏

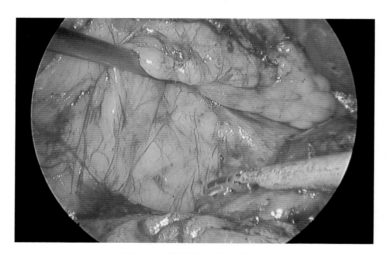

图 5-5　游离推开十二指肠

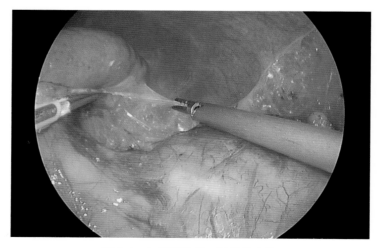

图 5-6　打开侧腹膜至脾脏外上缘

内侧,显露肾门。游离结肠时应警惕后方的胰尾,游离脾脏时应注意外侧膈肌。在结肠融合筋膜和肾周筋膜前层之间的少血管间隙平面钝锐性相结合进行分离,将结肠推向内侧[12,14]。仔细操作,一般应避免在结肠系膜上打孔(与腹膜后脂肪或 Gerota 脂肪相比,肠系膜脂肪具有更亮的黄色,从而可以识别正确的解剖平面)。使降结肠、胰腺和脾脏依靠重力作用移向内侧,显露左肾(图 5-7,视频 5-1)。

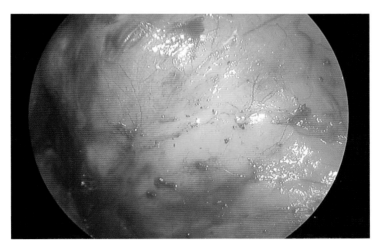

图 5-7　显露左肾

4. 肾门下方开窗,找到腰大肌平面　右侧手术时,在肾门下方、下腔静脉外缘、生殖静脉外侧向深处分离,即可找到腰大肌平面,沿这个平面的疏松无血管层面进一步扩展(图 5-8);左侧手术时,从生殖静脉内侧向深处分离,即可找到腰大肌平面,同样可沿腰大肌平面向周围扩展[12,14](图 5-9,视频 5-1)。可选择向下游离,找到输尿管,输尿管在肾下极水平通常位于生殖静脉外侧。输尿管的蠕动可以帮助区分输尿管和邻近的血管结构。找到输尿管后将其抬高,并向近端靠近肾脏的下极游离。此时不切断输尿管,可以用它来帮助抬高肾脏。

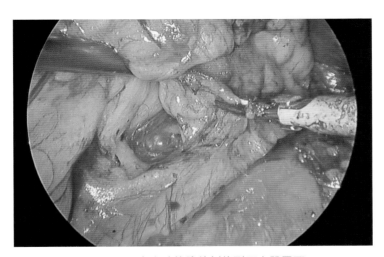

图 5-8　于右生殖静脉外侧找到腰大肌平面

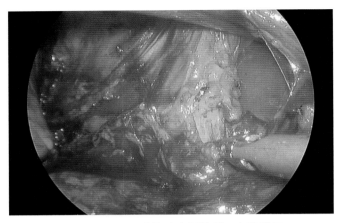

图 5-9　于左生殖静脉内侧找到腰大肌平面

视频 5-1　打开结肠反折,找到腰大肌

向前游离输尿管和肾脏下极后方的组织,以进一步暴露腰肌的前表面。应注意保持在腰大肌筋膜上方,以尽量减少术后大腿麻木。

　　5. 游离肾门　安全解剖肾门需要通过重力或其他牵引力使肠管向内侧牵开,以及使肾脏向前外侧牵开,将肾从肾窝中移出。用左手分离钳将肾脏向前和向外抬高,保持肾门处一定的张力(图 5-10),使内侧淋巴管和血管等组织处于伸展状态,是腹腔镜肾脏手术的关键步骤,有助于识别和安全解剖肾门血管[12,15]。如果手术区域暴露欠佳,则可以通过增加一个套管针放置牵开器,由助手帮助牵开结肠、胰腺或脾脏防止向内回缩。右侧手术时,沿下腔静脉向肾门处游离可以很快找到右肾静脉(图 5-11),用超声刀闭合切断肾门处的淋巴管(视频 5-2)。左侧手术时,沿生殖静脉往上游离,可直接找到左肾静脉,生殖静脉汇入左肾静脉,尽量在生殖静脉内侧游离以便能够处理肾动脉主干,在左肾静脉后方解剖左肾动脉,需注意腰静脉和附属静脉,此处应谨慎游离,腰静脉和附属静脉的分支可以根据需要进行分离和结扎(图 5-12)。

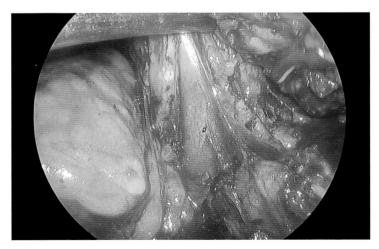

图 5-10　左手器械将肾脏向前和向外抬高,保持肾门处于张力状态

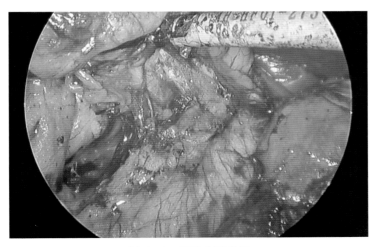

图 5-11 显露右肾静脉

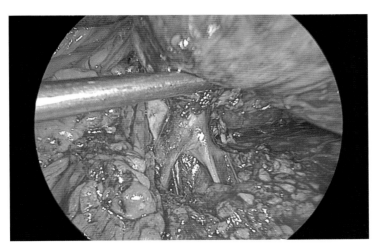

图 5-12 显露左肾静脉及腰静脉

6. 处理肾门血管 应当根据术前影像学检查，以判断肾动脉的位置和数量。肾动脉通常位于肾静脉后方，但是与腹膜后腹腔镜处理肾动脉不同的是，经腹腔腹腔镜手术前需要更为仔细判断动脉与静脉的上下关系。通常肾动脉位于静脉水平偏下时较好处理，而当肾动脉位于肾静脉后方偏上时往往较难游离（肾动脉不好游离时，可以选择先游离肾脏再处理血管）。右侧肾动脉由于从主动脉发出后经过下腔静脉后方，因此更容易早期出现分支，一些特殊情况下，可以考虑在下腔静脉和主动脉之间游离结扎右肾动脉。左侧肾动脉处理时通常先要将第二腰静脉结扎（此时应警惕一些患者有从上方汇入的半奇静脉）。处理动脉时可用冲洗吸气器进行轻柔的钝性分离，结合超声刀分束游离切断动脉表面的淋巴管，打开动脉外鞘，将右肾动脉完全游离（图 5-13）。用 Hem-o-lok 夹夹闭右肾动脉（近心端至少 2 个、远心端 1 个），建议第一个 Hem-o-lok 夹首先施夹在血管近心端。距离近端保留侧 Hem-o-lok 夹 2mm 以上剪断肾动脉，防止 Hem-o-lok 夹滑脱（图 5-14，视频 5-2），或使用腔镜切割吻合器（Endo-GIA）离断血管。再将右肾静脉游离后结扎切断（图 5-15）。同法处理

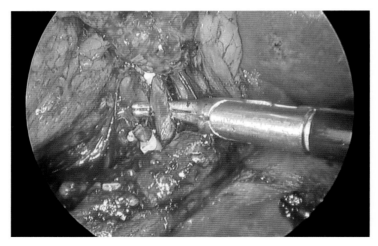

图 5-13　游离右肾动脉

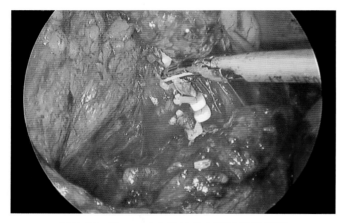

图 5-14　Hem-o-lok 夹结扎右肾动脉后切断

视频 5-2　游离右肾肾门，结扎肾动静脉

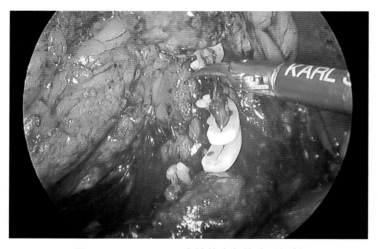

图 5-15　Hem-o-lok 夹结扎右肾静脉后切断

左侧肾门血管。少数变异动脉不从肾门发出，从肾上极或下极进入肾脏，在解剖分离时应特别留意，完全游离后同法处理。异位肾动脉中以右肾下极异位动脉最为常见，此类异位肾动脉往往从主动脉发出。跨过下腔静脉前方，不经过肾门直接进入肾下极。术中如果夹闭切断肾动脉后游离肾静脉时，肾静脉仍然充盈饱满，提示往往还有副肾动脉，此时不要急于处理肾静脉，继续向上下游离肾内侧面，寻找可能存在的副肾动脉[12,15]。

7. 处理肾上极（根据肿瘤情况决定是否同时切除肾上腺）　肾门血管安全处理后，继续向后向上游离肾上极及肾上腺内侧，通过在肾门上方前部切开 Gerota 筋膜来完成。右侧沿下腔静脉向上游离，左侧沿腹主动脉外侧向上游离。在肾上腺外侧缘游离肾上极，在肾上极周围将肾周脂肪轻轻剥离，肾周围脂肪组织中有肾上腺滋养血管，可用超声刀慢档离断，或双极电凝后剪断或用 Hem-o-lok 夹夹闭后剪断，注意避免膈肌损伤，保留肾上腺（图 5-16，视频 5-3）。如有临床证据（影像学或术中发现）显示肿瘤已侵犯同侧肾上腺，应同时切除肾上腺。

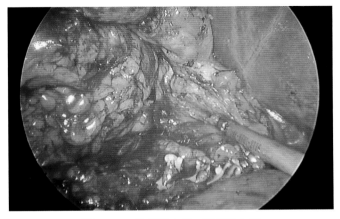

图 5-16　处理肾上极，保留肾上腺

视频 5-3　处理肾上极，保留肾上腺

8. 结扎切断输尿管　在肾下极找到输尿管，用 Hem-o-lok 夹夹闭输尿管后切断（图 5-17，视频 5-4）。此处应注意生殖血管，如有必要，于此处将生殖血管结扎。

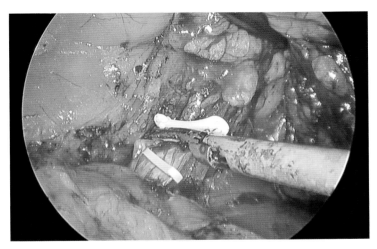

图 5-17　Hem-o-lok 夹结扎右侧输尿管后切断

9. 游离肾下极和肾脏背侧　抬起肾下极或将肾脏拨向内侧,在肾周筋膜外钝性与锐性相结合游离肾脏背侧(图 5-18,视频 5-4),一直到肝下 / 脾下,完整切除肾脏。

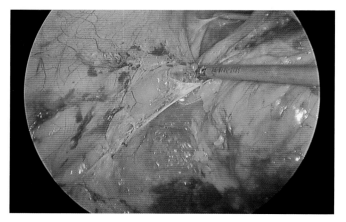

图 5-18　游离肾脏背侧

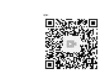

视频 5-4　切断右输尿管,游离肾下极和肾背侧

10. 检查创面,取出肾脏　降低气腹压力,仔细检查创面(肾门、肾上腺、生殖静脉),必要时止血。将肾脏置于标本袋内,留置引流管。根据肾脏大小,纵向延长观察孔的套管针切口,将肾脏标本完整取出。缝合各切口。

【要点解析】

1. 术前仔细阅片,判断肾动脉和肾静脉的数量,以及肾动脉和肾静脉的位置关系,特别是上下关系。

2. 游离肾脏血管过程中应避免过于贴近肾脏而导致把肾动脉分支当作主干处理。

3. 使用 Hem-o-lok 夹夹闭血管时应注意垂直血管施夹,施夹前要看到锁扣结构横跨过血管,且 Hem-o-lok 夹锁扣结构间不能含有组织。

4. 注意手术全程应在肾周筋膜外游离,牢记无瘤原则。

（刘明　王萱）

专家述评

腹腔镜根治性肾切除术选择经腹腔还是经腹膜后入路一直是国内外学者关注的问题。经腹腔入路操作空间大,器械间相互干扰小,术者体位相对更舒适,并且经腹腔入路解剖标志更为清晰,方向容易辨认,肾静脉较易显露;缺点是肾动脉寻找和处理较为困难,尤其患者肥胖或有多支动脉。此外,需要游离的肠管与组织也更多。经腹膜后入路最大的优势在于显露和处理肾动脉较容易;缺点是若肿瘤较大且位于腹侧时游离较为困难。因此,每种方法都有其自身的优点和局限性,目前尚无可靠证据表明何种入路更具明显优势,究竟采用哪种术式应主要根据术者的经验和熟练程度、患者因素以及临床具体情况等多方面综合考虑后进行选择，我们认为泌尿外科医师对这两种手术入路都应该尽可能做到熟悉和掌握。近 10 余年来，随着机器人辅助腹腔镜手术系统的广泛应用，微创外科手术迎来了革新。机器人辅助腹腔镜手术较传统腹腔镜手术的学习曲线更短，并且由于机器人辅助腹腔镜手术系统具有高清晰度的三维放大手术视野、活动自如的机械手臂和直观的器械运动模式，其视野更为清晰，操作更为灵活、精确和稳定，故对功能保护、淋巴结清扫和血管神经分离等方面优势更明显。使用机器人辅助腹腔镜行复杂性肾肿瘤切除术可能较传统腹腔镜手术更有优势。机器人辅助腹腔镜行上尿路手术也可经腹腔或经腹膜后入路进行，建议开展初期首选经腹腔入路，空间大，手术直观清晰易于上手，安全性和成功率更有保证。笔者认为，机器人辅助腹腔镜手术治疗肾癌可以达到传统腹腔镜相同的治疗效果并且在肾脏重建操作中更有优势。随着科技的进步发展，机器人辅助腹腔镜根治性肾切除术联合下腔静脉癌栓取出术以及机器人辅助腹腔镜肾部分切除术将分别成为晚期肾癌、肾癌保留肾单位手术的重点发展方向。

（刘　明）

参考文献

［1］FERLAY J, STELIAROVA-FOUCHER E, LORTET-TIEULENT J, et al. Cancer incidence and mortality patterns in Europe: estimates for 40 countries in 2012［J］. Eur J Cancer, 2013, 49(6): 1374-1403.

［2］KING SC, POLLACK LA, LI J, et al. Continued increase in incidence of renal cell carcinoma, especially in young patients and high grade disease: United States 2001 to 2010［J］. J Urol, 2014, 191(6): 1665-1670.

［3］CLAYMAN RV, KAVOUSSI LR, SOPER NJ, et al. Laparoscopic nephrectomy: initial case report［J］. J Urol, 1991, 146(2): 278-282.

［4］LUO JH, ZHOU FJ, XIE D, et al. Analysis of long-term survival in patients with localized renal cell carcinoma: laparoscopic versus open radical nephrectomy［J］. World J Urol, 2010, 28: 289-293.

［5］PERMPONGKOSOL S, CHAN DY, LINK RE, et al. Long-term survival analysis after laparoscopic radical nephrectomy［J］. J Urol, 2005, 174: 1222-1225.

［6］NAMBIRAJAN T, JESCHKE S, AL-ZAHRANI H, et al. Prospective, randomized controlled study: transperitoneal laparoscopic versus retroperitoneoscopic radical nephrectomy［J］. Urology, 2004, 64(5): 919-924.

［7］DESAI MM, STRZEMPKOWSKI B, MATIN SF, et al. Prospective randomized comparison of transperitoneal versus retroperitoneal laparoscopic radical nephrectomy［J］. J Urol, 2005, 173(1): 38-41.

［8］NADLER RB, LOEB S, CLEMENS JQ, et al. A prospective study of laparoscopic radical nephrectomy for T1 tumors-is transperitoneal, retroperitoneal or hand assisted the best approach?　［J］. J Urol, 2006, 175(4): 1230-1233.

［9］HA US, HWANG TK, KIM YJ, et al. Comparison of oncological outcomes of transperitoneal and retroperitoneal laparoscopic radical nephrectomy for the management of clear-cell renal cell carcinoma: a multi-institutional study［J］. BJU Int, 2011, 107(9): 1467-1472.

［10］FAN X, XU K, LIN T, et al. Comparison of transperitoneal and retroperitoneal laparoscopic nephrectomy for renal cell carcinoma: a systematic review and meta-analysis［J］. BJU Int, 2013, 111(4): 611-621.

［11］LUCIANI LG, PORPIGLIA F, CAI T, et al. Operative safety and oncologic outcome of laparoscopic radical nephrectomy for renal cell carcinoma >7cm: a multicenter study of 222 patients［J］. Urology, 2013, 81(6): 1239-1244.

［12］张旭, 李宏召, 马鑫, 等. 泌尿外科腹腔镜与机器人手术学［M］. 2 版. 北京: 人民卫生出版社, 2015.

［13］LJUNGBERG B，BENSALAH K，CANFIELD S，et al. EAU guidelines on renal cell carcinoma：2014 update［J］. Eur Urol，2015，67（5）：913-924.

［14］JANETSCHEK G，JESCHKE K，PESCHEL R，et al. Laparoscopic surgery for stage T1 renal cell carcinoma：radical nephrectomy and wedge resection［J］. Eur Urol，2000，38（2）：131-138.

［15］李学松. 经腹腹腔镜肾癌根治术的肾蒂处理经验：手术技巧及出血性并发症的腔镜下处理（附视频）［J］. 现代泌尿外科杂志，2013（1）：6-8.

第六章

全息影像引导腹腔镜保留肾单位手术

肾细胞癌(renal cell carcinoma, RCC)约占成人恶性肿瘤的 3%,各国或各地区的发病率不同,其中发病率最高的是西方国家。在 2018 年全球癌症统计中,肾癌的发病率大约增加了 2.2%,导致大约有 403 262 例新增的肾癌病例,全球范围内大约有 228 164 例与肾癌相关的疾病死亡案例[1]。在我国,肾癌的发病率位居泌尿系统肿瘤的第 2 位,其发病率与死亡率也是呈上升趋势。近年来,随着现代微创技术的日益发展,医学设备的不断革新,在肾细胞癌的外科治疗上也发生着巨大变化,传统的开放性手术已逐渐被腹腔镜或机器人辅助腹腔镜保留肾单位手术(robot-assisted laparoscopic partial nephrectomy, RALPN)所取代。

临床问题

第一节　腹腔镜保留肾单位手术拟解决关键问题

肾细胞癌(renal cell carcinoma, RCC)即肾腺癌,简称肾癌,约占肾脏恶性肿瘤的 85%,在所有成人恶性肿瘤中约占 2%[1]。目前,肾细胞癌公认的最主要的治疗方法是根治性肾切除术,保留肾单位的肾部分切除术由于其具有理想的肿瘤控制效果,同时能够减少慢性肾病的发生率及进展风险,在近年的临床研究中已作为重要的手术方式得到认可。相比开放保肾手术,肾部分切除术(含传统腹腔镜和机器人辅助腹腔镜)在保证肿瘤控制的基础上可减少手术对患者的创伤、缩短术后恢复时间等,这些优势成为持续推动肾部分切除术开展的重要原因[2]。2019 年欧洲泌尿外科学会指南已将其推荐为治疗 $T_{1a} \sim T_{1b}$ 期肾肿瘤首选治疗方案,而不再是根治性肾切除术,尤其是 T_{1a} 期的肾肿瘤肾部分切除术已被推荐为金标准。但由于肾脏为血供丰富的器官,行肾部分切除术时,为了减少出血需暂时夹闭肾动脉,阻断时间过长会出现肾脏缺血再灌注损伤的问题,导致患者术后肾功能急剧下降,并且有的肿瘤由于其解剖位置特殊,如完全内生性肿瘤、肾门处肿瘤等,这类肿瘤将可能出现术中定位不精确,存在寻找困难而导致术后病理切缘阳性,或因损伤肾蒂血管导致出血严重、损伤集合系统导致术后漏尿等一系列并发症,故行肾部分切除术的难度较大,围手术期并发症的风险较高。术前充分了解肾脏的血管解剖结构对后腹腔镜肾部分切除术成功率的提高具有重要意义。目前对于肾部分切除术,有如下关键问题:①完整切除肿瘤;②最大限度保护正常肾组织;③降低热缺血时间(<25min)[2]。许多学者的研究表明,对患者术前肿瘤的情况进行评判,运用影像介导的腹腔镜肾部分切除术有助于以上问题的解决。将全息影像技术应用于保留肾单位手术中,有提高手术技巧,缩短学习曲线,降低手术难度,减少并发症等优势。

最新进展

第二节　影像介导的腹腔镜肾部分切除手术的应用进展

一、全息影像技术进展

全息影像技术是通过利用波的干涉和衍射原理,例如超声波、电子波、X射线等,对真实物体进行记录后处理为全息图像,再通过三维成像技术将传统的二维图像制作成高清晰度(high definition)、超强色域、立体感强的三维医学影像;或者通过3D全息投影实现真实事物的虚拟化立体再现[3]。目前,全息影像技术在治疗肾肿瘤保留肾单位手术中的应用主要包括:

1. 三维可视化肾脏模型构建　首先获取初步诊断为肾肿瘤患者的CT或MRI的肾皮质期、肾实质期和肾分泌期的薄层图像(CT/MRI设备要求进行≤1mm的薄层扫描),以DICOM格式数据导出,由至少2名有经验的泌尿外科医师、影像科医师通过全息影像技术进行三维立体化模型构建。模型主要包括3个重要解剖图像:半透明的肾脏、颜色渲染的肾肿瘤和肾内外动脉[4]。模型可以使用相关软件读取并作调节,如任意角度旋转、缩小、放大、测量计算以及对组织进行选择性透明虚化,帮助手术医师术前全方位观察肾脏、肿瘤、血管以及周围组织器官的空间立体结构,而且通过三维立体可视化模型的直观效应,医师术前谈话时能够更直观、高效地向患者解释病情,有助于提高医患沟通的效率。

2. 虚拟现实手术模拟　通过相应软件读取已制作的三维可视化模型,术者可以通过全息影像的虚拟立体模型进行模拟手术过程。在这个模拟的三维立体空间中,术者可以通过手术器械在虚拟的环境下穿梭或互动进行规划手术及下一步操作,如对肿瘤具体位置行进一步确认、解剖分离肾蒂血管、识别供给肿瘤的肾动脉或其分支,进行动静脉阻断,肿瘤的切除与创面缝合等一系列模拟操作[5]。通过术前模拟手术过程中的情景,使术者对肿瘤、周边血管等解剖结构产生更直观的认识,提前预知手术过程中可能出现的突发情况,手术时做到心中有数,临危不乱。

3. 术中实时导航　手术开始前将已制作的三维可视化模型导入相应的辅助导航系统,

由助手手动将三维模型的肾肿瘤边缘、可视化的肾内外动脉以及半透明的肾边缘图像与腹腔镜术中实际图像进行准确匹配。通过观看现实情景与虚拟影像所叠加成的三维画面,如借助全息影像所勾勒的可视化动脉分支看到现实组织下的动脉走行,透过半透明的肾脏和已渲染的肿瘤图像辅助肿瘤定位等,使术者做到解剖分离血管,准确定位肿瘤以及区分正常组织结构,避免了手术的盲目性。全息影像是通过把虚拟的信息投影到真实环境,使得虚拟的物体实时地叠加到现实空间,在这个三维环境中,术者的操作视野得到明显加强[6],最重要的是通过现实情景与虚拟影像所构成的环境不仅符合一般视觉上所认知的虚拟影像,并且术者还可以看到视觉以外的三维结构图。

二、全息影像技术在保留肾单位手术中的依据与优势

1. 术前精准手术计划　以往在面对位于肾门部位或完全内生型的复杂性肾肿瘤时,因对肿瘤周围的结构了解不充分,我们往往采取根治性肾切除术。传统的二维 CT 图像中肾脏、肿瘤、血管都是不透明显像,且缺乏立体空间感,无法实现对肿瘤精准定位,对是否存在肾动脉变异情况也难以识别。尤其是肾门处肿瘤、完全内生性肿瘤等复杂性肾肿瘤,术前精准定位肿瘤的位置和区分肿瘤周围的解剖结构就显得尤为重要,而从传统的二维 CT 中很难获取这些信息。在三维可视化肾脏模型中,肾脏的内外血管与肿瘤分别被不同的颜色渲染形成对比,且肾脏是半透明可视化状态[4]。在可视化的肾脏立体解剖构像中,肾肿瘤、集合系统和肾血管系统之间的关系十分清晰,并且能分别测量计算肾脏、肿瘤的大小。术者可以通过对模型进行缩放、旋转、隐藏不重要的组织结构,实现多角度、全方位观察肿瘤的大小、位置,测量肿瘤距肾脏表面和集合系统的距离,以及评估肾肿瘤与肿瘤供应血管及集合系统之间的关系[7]。利用精确的图像数据建立起三维可视化图像,使医师在术前可以做到更合理、定量地规划手术方案,这对于完整切除肿瘤、缩短热缺血时间、减少周围组织损害、降低手术的盲目性,提高手术质量以及预测手术疗效等都有着重要意义。Lasser 等[8]通过使用三维可视化模型完成了 10 例肾肿瘤 RALPN 手术,结果是术前的三维重建与术中解剖关系具有极好的相关性,所有手术均成功完成。Porpiglia 等[5]通过对 31 例实施三维可视化模型辅助下的 RALPN 手术和 21 例无三维可视化模型辅助下的 RALPN 手术的复杂性肾肿瘤患者进行了疗效对比性研究,结果表明,接受三维可视化模型组中的 90.5% 的病例在处理肾动脉时与术前计划一致,而未接受三维可视化模型组中的 38.7% 的病例在处理肾动脉时术中出现变化。

2. 选择性阻断肾动脉分支,实现"零缺血"可能　临床上常用的 CTA 图像虽然也能实现从一定角度观察肾脏、肾肿瘤、肾动脉三者的关系,但在 CT 上三者结构(肾脏、肿瘤、动脉)均呈不透明实体状态,使得辨明肾内肿瘤和相邻的叶间动脉走行关系成为困难,术者往往仅能看到肾外的动脉走行,想要确认三者关系只能通过想象,无疑会加大手术的盲目性。而三维可视化肾脏模型有别于传统的三维影像,其中,肿瘤是不透明的,肾内外动脉也是不透明的,但肾脏本身是半透明可视化的。正因为如此,我们可以看到不透明的肿瘤血管与肿瘤之间的相互关系,使得确认供应肿瘤的肾内动脉分支成为可能。2010 年 Gill 教授等[9]在无特殊影像支持下,通过控制血压和选择性阻断供应肿瘤第三级、四级肾动脉分支完成了 15 台高难度的肾肿瘤"零缺血"下保留肾单位手术,但术后有 4 名患者出现不同程度的并

发症，如漏尿、房颤、败血症、发热等。2011 年 Gill 教授等[4]在三维可视化影像支持下再次通过选择性阻断肾动脉分支完成了 4 例肾门处肿瘤"零缺血"下的保留肾单位手术，且术后 4 名均无任何手术相关并发症。Gill 教授团队的成功一方面归因于超强的手术技巧，另一方面也得益于三维可视化影像的支持，实现显微解剖分离肾动脉分支。尽管没有数据对比两次手术报道的临床资料是否有相关性，但通过初步对比，我们发现三维可视化肾脏模型支持下的"零缺血"保留肾单位手术似乎更加安全有效。

3. 术中实时导航，精准定位肿瘤位置　通过将三维可视化模型导入导航系统，系统将已渲染的肿瘤边缘、可视化的肾内外动脉与术中实际图像进行匹配。术者通过虚拟现实图像的实时导航提前预知肿瘤位置和判断肿瘤切除的安全距离，达到精准定位和显微解剖的目的。尤其对于内生型的复杂性肾肿瘤使用全息影像人工智能辅助的实时导航能起到安全、便捷、高效的作用。Miyake 等[10]在三维可视化模型和实时导航技术辅助下完成了 17 例肾肿瘤的 RALPN 手术，术后病理证实切缘均为阴性，所有病例均在实时导航新技术辅助下进行了选择性肾动脉分支阻断，热缺血时间控制在 14～29min，手术时间为 145～390min，出血量为 10～140ml，术后第 1 周和第 4 周肾小球滤过率分别下降了 8.2 和 9.4ml/（min·1.73m^2），术后仅 1 例患者出现尿路感染并发症。Chen 等[11]通过建立肾肿瘤三维模型和术中实时导航技术，成功实施了 15 例肾肿瘤 LPN（laparoscopic partial neepherectomy）手术；术后病理证实其中 12 例（80%）为肾细胞癌，所有手术切缘阴性，热缺血时间在 16～32min，术后 2 例患者分别出现尿漏与血尿并发症，通过保守治疗后症状缓解，所有患者随访 1 年未见肿瘤复发。海军军医大学第一附属医院泌尿外科杨悦等[12]在全息影像实时导航下成功完成了 11 例肾门处肿瘤的 LPN 手术。所有病例经病理证实均为肾透明细胞癌，且切缘阴性，热缺血时间为 17～33min，术后 1 例患者出现肉眼血尿，保守治疗后缓解，所有患者随访 3 个月未见肿瘤复发。袁健林等[13]在全息影像实时导航辅助下成功完成了 15 例完全内生型肿瘤的 RALPN 手术，术后病理证实均为肾细胞癌，切缘均为阴性，热缺血时间为 15～42min，术中出血量为 48～480ml，术中 6 例进行了肾盂修补术，所有病例术后均未出现并发症，术后平均随访 3～14 个月未见肿瘤复发和转移。

三、全息影像辅助下的保留肾单位手术与传统的保留肾单位手术比较

多项回顾性研究表明，全息影像辅助下的保留肾单位手术与传统的保留肾单位手术相比较，其控瘤效果相当，但对保护肾功能及减少手术并发症方面更具优势。国外学者 Porpiglia 等[5]通过对 31 例实施三维可视化模型辅助下的 RALPN 手术和 21 例实施无三维可视化模型辅助下的 RALPN 手术的复杂性肾肿瘤患者进行了疗效对比性研究。结果表明接受三维可视化模型组在处理肾动脉阻断时更多的进行了选择性肾动脉分支阻断（42.9% vs. 6.5%），有效降低了全肾缺血的发生率（23.8% vs. 80.6%），术中损伤集合系统的概率更低（14.3% vs. 41.9%），两者在手术时间、术中出血量、住院时间等方面均无统计学意义。也有学者认为术中影像实时导航技术有利于缩短手术时间，降低手术出血量，Wang 等[6]对 21 例接受影像融合实时导航技术辅助的 LPN 手术和 23 例未接受实时导航技术的 LPN 手术的肾肿瘤患者进行了疗效对比性研究；结果表明接受影像融合实时导航的手术时间更短（159.0min vs. 193.2min），并且术中出血量更少（148.1ml vs. 176.1ml），两者在热缺血时间、手

术并发症、住院时间和术后 6 个月的肾功能变化方面均无统计学差异。南方医科大学珠江医院李虎林、刘春晓等[14]对 20 例肾蒂血管变异的肾肿瘤患者分别接受三维可视化模型的 LPN 手术和未接受三维可视化模型组的 LPN 手术的疗效进行了对比性研究，研究结果表明接受三维可视化模型组的手术时间更短（139.75min±46.44min vs. 167.53min±22.37min），术后出现并发症概率更低（0% vs. 25%）；未接受三维可视化模型的 LPN 术中出现肾静脉破损 2 例、腔静脉与肾静脉连接处破损 3 例，其中 1 例被迫中转开放手术；两者在手术出血量、住院时间方面均无统计学意义。在 1 项较大型的研究中，Li 等[7]分别对 49 例接受三维可视化模型及实时导航技术辅助的 LPN 手术和 45 例未接受该技术辅助的 LPN 手术的肾肿瘤患者进行了疗效对比性研究；初步结果表明两组的选择性肾动脉阻断率、热缺血时间、失血量、手术并发症、术后肾功能变化均无显著差异，但是两组患者 R.E.N.A.L 评分 $\geq$ 8 的亚分组分类中发现，当 R.E.N.A.L 评分 $\geq$ 8 时，选择三维可视化模型技术辅助的 LPN 手术时间更短（126.7min±36.4min vs. 154min±34.7min），且术后出现漏尿的发生率也更低（0% vs. 22.2%），这可能意味着对于 R.E.N.A.L 评分 $\geq$ 8 的病例，保留肾单位手术通过使用全息影像技术实时导航会起到更安全、便捷和高效的作用。

实例演示

第三节　全息影像精准手术规划系统在肾部分切除手术中的应用

【适应证】

1. 肾肿瘤发生于解剖性或功能性的孤立肾，如先天性孤立肾、对侧肾功能不全或无功能者。

2. 双侧肾肿瘤、家族性肾癌。

3. 肾肿瘤对侧存在某些良性疾病，如肾结石，慢性肾盂肾炎或其他可能导致肾功能恶化的疾病（如高血压、糖尿病、肾动脉狭窄等）。

4. 肿瘤临床分期 $T_{1a} \sim T_{1b}$，特别是完全内生性肿瘤。

【禁忌证】

1. 肾癌伴肾静脉癌栓。

2. 多发肾肿瘤，切除后无法缝合。

3. 肾肿瘤侵犯肾门，位居肾门内部，肿瘤包绕肾动静脉。

4. 患侧有手术史及出血倾向。

【所需器材清单】

1. 全息影像设备（人工智能腹腔镜融合系统）。

2. 64 排多层螺旋 CT。

3. 影像三维重建软件。

4. 机器人辅助腹腔镜或高清腹腔镜成像系统。

5. 腹腔镜手术所需：Trocar、超声刀、双极电凝、肾动脉阻断夹等。

【团队要求】

1. 术前对患者影像学资料的判读　包括 CT 检查的要求、三维模型重建后的信息等。

2. 团队（包括主刀、主管医师，麻醉医师，手术巡回、洗手护士等）　要清楚认识到患者肿瘤分期、位置、PADUA 评分、RENAL 评分等，特别是术中可能遇到的情况，并预先准备处置措施。

【操作步骤】

1. 收集患者术前 CT（平扫＋增强）DICOM 原始数据。

2. 将原始的 DICOM 数据导入重建软件，软件自动对需要的数据进行选择性加载。

3. 自动校准图像冠状位、矢状位、轴向位的空间关系。

4. 自动调节阈值，定义重建范围，并对不同的颜色标记区别，如：半透明肾脏、肿瘤、血管三者的颜色关系（图 6-1）。

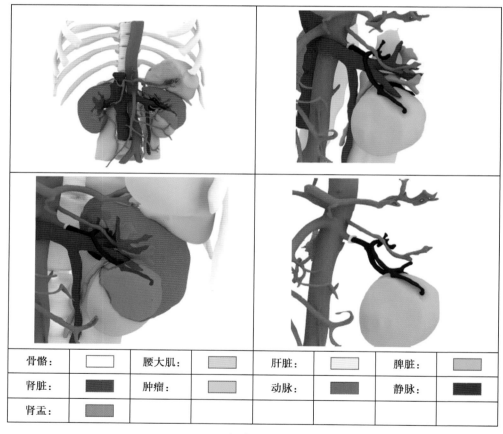

骨骼：		腰大肌：		肝脏：		脾脏：	
肾脏：		肿瘤：		动脉：		静脉：	
肾盂：							

图 6-1　肾肿瘤三维重建图

5. 自动选择重建的三维模型精细度，并计算相应参数，如：肾脏及肿瘤大小、体积、占比、肿瘤周围血管密度、肿瘤距集合系统的距离。

6. 术前将肾肿瘤模型导入全息影像人工智能腹腔镜融合系统 V1.0 进行术中实时导航（图 6-2）。

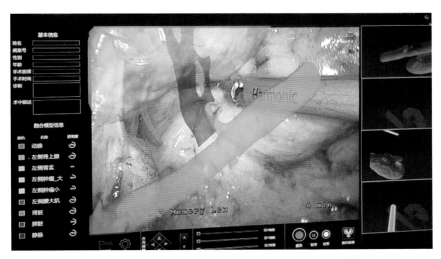

图 6-2　全息影像人工智能腹腔镜融合系统实时导航

7. 麻醉成功后，取健侧卧位，垫高腰桥，常规手术野消毒铺巾后，在患侧腋后线 12 肋下 2.0cm 处切一大小约 3.0cm 切口，大弯钳逐步分离至后腹腔，插入球囊扩张器注气 500ml 左右，扩张腹膜后间隙，在示指引导下，分别在髂嵴上 2.0cm、肋下腋前线穿入 5～10mm Trocar，3 个 Trocar 大致呈倒置的等腰三角形。腋后线留 10～12mm Trocar，用普通丝线缝紧 Trocar 空隙，并固定 Trocar。

8. 从髂嵴上 Trocar 套管中伸入腹腔镜，充入 CO_2 压力 15mmHg，从其他两个 Trocar 内伸入分离钳和超声刀，分离腹膜外脂肪后，切开 Gerota 筋膜，游离肾周脂肪，从肾背侧找到腰大肌（视频 6-1）。

9. 根据融合图像寻找肾动脉主干及肾动脉分支（如肾动脉二级、三级分支），尤其是肿瘤直接供应的动脉（必要时可稍切开肾实质寻找直接阻断），准备好肾动脉阻断夹阻断肾动脉分支（避免直接阻断肾动脉主干）（视频 6-2）。

视频 6-1　切开 Gerota 筋膜游离肾周

视频 6-2　游离肾动脉

10. 根据全息影像人工智能实时导航融合图像中所提示的肿瘤及其包膜位置，快速定位实际肿瘤位置（对于内生型肿瘤全息影像还可以计算肿瘤距离肾脏表面的距离），并用超声刀或双极电凝稍烫以标记肿瘤切除范围。

11. 根据术中融合图像所标记的肿瘤包膜范围即沿着超声刀标记位置，切开正常肾实质，利用融合图像标记位置沿着肿瘤包膜周围将肿瘤完整切除（视频 6-3）。

12. 用 4-0-3 微乔线将肾脏切缘基底部或集合系统缝合关闭（注意观看融合图像有无集

合系统损伤），用 4-0-5 微乔线连续缝合肾实质切口，将肾动脉阻断夹去掉，记录肾脏热缺血时间（视频 6-4）。

视频 6-3　肿瘤切除　　　　　视频 6-4　肿瘤创面缝合

13. 检查有无活动性出血后，经腋后线穿刺孔处取出标本，蒸馏水反复冲洗创面，吸净后再次检查有无出血，经髂嵴上孔位置留置引流管，退镜拔除套管，清点器械，固定引流管，关门切口，术毕。

14. 详细记录术中热缺血时间、出血量，手术时间，术后注意有无并发症等。

【要点解析】

1. 准备阶段　对难度较大的腹腔镜肾部分切除手术的 CT 影像进行三维重建，着重注意：肿瘤大小、位置、肿瘤与集合系统的关系，肿瘤与肾动静脉的关系，肿瘤与输尿管之间的关系，并用不同颜色分明清晰标注，使术者在术中能清晰获得 CT 全部信息。

2. 实时定位　根据全息影像人工智能实时导航融合图像快速定位实际肿瘤位置，并分辨肿瘤周围的解剖关系。根据术中融合图像所标记的肿瘤包膜范围即沿着超声刀标记位置，切开正常肾实质，利用融合图像标记位置，沿着肿瘤包膜周围将肿瘤完整切除。

3. 术中要点　术中根据全息影像情况，实时切除肿瘤，应注意：①尽量分支阻断肾动脉或不阻断肾动脉实施手术；②切除肿瘤时完整切除肿瘤包膜且避免过度切除正常肾组织，勿损伤静脉及输尿管等；③根据全息影像结果判断切除肿瘤后可能会造成集合系统的开放，应做好术中缝合集合系统，或术后留置 DJ 管等准备。

（谢文杰）

专家述评

全息影像技术、三维可视化模型和实时导航技术应用于肾肿瘤保留肾单位手术，能够使术者对肾脏、肾肿瘤、肾内外动脉及周围组织的三维结构有更加直观的认识。这些信息对术前选择治疗方案、评估手术风险、术中精准定位肿瘤解剖、选择性阻断目标动脉、完整切除肿瘤、保护肾功能和减少手术并发症等情况具有重要的临床价值。

全息影像人工智能辅助技术通过将虚拟世界与现实世界二者相结合，完全还原患者真实 CT 参数，并通过全息影像的方式进行展现，术者无论在术前还是术中均可全息观看立体影像，这无疑可使外科手术更安全，更精准，更高效地进行。该技术与目前业内常用的

3D 重建软件相比，拥有着其他系统无法比拟的优势，它包括术前计划及术中导航两大技术模板：

（1）术前规划主要是指通过全息影像与人工智能辅助进行三维重建获得的模型图像，其最大优势在于不仅能清晰显示肾脏立体解剖构像，同时能够显示肾肿瘤、集合系统及肿瘤供应血管和肾血管系统之间的关系，辅助手术方式的选择，确定能否采取保留肾单位手术，通过人工智能技术自动识别肿瘤有无假包膜，测定假包膜厚度，选择手术切缘位置，计算手术安全切除范围，精确定位实现完整切除肿瘤的同时并最大程度的保留正常肾组织。

（2）术中实时导航主要是指通过三维模型图导入已有的腹腔镜融合系统中，人工智能系统自动将已制作的三维模型肾肿瘤边缘和可视化的肾外和肾内动脉及透明肾边缘图像，与腹腔镜术中实际图像准确对应到术前重建的分支三维图像动脉和肿瘤边缘，从而指导手术。首先，利用人工智能技术将虚拟的信息应用到真实世界，真实的环境和虚拟的物体实时地叠加到同一个画面或空间可以使术者在操作中视野得到加强。其次，通过人工智能技术将现实世界与虚拟世界合并在一起，从而建立出一个新的环境，并且它符合一般视觉上所认知的虚拟影像，现实世界中的物件能够与虚拟世界中的物件共同存在并且即时产生互动，最重要的是术者在这个全息影像与人工智能辅助下模拟出的三维立体空间中，术者可以通过器械在虚拟的环境下穿梭或互动进行规划手术下一步操作，通过这种方式，术者可以做到对肿瘤及周边血管等结构产生更为直观的认识，便于对肿瘤靶区的准确识别，以及对正常组织的精准区分。如：提前预知肿瘤位置，肿瘤周边血管情况，从而引领肾切除术切口的位置，达到精确定位、显微解剖的目的，尤其对于 RENAL、PADUA 较高评分的肾部分切除术使用全息影像人工智能辅助和实时导航起到更加安全、便捷、高效的作用。

（陈　捷）

参考文献

［1］ F. BRAY，J. FERLAY，I. SOERJOMATARAM，et al. Global cancer statistics 2018：GLOBOCAN estimates of incidence and mortality worldwide for 36 cancers in 185 countries，CA：A Cancer Journal for Clinicians［J］. 2018（68）394-424.

［2］ A.J. HUNG，J. CAI，M.N. SIMMONS，et al. "Trifecta" in Partial Nephrectomy［J］. Journal of Urology，2013（189）36-42.

［3］ C. MORO，Z. ŠTROMBERGA，A. RAIKOS，et al. The effectiveness of virtual and augmented reality in health sciences and medical anatomy［J］. Anatomical Sciences Education，2017（10）549-559.

［4］ O. UKIMURA，M. NAKAMOTO，I.S. GILL，Three-dimensional reconstruction of renovascular-tumor anatomy to facilitate zero-ischemia partial nephrectomy［J］. Eur Urol，2012（61）211-217.

［5］ F. PORPIGLIA，C. FIORI，E. CHECCUCCI，et al. Hyperaccuracy Three-dimensional Reconstruction Is Able to Maximize the Efficacy of Selective Clamping During Robot-assisted Partial Nephrectomy for Complex Renal Masses［J］. Eur Urol，2018（74）651-660.

［6］ D. WANG，B. ZHANG，X. YUAN，et al. Preoperative planning and real-time assisted navigation by three-dimensional individual digital model in partial nephrectomy with three-dimensional laparoscopic system［J］. Int J Comput Assist Radiol Surg，2015（10）1461-1468.

［7］ Z. WANG，L. QI，P. YUAN，et al. Application of Three-Dimensional Visualization Technology in Laparoscopic Partial Nephrectomy of Renal Tumor：A Comparative Study［J］. J Laparoendosc Adv Surg

Tech A，2017（27）516-523.

［8］M.S. LASSER，M. DOSCHER，A. KEEHN，et al. Virtual surgical planning：a novel aid to robot-assisted laparoscopic partial nephrectomy［J］. J Endourol，2012（26）1372-1379.

［9］I.S. GILL，M.S. EISENBERG，M. ARON，et al. "Zero Ischemia" Partial Nephrectomy：Novel Laparoscopic and Robotic Technique［J］.European Urology，2011（59）128-134.

［10］J. FURUKAWA，H. MIYAKE，K. TANAKA，et al. Console-integrated real-time three-dimensional image overlay navigation for robot-assisted partial nephrectomy with selective arterial clamping：early single-centre experience with 17 cases［J］. Int J Med Robot，2014（10）385-390.

［11］Y. CHEN，H. LI，D. WU，et al. Surgical planning and manual image fusion based on 3D model facilitate laparoscopic partial nephrectomy for intrarenal tumors［J］. World J Urol，2014（32）1493-1499.

［12］杨悦，曹智，张超，等. IQQA 三维立体成像导航技术支持下最大限度保留肾门结构的肾门肿瘤腹腔镜下肾部分切除术的初步体会［J］. 中华泌尿外科杂志，2017（7）493-497.

［13］武鹏，杨晓建，王延柱，等. 混合现实技术联合达芬奇机器人在完全内生型肾肿瘤行肾部分切除术中的临床应用［J］. 微创泌尿外科杂志，2018（4）225-229.

［14］贾晨尧，刘春晓，李虎林，等. 基于 CT 的肾脏可视化三维重建模型在肾蒂血管变异的肾癌根治术中的应用［J］. 广东医学，2017（9）1179-1382.

第七章

肾门部肾肿瘤保留肾单位手术

肾癌约占成人恶性肿瘤的 2%～3%，而且其发病率仍以每年 2% 的速度增长[1,2]。随着影像学技术的发展，当前超过 50% 的患者因为偶然的影像学检查诊断，无症状小肿瘤检出率增高，使肾癌的分期呈下降趋势[3]。虽然对于小肿瘤的能量消融技术（肾癌射频消融和冷冻技术）快速发展并积累了一定临床数据，但外科手术仍然是临床局限性肾癌最为有效的治疗手段，手术方式包括根治性肾切除术（radical nephrectomy，RN）和肾部分切除术（partial nephrectomy，PN）。两种手术方式的肿瘤学预后相当，但因为根治性肾切除术后慢性肾脏疾病（chronic kidney disease，CKD）的发病风险显著增高，所以大多数指南推荐：对于局限性肾癌，只要技术上可行，首选保留肾单位手术。

临床问题

第一节　保留肾单位手术的临床现况

保留肾单位手术作为一种成熟的手术方式，目前在临床广泛开展，所采用的技术途径包括开放手术、腹腔镜手术和机器人辅助腹腔镜技术。虽然肾部分切除术是一种常规的手术方式，但是其不同病例之间的技术难度变化远超其他手术，一些特殊部位的肿瘤即使对于经验丰富的术者也是一种挑战。因此，每例肾部分切除术患者都应进行个体化评估，术前综合影像学检查以及患者自身条件，制定详细的手术方案及预案。肾门部肿瘤，尤其是完全内生性肾门肿瘤，手术操作复杂且并发症发生率高，术中容易转换为 RN。此外，如果术中发生肿瘤破碎，则会给患者带来灾难性的肿瘤学结果。由于肾门肿瘤紧邻肾动静脉及集合系统，肾门处实质菲薄，肿瘤切除后传统对合创缘的缝合方式张力高，缝线易撕脱，缝合后容易形成动静脉瘘或血液进入集合系统导致术中、术后出血、血尿、尿瘘等，从而术中、术后并发症及转为 RN 的概率增高。据文献报道，PN 术后严重出血的发生率为 3.1%，尿瘘发生率为 4.4%，二次手术率为 4.4%[4]。

而在＞4cm 的肿瘤中，PN 术后尿瘘发生率达 10%，术后严重出血需要手术干预的比例为 2.9%，总体并发症发生率达 13%[5]。如果单纯统计肾门肿瘤的话，术后并发症发生率则会更高。

作为一名外科医师，技术上的挑战与提高是一种追求，但应该牢记肿瘤外科三原则：首先要保证患者的安全性，其次是争取获得最佳的肿瘤学预后，再次才是器官功能的保存。对于一些技术风险极高的病例，根治手术可能才是最安全最合适的选择，这需要对患者进行个体化评估。

最新进展

第二节　保留肾单位手术的研究进展

关于肾门部肿瘤的手术，需要平衡好完整切除肿瘤、热缺血时间、肾功能保存、术后并发症等几个关键问题，而非拘泥于腹腔镜、机器人辅助腹腔镜或开放手术。随着微创技术的进步以及经验积累，复杂肾肿瘤的腹腔镜肾部分切除术在许多医学中心已经和开放手术一样安全并取得满意的治疗效果。优秀的技术一定具有高度的可重复性、可学性，最终形成一套成熟的程序，使后来者能够方便、安全地实施。关于腹腔镜肾部分切除术的一些理念也在不断进步：术中热缺血时间虽然仍然是一个影响术后肾功能的显著因素，但重要性有所下降，术前基础肾功能状态、术后功能性肾皮质余量是影响术后肾脏功能的两个最重要因素[6]。因此，零缺血技术及高选择性肾动脉分支阻断技术等曾经风靡一时的技术手段逐渐淡出大家视野。目前，许多技术聚焦于如何通过术前合理设计手术方案而保存重要的解剖结构，尽量少的切除健康肾脏组织，并在此基础上缩短热缺血时间，进而保存肾脏功能。目前所采用的技术包括术前通过软件进行精细的 3D 重建，或 3D 打印建模，了解肿瘤与周围组织结构的关系[7]。此外，针对肾门部肿瘤切除后经常缺乏足够的肾实质进行传统缝合，一些缝合技术上的改进也有所报道，如"V 型"缝合，重叠缝合等，主要聚焦于降低创面缝合张力，防止肾实质撕脱[8,9]。总之，可以在术前充分了解肿瘤与周围重要组织的结构关系来设计手术方案，术中通过精细解剖完整切除肿瘤并保留、重建/修复血管和集合系统以保存更多的功能性肾实质是这一类复杂肾脏手术的关键。另外，随着影像技术手段的进步，虚拟现实和增强现实的术中应用，会极大降低这类手术的操作难度，在保证肿瘤学预后的前提下更多的保存肾脏功能。

实例演示

第三节　环形缝合适应证及手术步骤

【适应证】

1. 位于肾门前唇、后唇处的肿瘤。

2. 大体积肿瘤，肿瘤切除后创面巨大，传统缝合困难。

3. 肿瘤贯穿肾脏实质突入肾窦较深。

4. 肿瘤位置复杂，与集合系统及血管系统关系密切。

【禁忌证】

1. 术前影像学考虑肿瘤侵犯集合系统、血管系统或肾周脂肪组织。

2. 非保留肾单位绝对适应证的多发肿瘤患者。

3. 合并症多、体能状况差难以耐受外科高风险手术者。

【所需器材清单】

1. 超声刀、双极电凝。

2. 无创血管阻断钳、腔镜用血管阻断钳施夹器。

3. 防回缩倒刺缝线、一次性血管夹。

【团队要求】

1. 因操作较为复杂，一助应有比较丰富的腔镜操作经验。

2. 护理尽量选择长期配合的团队，并准备开放手术器械。

3. 麻醉医师经验丰富，能够妥善应对术中出血性并发症，熟练使用控制性低血压技术。

【操作步骤】

1. 体位及手术入路　根据肿瘤部位不同，可以分别选择经腹膜后途径或经腹腔途径。泌尿外科医师应该熟练掌握经腹膜后及经腹腔腔镜技术，要根据肿瘤的部位选择合适的入路，而非千篇一律。如果病例非常复杂可以选择开放手术，多数情况可以选择经腹膜后入路手术，个别情况下经腹膜后入路肿瘤不可及，也可以选择经腹腔入路。本节内容主要以腹腔镜手术作为范例，开放手术相关技术可以参照其他章节。对于腹腔镜手术：如果肿瘤位于肾脏后部或上极内侧可以选择经腹膜后途径；如果肿瘤位于肾门前唇或下极内侧紧邻肾盂可以选择经腹腔途径。经腹腔途径一般采用45°～60°半斜卧位，患侧抬高，可以适当抬升腰桥，帮助增加腹部操作空间。其 Trocar 分布为：脐旁、锁骨中线与肋缘交点、反麦氏点（或麦氏点）、腋前线与肋缘交点（图 7-1）。如果术中操作困难，可以在适当位置增加 Trocar，这也是经腹入路相对于经腹膜后入路的空间优势。

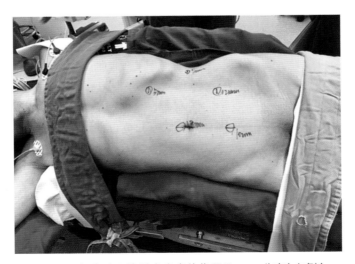

图 7-1　经腹腔入路手术患者体位及 Trocar 分布（左侧）

经腹膜后途径采用侧卧位，患侧在上，Trocar 分布为：12 肋与竖脊肌交点、腋前线肋缘下、腋中线髂嵴上缘交点，可根据需要在腋前线与髂嵴上缘水平线交点附近放置辅助 Trocar，助手帮助牵引或显露（图 7-2、图 7-3）。腹膜后途径可采用气囊法扩张建立腹膜后间隙，可获得较大操作空间；一般充气扩张至髂嵴内侧轻度隆起为合适，充气过少则空间不足，充气过度容易导致解剖层次紊乱以及腹膜破裂。但总体来讲，腹膜后入路空间相对于经腹腔入路较为狭小，解剖标志也不如经腹腔入路丰富。其优点是：直接显露肾脏，需要游离干扰的器官较少；肾动脉位于肾静脉后方，相对于经腹可以更加容易显露并处理肾动脉。

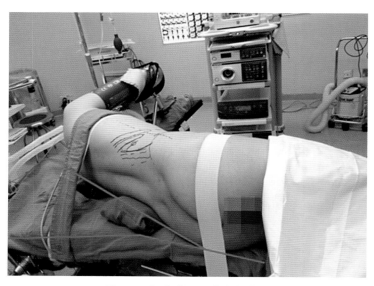

图 7-2　经腹膜后入路患者体位

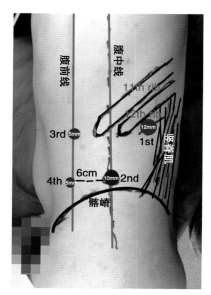

图 7-3　经腹膜后入路 Trocar 分布（左侧为例）

2. 如果肿瘤与输尿管或集合系统关系复杂，可以在术前留置患侧输尿管导管，一方面可以避免输尿管副损伤，另外还可以在术中向导管内注入亚甲蓝溶液，观察集合系统破损情况以方便修补，降低术后尿漏发生率。也可以通过较粗的输尿管导管持续灌注冰盐水，降低肾脏核心温度，减少热缺血带来的肾脏损伤。

3. 游离腹膜外脂肪　游离腹膜外脂肪组织，使其呈舌形脂肪瓣翻向下方置于髂窝低点。游离应遵循一定的顺序，寻找正确的解剖层面，避免在脂肪之中进行游离。游离应尽量充分，以避免后期游离范围不够导致遮挡术野（图 7-4）。另外，尽量避免腹膜破损，这将导致腹膜后空间狭小而带来显露上的困难。如果腹膜破损较小，可以暂时关闭气腹，吸引器尽量吸尽腹腔内气体，而后以 Hem-o-lok 夹闭；如果腹膜破损较大或特殊位置无法夹闭，则将破口扩大，使气体在腹腔和腹膜后自由流通，再置入一个辅助 Trocar 帮助显露（视频 7-1）。

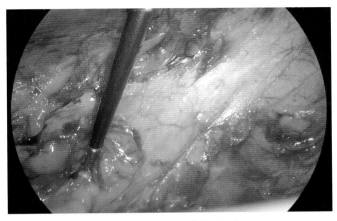

图 7-4　游离腹膜外脂肪组织

视频 7-1　游离腹膜外脂肪组织

4. 切开 Gerota 筋膜　于腹膜折返与腰大肌之间纵行切开 Gerota 筋膜,显露肾脂肪囊(图 7-5)。气囊扩张时,部分 Gerota 筋膜自腰大肌表面剥离,这部分区域呈现暗红色,沿红色区域的边缘附近切开一般不会损伤腹膜。如切开后腹侧 Gerota 筋膜遮挡视野,可以使用血管夹将其折叠夹闭,或血管夹带线夹闭后将线自 Trocar 孔拉出来帮助显露。在切开过程中,切开线的上下两端应偏向腰大肌侧,以免误切开腹膜。对于个别身高较矮,腰部粗短的患者,还应避免在左侧切开 Gerota 筋膜下方时误损伤降结肠,应注意层次,避免大块夹闭离断。一旦出现结肠损伤,应请普通外科术中会诊,因肾脏手术一般不做肠道准备,为安全考虑多数情况下需要做结肠造口,二期再进行还纳(视频 7-2)。

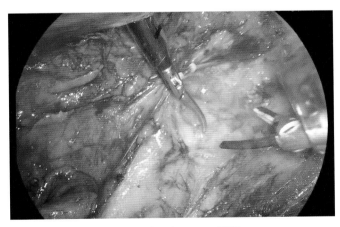

图 7-5　切开 Gerota 筋膜

视频 7-2　切开 Gerota 筋膜

5. 游离肾脏及肿瘤　脂肪囊内游离肾脏,充分显露肿瘤(图 7-6)。应保留肿瘤表面脂肪组织,一方面有利于切除过程中作为牵引的着力点,另一方面避免术后出现分期上升而担心切除不完全。如果肿瘤表面脂肪组织影响术野的显露,可以剔除后单独送检。部分患者因为严重的肾周围炎导致脂肪组织粘连难以分离,多见于中老年肥胖男性,术前可以通过影像学进行判断。对于分离困难的患者,可以采用脂肪囊外游离,再显露肿瘤,因为肿瘤与脂肪的结合较为疏松而方便游离显露。因为肿瘤位置不佳导致无论是切除还是缝合都会比较困难,所以在 Trocar 位置固定,器械角度固定,缝合针夹持角度固定的诸多限制下,只能通过游离肾脏增加肾脏活动度来获得更好的缝合角度。在某些情况下,需要调整肾脏角度至横位或上下颠倒位,这就需要充分完全的游离肾脏。可以将肾脏游离至仅剩血管与输尿管与体相连,手术完成后将肾脏固定于腰大肌,防止肾下垂。有时需要清除肾窦内脂肪组织以更好的显露肿瘤,且会使切除更加安全,如果在游离过程中发现进入肿瘤的血管,可以提前进行离断,减少出血风险(视频 7-3)。

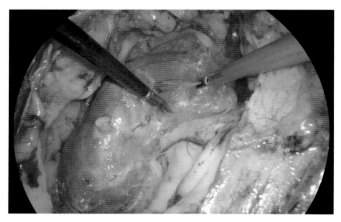

图 7-6　脂肪囊内充分游离肾脏

视频 7-3　脂肪囊内游离肾脏

6. 游离显露肾动静脉　沿腰大肌表面向深处游离至腹主动脉或下腔静脉,显露肾动静脉以备阻断。如果肿瘤较大,占据大部分肾段,可以结扎离断该肾段供血动脉,能够显著降低后继出血风险(图 7-7)。游离过程中要注意层次,避免误入腔静脉或腹主动脉后方而发生副损伤。此外还要注意副肾动脉的存在,一部分在术前观看影像资料时可以发现,一部分在术中可以发现。副肾动脉大部分位于主肾动脉上下方 2cm 范围之内,个别情况下会出现远隔发出的肾动脉进入上下极,还有部分异位肾动脉走行于下腔静脉前方。如果在阻断肾动脉后肾脏没有变得苍白柔软,应考虑副肾动脉的存在(视频 7-4)。

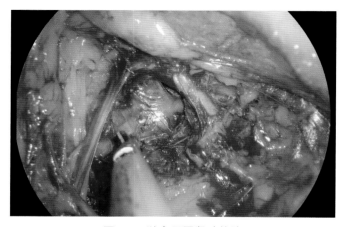

图 7-7　游离显露肾动静脉

视频 7-4　游离显露肾动静脉

7. 阻断肾动脉及静脉　大部分肾门部肿瘤单纯阻断肾动脉即可（图 7-8）。对于位置比较深，与动静脉及集合系统关系比较复杂的病例，可以阻断动脉后等待 1min 左右再阻断静脉（稍做等待可以使肾脏内淤积的血液通过静脉回流），可获得更好的手术野，降低肿瘤破损和副损伤的风险（图 7-9）。肾动脉的夹闭位置应避免紧贴腹主动脉，尤其是老年人血管硬化比较严重者。机械力的夹持可以导致动脉斑块破碎，内膜剥脱影响血流，部分还会导致管壁薄弱，增加血管破裂出血的风险。如果只阻断动脉而未阻断静脉，可以调高气腹压力至 17mmHg，降低创面静脉出血，使视野清晰，但如果大静脉损伤则存在气体栓塞的风险。如果预期手术时间比较长，可以经 Trocar 注入冰水，以及经输尿管导管持续灌注 0～4℃ 生理盐水，通过降温尽量减少肾脏热缺血损伤（视频 7-5）。

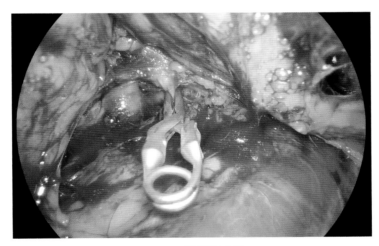

图 7-8　阻断肾动脉

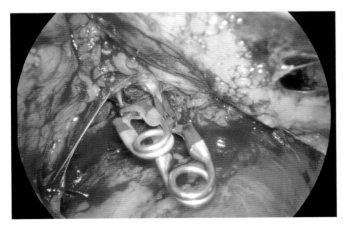

图 7-9　阻断肾静脉

视频 7-5　阻断肾动静脉

8. 切除肿瘤　因肿瘤所处位置往往肾实质较薄，肿瘤深处即为肾窦脂肪，紧邻血管及集合系统。所以应尽量选择肿瘤剜除术，切除面应尽量贴近假包膜进行，剜除过程中如果遇到肿瘤供血血管，可夹闭离断（图 7-10）。术前应仔细阅读 CT 片，并非所有肿瘤都存在明显的假包膜，如果包膜不明显则应避免采用剜除方式。采用剜除技术，在切开肾脏表面时不宜距离肿瘤太远，以 2mm 左右为宜，一旦找到假包膜层面，切除就会比较安全。根据研究紧贴包膜进行剜除，其切缘阳性率并不比标准切除要高，甚至要低于标准切除术[10,11]。采用剜除技术可尽量多的保留正常肾组织，并避免了切入肾窦内带来的血管和集合系统的损伤（视频 7-6）。

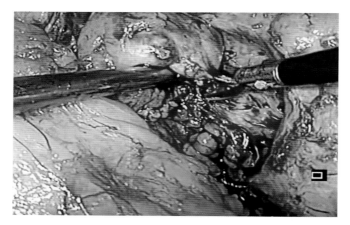

图 7-10　紧贴肿瘤包膜切除肿瘤

视频 7-6　紧贴肿瘤包膜切除肿瘤

9. 创面缝合　肿瘤切除后，使用 3-0 可吸收线缝合修补明显的血管和集合系统破损，动脉一般比较明显，在切除肿瘤的过程中绝大部分已经进行夹闭处理，遗留的血管破损多为静脉。如果术前留置了输尿管导管，可以经输尿管导管注入亚甲蓝溶液，观察集合系统有无遗漏未修补的破损，进一步进行缝合修补，降低术后尿瘘风险。而后解除肾静脉阻断，降低气腹压力，观察静脉系统破损，以血管缝合线进行修补，并缝合任何可疑的动脉破损。再使用 2-0 可吸收缝线紧贴肿瘤切除后的瘤床连续缝合肾实质切缘，缝合肾实质时应带上肾被膜以提供足够张力，避免肾实质撕脱。此层不缝合瘤床而使其敞开，缝合完毕后，缝合切缘呈环形或 U 形。解除肾动脉阻断，如果需要则以血管缝合线修补破损动脉。该过程示意图如图 7-11 所示，为腹腔镜下操作（视频 7-7）。

该技术不仅可应用于肾门部肿瘤，其他部位肿瘤如显著突入肾窦，基底缺乏可缝合的实质组织，或缝合会导致肾窦内大血管损伤，或闭合创面后创面深处出血风险很高，也可采用该技术（图 7-12，开放手术）。

10. 关闭切口：仔细检查肾脏创面及手术野有无出血，如有应严格止血，肾脏创面可填塞可吸收止血材料。肾周留置引流管后逐层关闭切口或缝合 Trocar 孔。撤镜时务必观察髂嵴上方的 Trocar 孔有无出血，偶见旋髂动脉损伤导致大量出血的病例。

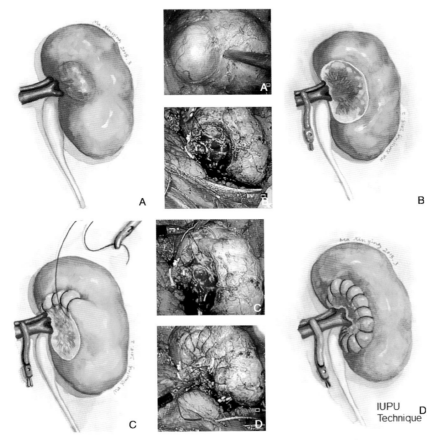

图 7-11 腔镜下肾门肿瘤切除并环形缝合术中图片及示意图

A. 充分游离肾脏,显露肿瘤;B. 阻断肾血管,剜除肾脏肿瘤;C. 处理肿瘤基底并环形缝合肾脏实质切缘,瘤床敞开不闭合;D. 环形缝合完毕后的效果。

视频 7-7 肾脏创面缝合

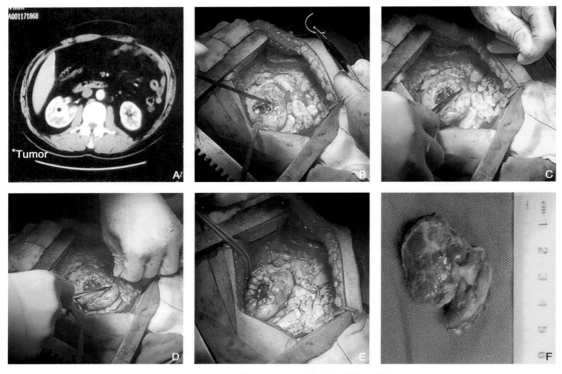

图 7-12　开放手术"环形缝合技术"示例

A. 增强 CT 扫描动脉期显示肿瘤位于肾窦内,显著强化;B. 肿瘤切除后肾脏创面;C、D. 连续缝合肾脏实质切缘,旷置瘤床暂不处理;E. 缝合后肿瘤切缘呈环形;F. 肾部分切除手术标本。

（张崔建）

专家述评

　　"环形缝合"并未增加肾实质缝合的宽度,所以单纯就缝合来讲不会增加肾实质的缺血面积。传统上,肿瘤切除后需要缝合肿瘤基底一层,但肾门肿瘤切除后,瘤床基本就是肾窦脂肪,其内分布着肾脏血管,基底的盲目缝合可能会误缝扎大的血管,增加功能性肾单位的丢失,而"环形缝合"技术只缝扎瘤床上的出血点,降低了这种风险。该技术不追求将创面完全对合,从而实现了创缘的无张力,降低了缝合难度。而且在肾实质切缘缝合完毕后,瘤床仍能充分显露,通过逆行向肾盂注射亚甲蓝溶液以及分步解除动静脉阻断,可以发现集合系统和血管的破损,从而可以从容修补,降低了术后并发症的发生率。在传统缝合中,如果缝合完毕后出现出血、血尿等问题,只能再次阻断动脉后重新缝合,或切除肾脏。此外,无张力的缝合可以减轻组织对肾门动静脉的压迫,降低术后肾源性高血压及术后患侧肾脏功能减退的发生率。

（何志嵩）

参考文献

［1］FERLAY J, PARKIN D M, STELIAROVA-FOUCHER E, et al. Estimates of cancer incidence and mortality in Europe in 2008［J］. Eur J Cancer, 2010, 46(4): 765-781.

［2］LINDBLAD P. Epidemiology of renal cell carcinoma［J］. Scand J Surg, 2004, 93(2): 88-96.

［3］ZHANG C, LI X, HAO H, et al. The correlation between size of renal cell carcinoma and its histopathological characteristics: a single center study of 1867 renal cell carcinoma cases［J］. BJU International, 2012, 110: E481-485.

［4］VAN POPPEL H, DA POZZO L, ALBRECHT W, et al. A prospective randomized EORTC intergroup phase 3 study comparing the complications of elective nephron-sparing surgery and radical nephrectomy for low-stage renal cell carcinoma［J］. Eur Urol, 2007, 51(6): 1606-1615.

［5］BECKER F, SIEMER S, HUMKE U, et al. Elective nephron sparing surgery should become standard treatment for small unilateral renal cell carcinoma: long-term survival data of 216 patients［J］. Eur Urol, 2006, 49(2): 308-313.

［6］MUTELICA L, MOURACADE P, KARA O, et al. No Ischemia Technique, Parenchymal Preservation and Age Are the Most Important Determinants of Renal Function After Partial Nephrectomy［J］. Prog Urol, 2020, 30(1): 3-11.

［7］WU XR, JIANG C, WU G, et al. Comparison of Three-Dimensional Reconstruction and Conventional Computer Tomography Angiography in Patients Undergoing Zero-Ischemia Laparoscopic Partial Nephrectomy［J］. BMC Med Imaging, 2020, 20(1): 47.

［8］CHAVALI J S S, NELSON R, MAURICE M J, et al. Hilar Parenchymal Oversew: a novel technique for robotic partial nephrectomy hilar tumor renorrhaphy［J］. Int Braz J Urol, 2018, 44(1): 199.

［9］KHALIFEH A, AUTORINO R, HILLYER S P, et al. V-hilar suture renorrhaphy during robotic partial nephrectomy for renal hilar tumors: preliminary outcomes of a novel surgical technique［J］. Urology, 2012, 80(2): 466-471.

［10］CARINI M, MINERVINI A, MASIERI L, et al. Simple enucleation for the treatment of pT1a renal cell carcinoma: our 20-year experience［J］. Eur Urol, 2006, 50(6): 1263-1268.

［11］MUKKAMALA A, ALLAM C L, ELLISON J S, et al. Tumor enucleation vs sharp excision in minimally invasive partial nephrectomy: technical benefit without impact on functional or oncologic outcomes［J］. Urology, 2014, 83(6): 1294-1299.

第八章

机器人辅助腹腔镜肾部分切除术

临床问题 ➡

第一节　肾部分切除术的难点

随着影像诊断技术的发展,肾脏肿瘤的早期诊断率大幅度提高,肾部分切除术应用更加广泛。而特殊缝线、止血材料的研发与应用,进一步提高了肾部分切除术的安全性。随着微创外科技术的发展和普及,腹腔镜肾部分切除术被广泛应用于早期肾脏肿瘤的治疗。

腹腔镜肾部分切除术是泌尿外科最具挑战性的手术之一。手术过程中有多个步骤具有一定难度:必须精细完整地暴露肾蒂血管以便于放置血管夹阻断肾脏血供;肾脏肿瘤的体积较大、位置不佳或与血管、集合系统关系密切,可能会增加肿瘤切除和创面缝合的难度;切除和缝合的过程必须尽快完成以减少肾脏热缺血对肾功能的影响。因此泌尿外科医师往往需要经过漫长的学习曲线才能达到比较稳定的技术水平。

最新进展 ➡

第二节　机器人辅助腹腔镜肾部分切除术简介

一、机器人辅助腹腔镜手术的优势与效果

机器人辅助腹腔镜肾部分切除术(robotic-assisted laparoscopic partial nephrectomy,

RALPN)最早在 2004 年由 Gettman 等人报道,随后得到广泛应用与开展。机器人辅助腹腔镜手术系统的应用显著降低了腹腔镜肾部分切除手术的难度。机器人辅助腹腔镜手术系统具有高清立体视野和更大自由度的可旋腕器械,可以降低切除肿瘤和缝合创面的操作难度,从而缩短手术时间、减少热缺血导致的肾功能损伤;此外,可增加第 4 臂以帮助术者牵引固定肾脏。这些优势给临床实践带来很大益处,使外科医师的临床学习曲线更短,同时在一定程度上扩大了手术适应证,可以用于治疗更加复杂的肾肿瘤[2]。

据文献报道,RALPN 在并发症发生率、肿瘤控制及肾功能保留方面不劣于开放手术,而在减少术中出血、缩短住院时间、术后恢复方面具有更多优势;与传统腹腔镜手术相比,RALPN 的优势更为明显,尤其在处理内生型、大体积或靠近肾门的肿瘤时,机器人辅助腹腔镜手术具有得天独厚的优势[3,6,8]。在 1 项最新的前瞻性多中心观察性研究中,Bravi 等人对 2 331 例因 cT$_1$ 肾肿瘤接受开放、传统腹腔镜或机器人辅助腹腔镜肾部分切除术的患者围手术期效果(肿瘤切缘、热缺血时间、并发症)进行比较,结果发现在手术复杂程度较低(PADUA 评分<10 分)的肾肿瘤患者中,机器人辅助腹腔镜手术的围手术期效果优于开放和传统腹腔镜手术。

二、RALPN 的入路选择

经腹腔入路是 RALPN 最常用的手术入路。但近年来有关经腹膜后入路的文献逐渐增加。经腹膜后入路的主要优点是不用游离结肠等腹腔脏器,可以更简单直接地游离肾动脉和肾脏,切除肾脏背侧肿瘤更简单,手术时间更短。其缺点是操作空间狭小,缺少解剖标志。有文献综述报道,经腹膜后入路的 RALPN 在缩短手术时间和住院时间方面有优势。

通常认为,术者应根据肿瘤位置来选择手术入路。如果肿瘤位于腹侧,尤其是靠近肾门位置时,经腹入路更有优势;肿瘤如果位于背侧,则首选经腹膜后入路。但也有回顾性研究表明,不管肿瘤位于肾脏腹侧还是背侧,经腹腔入路和经腹膜后入路的 RALPN 在并发症、术后肾功能和预后方面没有区别[7]。由于与此相关的研究比较稀少,目前无法获得确切结论,RALPN 手术入路的选择仍然主要取决于术者的经验。

三、机器人辅助腹腔镜肾部分切除术的学习曲线

肾部分切除术的效果评价主要包括三点:术中热缺血时间、手术切缘状况、围手术期并发症发生率。尽管机器人辅助腹腔镜手术系统的出现使腹腔镜肾部分切除术变得更加简单易行,但完全掌握机器人辅助腹腔镜手术仍然需要经历一定的学习曲线。Larcher 等人的研究显示,在 150 例 RALPN 手术后,手术的热缺血时间学习曲线可达到平台期。但超过 300 例后,手术并发症的学习曲线仍然没有达到平台期。由此可见 RALPN 的手术效果与术者的经验有显著相关性[1]。

四、机器人辅助腹腔镜肾部分切除术中控制肾脏 / 肿瘤血供的技术

肾部分切除术中的热缺血时间(warm ischemia time,WIT)对术后肾功能有一定影响。

通过缩短术中热缺血时间有可能改善患者术后肾功能恢复情况。Rosen 等人的研究表明，即使术中热缺血时间缩短到 20min，术后短期内肾功能仍然在一定程度上受到影响。为了尽量减少热缺血对术后肾功能的影响，一些研究者对早期解除阻断（early unclamping）和无阻断（clampless）的技术进行了探索[4,10,11,12]。

无阻断技术是指在切除肿瘤和缝合创面的过程中，肾蒂血管不被阻断，以术中出血量增加的代价来换取肾脏没有热缺血的益处，其缺点是因为出血增加，可能会影响术中视野，影响肿瘤切除的完整性。Anderson 等人的前瞻随机对照研究比较了无阻断和阻断两种技术的临床效果。结果发现在 3 个月的随访期内，两种技术对术后肾小球滤过率及分肾功能比例的影响没有差异，而无阻断组的平均手术时间更长。Antonelli 等人对术中从无阻断方式转为阻断方式的预测因素进行了分析。结果发现，40% 的患者在术中从无阻断方式转为阻断方式，肿瘤体积和肿瘤评分是独立预测因子。值得注意的是，虽然无阻断组改变手术方式的比例较高，但与阻断组相比，术后并发症和术后 6 个月内的肾功能恢复情况没有差别。根据目前的研究结果，没有确切证据表明无阻断技术在肾功能保护方面具有明确的优势，但对于相对简单的肾脏肿瘤，可以考虑采用无阻断技术。

早期解除阻断技术是在肿瘤创面基底层缝合完成后即解除肾蒂血管的阻断，然后在肾脏恢复血供的情况下缝合创面全层（第二层），其目的是为了减少热缺血时间。使用这一技术后，肾脏热缺血时间可减少约 50%。但是由于 RALPN 术中肾脏热缺血时间一般不会太长，因此无法确定进一步缩短热缺血时间能否使术后肾功能获得显著的益处。虽然此方法也会增加术中出血量，但文献数据显示，术中输血和术后并发症的风险并未显著升高。有学者认为，早期解除阻断可能减少术后出血的风险，因为在阻断被早期解除的状态下，术者更容易观察到创面的动脉出血，可以进行有针对性的处理。

此外，还有选择性阻断技术，其本质是在肾门部位找到供应肿瘤的动脉分支，选择性阻断肿瘤及肿瘤周围的血供，保证正常肾组织的正常灌注，以减少肾功能的损伤。这一技术需要术中影像技术的辅助。

五、机器人辅助腹腔镜肾部分切除术中的辅助影像技术

肾部分切除术应用于复杂肾肿瘤的趋势越来越明显，但切缘阳性、肿瘤残留的问题成为最大的挑战。肾部分切除术后切缘阳性率为 0～7%，但在有绝对适应证的肾部分切除术病例（如：孤立肾、双侧肾肿瘤）中，切缘阳性率可高达 18%。对肿瘤切缘行术中冰冻病理检查比较费时费力，且其诊断准确率存疑。术中影像技术有可能提高肾部分切除的肿瘤控制率。同时术中影像技术也可以帮助确定肿瘤位置，分辨肿瘤与正常肾组织，评估肿瘤切缘情况[9]。

术中即时超声技术早已应用于肾部分切除术。该技术可在手术过程中为手术医师提供多方面信息，包括肿瘤位置、肿瘤特点、肿瘤边界以及阻断肾动脉后肾脏的血流灌注情况。此外，术中超声发现的新情况有可能改变既定的手术方案。肾脏超声技术的进展包括多普勒模式、超声造影剂增强模式以及弹性成像。多普勒和增强超声可用于选择性阻断，并且增强超声不会因探头移动而出现假象。在 RALPN 中，术者可自主操控专用的超声探头进行检查，超声影像和手术影像可以同时在术者视野中同步显示，方便术者动态观察。

术中荧光显影技术近年才开始应用于肾脏肿瘤手术。2009 年 Hoda 等人第一次报道将荧光显影剂应用于腹腔镜肾部分切除术。人类的肉眼无法看到荧光显影剂的近红外光，必须使用专门的摄像系统才能看到。在手术过程中，术者可通过切换不同模式进行观察，或通过软件将两种影像进行叠加融合后进行观察[5]。

最常用的近红外荧光显影剂是吲哚菁绿（indocyanine green，ICG）。ICG 可在肾动脉分支阻断后明确缺血区域（无荧光显影区域）。此外，ICG 可以区分肿瘤和正常肾组织。在静脉注射 ICG 后，肾细胞癌荧光显影亮度明显低于正常肾组织。由于 ICG 不经肾脏清除，所以可用于肾功能不全的患者。

术中超声的优点是容易获取、费用低且使用方便。但在切除肿瘤过程中无法同时使用，因为超声探头必须紧贴组织表面，会干扰手术操作。荧光显影技术可用于分辨肿瘤和正常肾组织，但由于荧光的组织穿透力弱，无法观察内生性肿瘤。同位素和荧光双标记的影像检查模式可能会弥补这一弱点，但目前还在探索阶段。

增强现实技术（augmented reality，AR）是一种将真实世界信息和虚拟世界信息"无缝"集成的新技术，可将术前重建影像和术中即时所见进行叠加。虽然其精确程度还有待提高，但将来有可能对血管、肿瘤的定位及指导手术发挥重要作用。

实例演示

第三节　经腹腔机器人辅助腹腔镜肾部分切除术

【适应证】

1. 可彻底切除的临床分期为 T_1 的肾脏肿瘤。

2. 孤立肾合并肾肿瘤。

3. 双侧肾肿瘤。

【禁忌证】

1. 绝对禁忌证　合并肾静脉瘤栓；肿瘤体积巨大，预计残留正常肾组织严重不足；严重的慢性阻塞性肺疾病、充血性心力衰竭；疾病或药物导致的凝血功能异常；手术区域皮肤感染性疾病、未经控制的传染性疾病；急性腹膜炎、肠梗阻、恶性腹水；急性青光眼、颅压升高、脑室 - 腹膜分流术或腹腔颈静脉分流手术史。

2. 经腹途径的相对禁忌证　慢性阻塞性肺疾病；腹主动脉瘤或髂动脉瘤；严重膈疝；妊娠期；腹部或盆腔外科手术或放疗史。

【所需器材清单】

1. 机器人辅助腹腔镜手术器械　单极电剪刀（monopolar curved scissors）×1；双极分离钳（maryland bipolar forceps）或双极无创抓钳（fenestrated bipolar forceps）×1；持针器（large/mega needle driver）×1 或 ×2；强力抓钳（prograsp forceps）（选用）；30°双目内窥镜；术中超声探头。

2. 腹腔镜手术器械　持针器 ×1；弯剪刀 ×1；抓钳 ×1；无创肠钳 ×1；分离钳 ×1；吸引器 ×1；血管阻断夹 ×3；Hem-o-lok 夹施夹钳（中号、大号）×1；钛夹施夹钳 ×1；超声刀、双极电凝、LigaSure(备用);Trocar(12mm×2,5mm×2,机器人辅助腹腔镜专用8mm×3)。

3. 术中耗料 可吸收倒刺线缝针(根据具体情况选择缝针大小、弧度及线号);可吸收止血材料;取物袋;血管阻断带(备用)。

4. 复杂手术需预备开放手术器械。

【团队要求】

1. 手术团队由机器人辅助腹腔镜手术术者、台上助手(1~2人)、麻醉医师、台上器械护士、台下巡回护士组成。

2. 麻醉医师应有相对丰富的麻醉经验,对腹腔镜相关术中并发症的处理比较熟悉。

3. 机器人辅助腹腔镜手术术者应有相对丰富的机器人辅助腹腔镜手术经验,尤其是应对较困难手术的经验。

4. 台上助手应有相对丰富的腹腔镜手术经验,并经过严格、规范的机器人辅助腹腔镜手术助手操作培训。

5. 器械护士和巡回护士应经过严格、规范的手术室常规培训和机器人辅助腹腔镜手术护士操作培训。

6. 团队成员应相对固定,配合默契,保证手术能够顺畅进行。

【操作步骤】

1. 体位及 Trocar 布局 患者取侧卧位,患侧向上,垫高腰部,患者躯干以脐为中点成反折刀位,使患侧腹部皮肤伸展平整。为避免手术过程中手术床对机械臂活动的干扰,令患者腹部靠近手术床边缘,患侧手臂紧贴放置于身体同侧,对侧手臂展开约80°~90°。以软垫保护受压部位,分别固定患者头、颈、躯干及四肢。

使用机器人辅助腹腔镜 Si 手术系统:使用30°向下方向镜头时,镜头臂 Trocar(12mm)穿刺位置一般位于脐外上方,具体位置应根据患者身高、体型及肾脏位置进行调整,使Trocar 与手术核心区域相距10~20cm。使用0°或30°向上方向镜头时,镜头臂 Trocar 位于患侧锁骨中线与腋前线之间,距离肋下缘约8~9cm 的位置。1号臂及2号臂 Trocar(8mm)成弧形(弧度不宜太大,尾侧 Trocar 不宜过于靠近外侧)分布于镜头臂两侧并与之相距约6~8cm,同时注意避免与肋下缘及髂嵴距离过近。3号臂并非必须使用,如有需要可根据术者操作习惯将 Trocar(8mm)放置于髂嵴内上缘或肋骨内下缘,并注意与邻近臂保持一定距离,以避免互相干扰。助手辅助 Trocar(12mm,5mm)可选择镜头臂与1、2号臂之间的空隙,并与两侧 Trocar 均保持约5cm 的距离。处理右侧肾上极肿瘤时,可在剑突下增加一个5mm Trocar,用于挑起肝脏下缘(图8-1)。

使用机器人辅助腹腔镜 Xi 手术系统:与 Si 系统略有不同,镜头臂及操作臂 Trocar 形成直线分布于腹直肌外侧缘,且间隔距离至少6cm。

2. 游离结肠,暴露肾周脂肪囊腹侧面

(1)右侧:沿右半结肠外侧 Toldt 线纵向切开后腹膜,上达肝脏下缘、肾上极上方,下至骨盆入口、回盲部外侧。沿结肠系膜与肾周筋膜之间的疏松间隙游离结肠。切开部分肝脏右侧三角韧带,便于充分抬高肝脏下缘,获得更佳视野和操作空间。于肝脏下缘向内侧横向切开后腹膜至下腔静脉右侧缘,使结肠在重力牵引作用下向中线方向移位,充分暴露右肾腹侧面、肾上腺,直至下腔静脉及右肾静脉腹侧面。在游离时需注意辨认位于下腔静脉腹侧的十二指肠,钝性游离,避免损伤十二指肠(图8-2,图8-3)。

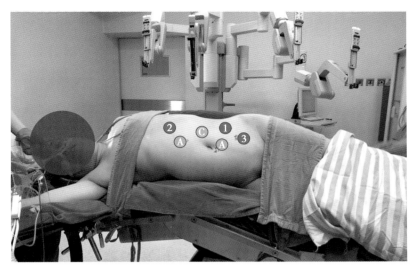

图 8-1　体位及 Trocar 布局（左侧，30° 向下方向镜头）

1~3. 机械臂 1~3 号；C. 镜头臂；A. 助手辅助。

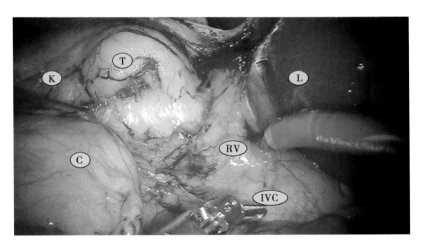

图 8-2　游离结肠，暴露右肾上极腹侧面，内侧至下腔静脉右侧缘

K. 右肾；T. 右肾肿瘤；L. 肝脏；C. 结肠；RV. 右肾静脉；IVC. 下腔静脉。

（2）左侧：沿左半结肠外侧 Toldt 线纵向切开后腹膜，上达脾脏外侧、肾上极上方，下至骨盆入口、乙状结肠外侧。沿结肠系膜与肾周筋膜之间的疏松间隙游离结肠。切开脾结肠韧带，游离胰尾部背侧，使结肠及脾脏在重力牵引作用下向中线方向移位，充分暴露左肾腹侧面、肾上腺，直至左侧性腺静脉上段及肾静脉腹侧面。

3. 游离肾蒂血管

（1）右侧：游离并辨认下腔静脉、肾静脉、性腺静脉及位于下腔静脉外侧、性腺静脉深方的输尿管，可将性腺静脉留于下腔静脉表面，向外上方挑起输尿管上段，沿肾周筋膜背侧与腰大肌之间的疏松间隙游离右肾背侧（图 8-4）。抬起肾下极，逐步向头侧游离，暴露位于肾静脉后方的肾动脉主干。充分游离肾动脉主干，血管阻断带环绕标记肾动脉备用（图 8-5）。

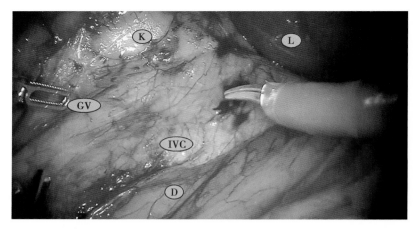

图 8-3　游离结肠，暴露右肾下极腹侧面，显露下腔静脉、性腺静脉，注意保护十二指肠

K. 右肾；L. 肝脏；D. 十二指肠；IVC. 下腔静脉；GV. 性腺静脉。

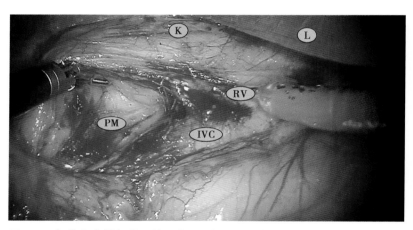

图 8-4　向外上方挑起输尿管上段，沿肾周筋膜背侧与腰大肌之间的疏松间隙游离右肾背侧

K. 右肾；L. 肝脏；PM. 腰大肌；RV. 右肾静脉；IVC. 下腔静脉。

可根据术前 CT、MR 及 3D 重建结果调整游离肾动脉的策略：如肾动脉主干位于肾静脉上缘，可从肾静脉上缘与下腔静脉右侧缘夹角处游离肾动脉主干；如果肾动脉过早分支，需将各主要分支动脉分别暴露；如肿瘤靠近肾门，可充分游离肾门部位的动脉分支，辨认并游离与肿瘤关系密切的血管，以备选择性阻断或零缺血肾部分切除。肾静脉不需要常规游离，除非考虑因肿瘤体积较大或位于中心部位时，在切除过程中可能损伤较大静脉，有明显出血的可能。

（2）左侧：基本策略与上述一致。不同之处：将性腺静脉与输尿管上段一并向外上方挑起，沿腹主动脉左侧缘进入肾脏后方间隙。

4. 辨认并游离肿瘤　切开肾周筋膜及肾周脂肪，肾被膜外游离肾脏，可保留肿瘤表面少量脂肪以便于后续操作。

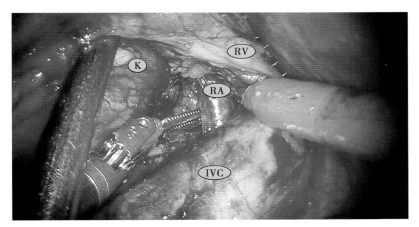

图 8-5 抬起右肾下极,逐步向头侧游离,暴露位于肾静脉后方的肾动脉主干
K. 右肾;RV. 右肾静脉;RA. 右肾动脉主干;IVC. 下腔静脉。

　　根据术前影像学检查结果制定游离策略:如肿瘤位于肾脏腹侧面,则只需游离肾脏腹侧面;如肿瘤位于肾脏上 / 下极,则需完整游离上 / 下极及相邻部分腹、背侧面;如肿瘤位于肾脏背侧,则需充分游离肾脏腹、背侧面及上下极,使肾脏能向中线方向翻折,暴露背侧;如肿瘤位于肾门,则需充分游离与肿瘤相邻的肾门处血管和集合系统,便于处理血管、缝合创面。在游离肿瘤过程中,有时需配合使用腔镜超声,明确肿瘤边界,保证分离范围足够(图 8-6~图 8-9)。

　　5. 阻断肾脏 / 肿瘤血供　可使用机器人辅助腹腔镜专用血管阻断夹或腹腔镜血管阻断夹。在上夹之前应结合术前影像学检查及术中所见再次确认是否为肾动脉主干、是否存在其他异位动脉或主干动脉提早分支,避免阻断不全。同时充分游离动脉主干,避免血管周围组织过多,影响阻断效果,或因动脉主干与邻近静脉粘连,阻断时误伤静脉(图 8-10,图 8-11)。

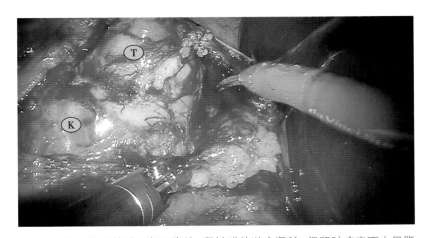

图 8-6 切开肾周筋膜及肾周脂肪,肾被膜外游离肾脏,保留肿瘤表面少量脂肪,肿瘤位于右肾门腹侧

K. 右肾;T. 右肾肿瘤。

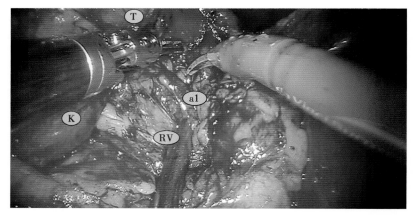

图 8-7　充分游离与肿瘤相邻的肾门处血管，可见与肿瘤邻近的偏上极肾动脉分支（a1 所示）

K. 右肾；T. 右肾肿瘤；a1. 肾动脉分支；RV. 肾静脉。

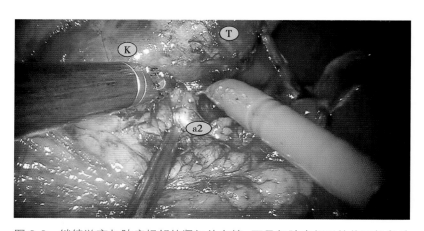

图 8-8　继续游离与肿瘤相邻的肾门处血管，可见与肿瘤邻近的偏下极肾动脉分支（a2 所示）

K. 右肾；T. 右肾肿瘤；a2. 肾动脉分支。

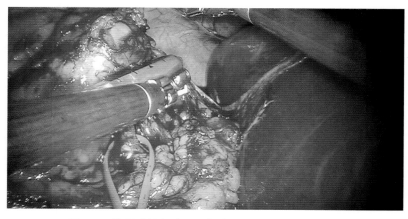

图 8-9　使用腔镜超声，明确肿瘤边界，确定切除范围

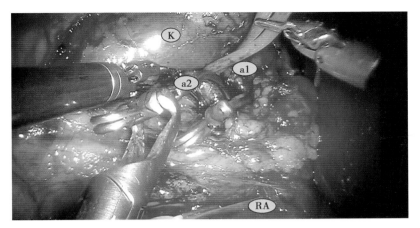

图 8-10　使用血管阻断夹分别阻断靠近肿瘤的两支肾动脉分支（a1 和 a2），
肾动脉主干（RA）以血管阻断带环绕标记，必要时方便阻断
K. 肾；a1 和 a2. 肾动脉分支；RA. 肾动脉主干。

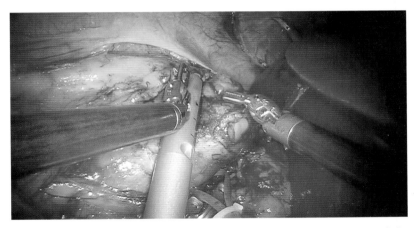

图 8-11　在血管阻断夹夹闭动脉后，应使用腔镜超声确认肿瘤及其周围肾组
织的动脉血供已被完全阻断

在某些病例中，可采用选择性阻断肿瘤部位供血动脉的方法，减少热缺血对肾脏的影响。在血管阻断夹夹闭动脉后，应使用腔镜超声确认肾脏或肿瘤周围的动脉血供已被完全阻断。在选择性阻断动脉时，可采用荧光显影技术确认局部的血流灌注情况。在血管阻断夹夹闭目标动脉后，经外周静脉注入荧光染色剂吲哚菁绿（indocyanine green，ICG），该染色剂与血管内的血红蛋白结合，并随血液循环系统流动，动脉、静脉在 5～50s 内先后显影，肾脏在 1min 内显影。在开启荧光功能后，术者可看到染色剂特定的绿色荧光，从而获得肾脏的灌注显影，评价肾脏及肿瘤的灌注情况。经过一定时间后，该染色剂也可进入淋巴系统、胆道系统和尿路之中，因此也可用它来观察集合系统破损和淋巴系统渗漏的情况。这些术中影像辅助技术可直观、方便、快捷地确认肾脏/肿瘤的血供是否完全阻断，辨认肿瘤边界，减少切除肿瘤、缝合创面过程中的出血，降低切缘阳性的危险，提高手术的安全性和手术质量。

6. 切除肿瘤 在阻断肾脏/肿瘤的动脉血供前应提前使用术中超声明确肿瘤边界,划定切除范围,估计切除深度。肿瘤切除范围应确保完整切除肿瘤,避免肿瘤破损,同时尽量保留正常肾脏组织。应根据肿瘤性质、体积、深度及与周围重要结构的关系制定切除策略:对于位置较深、外凸不明显且体积偏小的肿瘤,可从距离肿瘤边缘较远处切开肾被膜,逐渐斜向深入并向肿瘤基底边缘靠拢,避免形成口小而径深的井状切面,不利于观察和操作;对于边界清晰、光滑的肿瘤,可考虑靠近肿瘤假包膜行肿瘤剜除术;对于肾门部位紧邻肾门血管的肿瘤,应从近血管处向远离血管方向切除,减少误伤血管的可能;对于巨大体积的错构瘤,可紧贴肿瘤切除,并合理使用吸引器清理创面;对于肾下极内侧肿瘤,应提前对输尿管上段及部分邻近肾盂壁进行游离并保护,必要时可术前留置 DJ 管,减少损伤集合系统的风险;对于含有液体的囊实性、组织糟脆易破损或肿瘤边界不清晰的肿瘤,应考虑改为开放手术方式,避免因破损导致肿瘤腹腔内播散(图 8-12)。

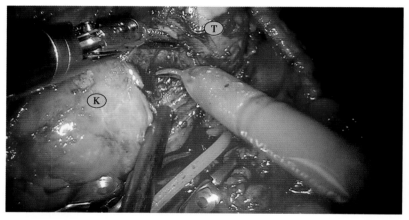

图 8-12 肿瘤及右肾下极动脉血供已被完全阻断,使用冷剪刀切开肾被膜,锐性和钝性结合的手法完整切除肿瘤

K. 肾脏;T. 右肾肿瘤。

切开肾被膜时,尽量使用冷剪刀切开的方式,避免创面观察不清。游离肿瘤时应锐性和钝性结合,如有明确出血点可用单极或双极电凝止血。在切除肿瘤时,可使用第 3 臂或由台上助手钳夹提起肿瘤表面脂肪,以便于观察和操作。台上助手使用吸引器时应间断吸引,因为持续吸引可导致气腹压力快速下降,增加创面出血,影响观察和操作(图 8-13)。肿瘤完整切除后,可将肿瘤装入取物袋中,收紧袋口后置于不影响操作的腹腔内位置,待完成缝合、解除阻断后再取出。

7. 创面缝合 肿瘤完整切除后,分层缝合创面。第一层缝合集合系统破损和创面上的血管断面,可使用可吸收 3-0 倒刺线进行连续缝合,两端线尾用 Hem-o-lok 夹固定于创面附近的肾脏表面(图 8-14)。如果集合系统破损较大,应考虑单独缝合破损处,避免术后出现严重血尿或腹腔内漏尿。第二层全层缝合创面,可使用 2-0 倒刺线进行连续缝合,两端线尾用 Hem-o-lok 夹固定于创面附近的肾脏表面(图 8-15)。缝合时应注意缝合的针距、深度及张力。为避免缝合过程中肾实质撕裂,进针点及出针点应选择肾被膜完好处,缝合时应沿缝针弧度方向旋转用力,收紧缝线时应沿出针方向牵拉。如果缝合张力较大,可再加固缝

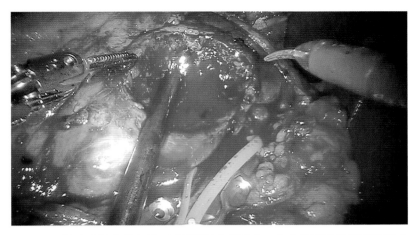

图 8-13 肿瘤已被完整切除，创面可见少量渗血。台上助手使用吸引器时应间断吸引，因为持续吸引可导致气腹压力快速下降，增加创面出血

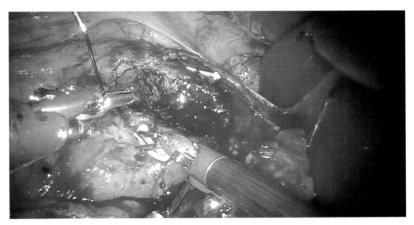

图 8-14 肿瘤完整切除后，分层缝合创面。第一层缝合集合系统破损和创面上的血管断面，可使用可吸收 3-0 倒刺线进行连续缝合，两端线尾用 Hem-o-lok 夹固定于创面附近的肾脏表面

合一层。在缝合完成后可通过调整线尾 Hem-o-lok 夹的位置来调整缝线张力。

在某些情况下可调整缝合策略：如果创面小而浅，也可不缝合基底，直接全层缝合。肾门位置的创面可采用冠状缝合（环形缝合）的技术。较小创面在完成第一层基底缝合后可松开血管阻断夹解除动脉阻断，然后再行第二层全层缝合，以缩短肾脏热缺血时间，此时肾脏已恢复血供，应注意缝合动作尽量轻柔标准，避免肾实质撕裂出血。对于非常浅表的创面可以考虑采用免缝合技术。

在缝合完成后可松开血管阻断夹，恢复肾脏血供。注意观察肾脏灌注情况，如肾脏质地软，色泽苍白，需警惕动脉折曲受压、动脉血栓的可能。注意观察缝合面是否有明显的活动性出血，注意观察尿液颜色。可适当降低气腹压力，进一步观察出血情况。如缝合面有明显的活动性出血，或明显血尿，应考虑调整缝线张力，或加强缝合。如果仅有缝合面或针孔附近少量渗血，可考虑压迫止血，或使用可吸收止血材料覆盖创面（图 8-16）。

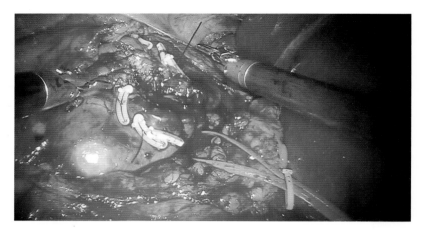

图 8-15 第二层全层缝合创面,可使用 0 号倒刺线进行连续缝合,两端线尾用 Hem-o-lok 夹固定于创面附近的肾脏表面。因创面紧邻肾门,故采用环形缝合技术。缝合完成后松开血管夹,可见肾脏色泽、质地均恢复正常,提示动脉灌注已恢复。创面无明显活动性出血

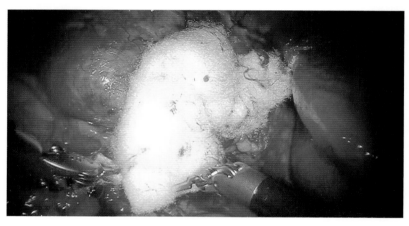

图 8-16 将可吸收止血材料(白色团状纤维)填塞于右肾缺损处

8. 肾周脂肪囊重建及关闭切口 使用 3-0 可吸收线连续缝合切开的肾周脂肪和肾周筋膜(图 8-17)。在肾脏创面或肾蒂附近留置腹腔引流管,经侧方 Trocar 引出(图 8-18)。取出标本。再次检查腹腔,尤其注意检查肾蒂、下腔静脉等大血管和同侧结肠,确认无出血、无手术物品遗留,撤除机器人辅助腹腔镜,缝合切口,结束手术。

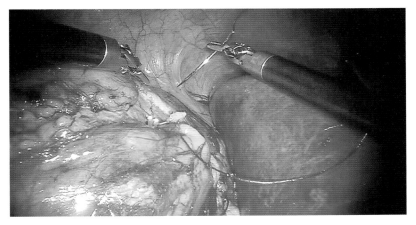

图 8-17　使用 3-0 可吸收缝线关闭切开的脂肪囊及肾周筋膜

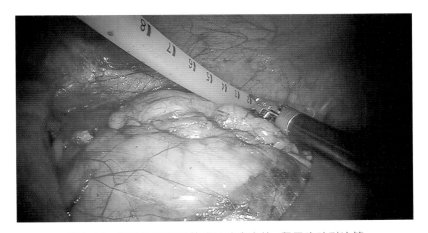

图 8-18　脂肪囊及肾周筋膜已缝合完毕，留置腹腔引流管

（谌　诚）

专家述评

　　肾部分切除术（partial nephrectomy，PN）是治疗 cT$_{1a}$ 肾肿瘤和一部分 cT$_{1b}$ 肾肿瘤的标准方式，实施 PN 的传统方式为开放术式（open partial nephrectomy，OPN），随着腹腔镜技术的进步，腹腔镜肾部分切除术（laparoscopic partial nepherctomy，LPN）逐渐取代了大部分OPN，但 LPN 术式对于初学者来说，依旧具有较高的难度。然而在过去十年，机器人辅助腹腔镜手术迅猛发展，RALPN 在全世界开展得越来越多，RALPN 有逐步取代 LPN 的趋势，这得益于机器人辅助腹腔镜手术系统的不断更新换代。机器人辅助腹腔镜手术下，符合人体工程学的设计降低了术者的手术疲劳，三维立体高清影像系统让术者视野更为宽阔，机械臂的灵活操作降低了开放术式或腹腔镜术式下的手术难度，并且这些技术的进步让许多已经适应了开放或腹腔镜术式的泌尿外科术者也可以很快适应机器人辅助腹腔镜手术的操作。

相比于 OPN 和 LPN，RALPN 具备出血少、恢复快、并发症少的优点，在肿瘤控制和肾功能方面，RALPN 等同于前两者。从 2012 年开始，RALPN 已经成为美国主要的 PN 术式，占所有 PN 术式的 66%，在一些经验丰富的中心，能做 OPN 的患者通常也适合做 RALPN，RALPN 的禁忌证更多取决于医师和患者，而非肿瘤本身。

LPN 术式下的缝合难度可以被灵活的机器人可旋腕器械大大降低，一些以往 LPN 术式下的高难度手术在 RALPN 下可以轻松实现肾肿瘤的切除和缝合。对比研究发现，RALPN 与 LPN 的平均学习曲线分别是 25～30 例和 >200 例，这极大降低了 PN 对于初学者的难度。接受 RALPN 后，只有 14.6% 的患者发展成为Ⅲ～Ⅳ期的慢性肾病，只有 12.1% 的患者存在术后并发症，5 年生存率为 97.8%。

配合三维可视化技术、术中导航、术中超声及荧光显影等技术，RALPN 手术的适应证在不断扩大，既往一些复杂肾肿瘤、多发肾肿瘤以及肾门处肾肿瘤等需采用传统 OPN 的手术逐渐采用 RALPN 完成，研究报道，在治疗平均直径为 3.3cm 的肿瘤上，RALPN 比 OPN 具有更低的术后并发症（12% vs. 13.7%）、更短的热缺血时间（16.0min vs. 20.1min）和较少的术中出血（100ml vs. 376ml）。对于 RENAL 评分≥7 分的肾肿瘤，RALPN 在住院时长、术中出血及并发症发生率上优于 OPN。

在手术入路方面，采用经腹膜后还是经腹腔入路，根据不同的术者经验及习惯。国外医师选择以经腹膜途径 RALPN 占绝大多数，国内术者因以腹膜后入路的 LPN 见长，在一些有经验的医疗中心，也开展经腹膜后的 RALPN，且与经腹腔入路的 RALPN 具有等效的安全性和有效性。国内研究显示，对于背侧、外侧和上极的肾肿瘤以及有腹部手术史的患者，经腹膜后入路 RALPN 更具优势。

（李学松）

参考文献

[1] LARCHER A, MUTTIN F, PEYRONNET B, et al. The Learning Curve for Robot-assisted Partial Nephrectomy: Impact of Surgical Experience on Perioperative Outcomes[J]. Eur Urol, 2019, 75(2): 253-256.

[2] MALTHOUSE T, KASIVISVANATHAN V, RAISON N, et al. The future of partial nephrectomy[J]. Int J Surg, 2016, 36(Pt C): 560-567.

[3] CACCIAMANI G E, MEDINA L G, GILL T, et al. Impact of Surgical Factors on Robotic Partial Nephrectomy Outcomes: Comprehensive Systematic Review and Meta-Analysis[J]. J Urol. 2018, 200(2): 258-274.

[4] CACCIAMANI G E, MEDINA L G, GILL T S, et al. Impact of Renal Hilar Control on Outcomes of Robotic Partial Nephrectomy: Systematic Review and Cumulative Meta-analysis[J]. Eur Urol Focus. 2019, 5(4): 619-635.

[5] FERRONI M C, SENTELL K, ABAZA R. Current Role and Indications for the Use of Indocyanine Green in Robot-assisted Urologic Surgery[J]. Eur Urol Focus. 2018, 4(5): 648-651.

[6] CHOI J E, YOU J H, KIM D K, et al. Comparison of perioperative outcomes between robotic and laparoscopic partial nephrectomy: a systematic review and meta-analysis[J]. Eur Urol. 2015, 67(5): 891-901.

[7] DELL'OGLIO P, DE NAEYER G, XIANGJUN L, et al. The Impact of Surgical Strategy in Robot-assisted

Partial Nephrectomy：Is It Beneficial to Treat Anterior Tumours with Transperitoneal Access and Posterior Tumours with Retroperitoneal Access？［J］. Eur Urol Oncol. 2019, S2588-9311（18）30218-9.

［8］ VARTOLOMEI M D, MATEI D V, RENNE G, et al. Robot-assisted Partial Nephrectomy：5-yr Oncological Outcomes at a Single European Tertiary Cancer Center［J］. Eur Urol Focus. 2019, 5（4）: 636-641.

［9］ HEKMAN M C H, RIJPKEMA M, LANGENHUIJSEN J F, et al. Intraoperative Imaging Techniques to Support Complete Tumor Resection in Partial Nephrectomy［J］. Eur Urol Focus. 2018, 4（6）: 960-968.

［10］ ANTONELLI A, CINDOLO L, SANDRI M, et al. Predictors of the Transition from Off to On Clamp Approach during Ongoing Robotic Partial Nephrectomy：Data from the CLOCK Randomized Clinical Trial ［J］. J Urol. 2019, 202（1）: 62-68.

［11］ CASALE P, LUGHEZZANI G, BUFFI N, et al. Evolution of Robot-assisted Partial Nephrectomy：Techniques and Outcomes from the Transatlantic Robotic Nephron-sparing Surgery Study Group［J］. Eur Urol. 2019, 76（2）: 222-227.

［12］ PORTER J, BLAU E. Robotic-assisted partial nephrectomy：evolving techniques and expanding considerations［J］. Curr Opin Urol. 2020, 30（1）: 79-82.

第九章

肾部分切除术后肾功能恢复研究进展

第一节　手术相关肾功能下降概述

随着大家对局限性肾癌研究的深入和手术技巧的不断进步,保留肾单位手术目前已成为手术治疗 T_1 期肾癌的标准术式。对手术难度不大、可完整切除肿瘤的某些 T_2 期肾癌患者,肾部分切除术也同样适用。前瞻性随机对照研究表明,平均随访 9.3 年的时间,局限性肾癌术后肿瘤特异性死亡率约占总死亡患者的 10%,而与心脑血管事件密切相关的肾功能的恢复与患者的远期生存密切相关。有研究表明,手术造成的热缺血再灌注损伤和手术过程中丢失的肾单位是肾部分切除术后肾功能下降的主要原因。但是,究竟是减少热缺血时间更重要还是保留更多的肾单位更重要,一直是肾部分切除术争论的焦点问题。此外,面对纷繁复杂的缺血方式,它们之间究竟有多大的差别,它们分别适用于哪些患者,这也是目前讨论得比较多的问题。在保留肾单位方面,究竟是随着肿瘤切除而丢失的肾单位多,还是缝合创面进行重建时肾单位丢失得更多,哪些手术技巧可以更好地减少肾单位的丢失,都是目前的研究热点。

最新进展

第二节 肾部分切除术中的缺血方式及对肾功能的影响

一、冷缺血肾部分切除术

冷缺血对肾功能的保护作用在开展肾移植时得到了淋漓尽致的体现。虽然肾部分切除术中的冷缺血有别于肾移植术中的冷缺血,但他们共同的特点是持续的低温使缺血再灌注损伤对肾脏功能的影响会明显降低。目前虽然冷缺血可以更好保护肾功能已经成为共识,但最佳的冷缺血方法、最优的肾脏低温范围、最安全的冷缺血时限,以及冷缺血较热缺血可以更好保护肾功能的程度等问题,仍然是目前还没有定论的热点问题。

(一)冷缺血的方法

冷缺血的方法多种多样,常用的有输尿管逆行插管低温技术、冰屑低温技术、经肾动脉灌注低温技术等[1]。

1. 输尿管逆行插管低温技术 经输尿管逆行插管灌注低温生理盐水的方法,很好地利用了自然腔道,无需特殊的技术,简单易行。术后的组织学表明通过该方法使肾脏冷缺血,肾脏的组织学改变非常小,且低温对于尿路上皮并未造成损害显示了该低温方法的安全性和有效性。输尿管逆行插管低温技术首先在动物实验中取得了成功。2002 年 Landman 等在猪活体实验中经输尿管逆行插管到肾盂,阻断肾门后,以外鞘为流入道,猪尾导管为流出道向肾盂中持续注入冰盐水,获得了肾皮质和髓质分别为 27.3℃和 21.3℃的低温。他们随后将这一技术用于 1 例开放手术肾部分切除的患者,术中测得皮质温度 24℃,髓质温度 21℃,获得了较为肯定的低温效果,从而提出该低温技术可应用于复杂的腹腔镜肾部分切除手术中。但该方法也存在一定的缺陷:由于肾脏皮质温度降温幅度较小,可能导致皮质降温不够;另一方面,灌注时肾集合系统内的压力升高,是否也会对肾功能造成不良的影响还不明确。

2. 冰屑低温技术 冰屑低温技术在开放手术中相对比较容易开展。在腹腔镜及机器人辅助腹腔镜手术中的应用经过了不断的技术上的改进。早期阶段,Gill 等在腹腔镜下放置一个冰袋,将肾脏充分游离后放进冰袋中,从而达到冷缺血的目的。然而游离后的肾脏易于从袋子中滑脱,另外冰屑影响腔镜下的术野,且阻断钳一旦夹到袋子将导致肾门不完全阻断而易于出血。后来随着机器人辅助腹腔镜手术的开展,Kaouk 等不再放入冰袋,而是游离出肿瘤和肾蒂后,阻断肾蒂并在其周围放几块腔镜纱将肠管保护起来,再将冰屑在合适的套管或者新增的套管中注入。研究发现冰屑低温技术可以将肾脏的温度降低至 10～26℃,平均 15℃,完全能达到冷缺血的效果。

3. 经肾动脉灌注低温技术 经肾动脉冷灌注技术在国外和国内都有开展,但因为相对复杂,并没有得到大范围推广。经肾动脉冷灌注可为肾脏手术提供一个清晰无血的术野,有利于准确辨认血管,精确结扎,避免过多盲目地缝合对肾皮质造成的损伤。同表面冰屑低温技术相比,该技术降温速度较表面冰屑降温快很多。有研究甚至发现术后动脉冷灌注组在肾功能的保护上优于表面冰屑低温组。该技术的问题在于:需要介入放射科医师协助,过程较为复杂;副肾动脉的出现限制其应用;放置导管时造影剂本身有肾毒性;球囊导管滑脱,可能导致术中出血;低温灌注液可能导致患者低体温,容量负荷过重、电解质紊乱,此外,尚有肾动脉栓塞的风险。

(二)最佳的肾脏低温范围

Wand 等最早对最佳的肾脏低温范围进行了较为系统的研究。他们通过动物狗模型,在不同温度梯度下让其经历 90min 的缺血时间,比较缺血前后 GFR 的变化得出结论:温度并非越低越好,15℃是最佳温度,最好不要超过 22℃。Saitz 等人通过研究也发现,肾脏在 15~20℃时代谢几乎已经停止。此外,也有研究表明,20~25℃的低温足以发挥对肾脏的保护作用。

(三)安全的冷缺血时限

因为采取的低温方法、低温的程度和判定的标准不同,关于安全的冷缺血时限的说法也不尽相同。比较早期的研究认为 90min 的冷缺血是安全的。Thompson 等分析了美国最顶尖的两家医院克利夫兰诊所和梅奥诊所泌尿外科的 537 例行肾部分切除的孤立肾患者后指出,与不缺血相比较,即使是冷缺血也会增加患者急、慢性肾功能不全的风险,冷缺血超过 35min 会增加患者急性肾衰竭的风险。但因为缺血时间的延长往往伴随着肿瘤手术难度的增加,正常肾单位的丢失往往也会增加,因此 35min 作为临界值可能会不太准确。笔者随后通过克利夫兰诊所的 151 例冷缺血病例研究发现,当考虑了手术过程中肾实质丢失的情况下,即使缺血时间>35min,冷缺血环境下肾脏的功能恢复也能达到 100%。因此,目前冷缺血的安全时限应该在 60min 以上,冷缺血状态对于我们完成肾部分切除术这个手术来讲应该是很安全的[2]。

(四)冷缺血的优势

不论开放手术的年代还是腹腔镜和机器人辅助腹腔镜微创手术当道的今天,冷缺血都不难实施。但目前世界范围内,冷缺血的开展只是占到很少的比例,这主要还是因为现在的研究普遍认为只有在延长的热缺血时间范围内,热缺血对肾功能的影响才会比较大。笔者曾通过对美国克利夫兰诊所具有详细围手术期和随访资料的 401 例肾部分切除术患者资料发现[2],冷缺血较热缺血大约能多保护 7% 的肾功能。但缺血本身对肾功能的影响并不随着时间的延长而等比例的降低。对于热缺血来讲,每 10min 的热缺血时间可能会造成大约 2.5% 的肾功能下降,但可能前面 20min 的影响微乎其微,当超过了 35min 时有可能肾功能会迅速降低,只是这些观点都需要更多的研究来加以证实。对于冷缺血来讲,即使非常困难的病例一般缺血时间也不会超过 1h。因此,目前认为只要冷缺血达到了 15℃的温度,冷缺血对于肾功能的恢复几乎没有影响。

二、肾动脉主干阻断肾部分切除术

肾动脉主干阻断是目前开展最普遍的一种热缺血方式。前面有讲到由于有限的热缺血时间范围内,即使肾动脉主干完全阻断,肾部分切除术后肾功能的恢复受缺血再灌注损伤也非常有限。

肾部分切除过程中,由于肾动脉主干阻断,肾脏会经历缺血-再灌注损伤。缺血再灌注损伤是指器官或组织在缺血后重新获得血供时,不但没有使器官或组织的功能得到恢复,反而加重了其功能代谢障碍及结构破坏的现象。由于肾脏组织结构和功能特殊,对缺血再灌注损伤也非常敏感。缺血再灌注损伤是多方面、多因素多途径介导的,与氧自由基的爆发性释放、炎症反应、细胞内钙超载、细胞凋亡等过程密切相关。

研究热缺血对肾脏功能的影响由来已久。最初的研究主要来源于小动物的动物模型。研究发现,大鼠能够恢复肾功能的最大热缺血时间约40min,肾缺血不可逆损伤的阈值是60~90min,而在兔子中最大热缺血时间约为60min。狗和猪被报道分别可以在热缺血90min和120min后恢复肾功能。猴子最大的热缺血时间是90min,120min时无法观察到肾功能的恢复。动物的解剖和生理特性与人类有很大的不同,这限制了相应数据的临床转化。啮齿动物如小鼠、大鼠和兔子是单叶单乳头的肾,这与猴子和人类的多叶多乳头肾,尿液先清空进入分支的肾盏网络,然后如漏斗般进入肾盂显著不同。再者,每个物种的动静脉结构也显著不同,狗、仓鼠、大鼠和家兔的肾段动脉缺乏多重锥体,而人类和猪的叶间和肾段动脉是一个供应许多肾叶的复杂系统。这些差异表明物种间皮质和髓质的氧气需求可能是不同的。犬和猪的动物模型虽然与人在体重、肾解剖、肾生理上有较大的相似性,但是一方面肾血管损伤和血栓形成造成的肾损伤在不同物种中存在差异,如猪的血栓形成动力学显著慢于人类,表明猪与人相比具有种属特异的内皮细胞和炎症损伤反应特性。另一方面是肾血流的自身调节,即使作为犬型亚目近亲的狗与海豹对肾缺血的耐受性都存在极大的差异,因此在物种间进行肾生理数据的推断必须谨慎进行,另外动物与人之间的解剖和生理上的差异也限制了相应数据的临床转化。此外,目前大型动物研究的局限性还包括样本数低,研究持续时间短,只用血清肌酐或尿素氮进行有限的功能评估等。再者动物实验的研究终点,如肾血流量、管型尿流量和压力、尿液生物标志物对应于临床实践的具体临床意义也不确定。因此直接将动物实验功能恢复的数据应用于推断临床实践往往是不合适的[3]。

纵然有前期大量的动物实验研究,但究竟人类肾脏能耐受多长时间的热缺血一直是个争论不休的话题。早期的研究基本都为证据等级较差的回顾性病例研究,普遍认为人类肾脏能耐受的热缺血时间应该在25~30min,尤其是发表在European Urology上面的一篇认为每一分钟的热缺血时间都很重要的文章更是将缩短热缺血时间或者是避免采用热缺血这一手术方式推向了顶峰。这篇文章对362例孤立肾患者术后肾功能短期和长期的影响进行了评估。研究发现术后30天的急性肾衰竭(acute renal failure,AFR)发生率为19%,其中16%的患者GFR<15ml/min,新发Ⅳ期CKD的比例为17%。该研究还发现热缺血时间延长与ARF(每增加1min比值比为1.05,$P<0.001$)和GFR<15ml/min(比值比为1.06,$P<0.001$)呈明显的正相关,即热缺血时间每增加1min,随访期间发生新发Ⅳ期CKD的风险就会增加6%。另外,以5min为增量评价热缺血时间时,25min以上和25min以下的新发Ⅳ期CKD差异非常显著,因此,作者得出结论认为25min是肾脏能耐受热缺血损伤的最长时间。但仔细分析这篇文章发现有两个问题,第一是热缺血时间>25min这一组肿瘤的平均大小为4cm,而热缺血时间<25min这一组肿瘤平均大小为3cm,两组患者的手术难度应该完全不一样;第二是这篇文章当时并没有考虑到手术导致肾实质即肾单位丢失的问题,

而往往热缺血时间长的病例表明其手术的难度更大,手术切除和重建时丢失的肾实质往往也更多,丢失肾实质可能才是肾功能减退的最主要原因。随后 Campell 教授团队将病例数高达 660 例的一组孤立肾患者的临床资料进行了多因素分析,他们发现当不纳入肾实质保存量这一因素时,热缺血时间的确与术后肾功能密切相关($P=0.02$)。当纳入肾实质保存量这一因素时,热缺血时间不再具有显著相关性($P=0.5$)。这篇文章非常有意义的一点在于这些患者都是孤立肾患者,是研究肾部分切除术后肾功能恢复最好的研究病例。但现实的情况是,我们的患者绝大多数都是对侧肾功能正常的患者,孤立肾研究中的结论是不是也适用于现实中的病例呢?笔者为了更好分析热缺血损伤和肾实质丢失二者的关系,通过测量 401 例患者术前术后肾实质的量和术前术后分侧肾功能的变化发现,肾实质的保存量和热缺血时间都与术后肾功能在统计学上呈显著相关性,但肾实质保存量的相关系数为 0.63,而热缺血时间的相关系数仅仅为 0.17。进一步分析发现,在热缺血时间>35min 这一组病例中,当较正了肾实质丢失量之后,热缺血对肾脏的损伤导致大概 20% 的肾功能不能得到恢复,但热缺血时间在<25min 组和 25~35min 组,肾功能的恢复能力都在 90% 以上。因此,笔者比较赞同目前关于肾动脉主干阻断的肾部分切除术的主流观点,即热缺血再灌注损伤只有在延长的热缺血时间情况下才会对肾功能的恢复带来比较大的影响。而在有限的热缺血时间范围内(甚至可以达到 35min),人类肾脏是能很好耐受热缺血再灌注损伤的,这也基本都能够满足我们目前完成肾部分切除术的主干阻断时间[4]。

当然对于究竟阻断多长时间才安全的临床研究已经发表了很多,意见不一。1 项包含了大约 2 000 例肾部分切除术患者的倾向性匹配研究发现,热缺血时间超过 30min 和少于 30min 两组患者术后肾功能没有显著性的差异,进一步证实,延长的热缺血时间与术后 CKD 没有显著的相关性,也不会导致术后肾功能的进一步恶化。这项研究很清晰的传达了一个信息,不能以仅仅一次的热缺血时间来作为肾功能损伤的标志。此外,Campbell 教授团队对肿瘤位于肾脏一极的病例进行了研究,他们测量了阻断肾动脉前后远离肿瘤的另一极的部分肾脏的体积的变化,发现手术前后这部分肾脏体积不会发生变化,也就是说肾部分切除术中肾动脉阻断是不会造成肾脏萎缩的,可能从另一个层面反映在有限的热缺血时间范围内,肾动脉主干阻断是不会对肾脏的功能带来太大的影响[5]。

目前在研究人类肾脏耐受热缺血再灌注损伤方面唯一的一个 2 级证据的研究发现,无论是肾单位的细胞结构还是术后急性肾损伤程度,在不同热缺血时间患者中都没有显著性的差别。这个研究纳入了 40 例肾部分切除术患者,研究者在阻断肾动脉之前先对 40 例患者的手术侧肾脏进行了活检并作为基线水平用于对照,之后每阻断 10min 活检一次,肾蒂阻断夹松开前和松开后 5min 再活检一次。术后分析发现,无论是显微镜下的结构和肾功能的改变都非常微弱,而且最重要的是,这种微弱的改变也与热缺血的时间毫无关系。因此作者认为人的肾脏可以安全耐受 30~60min 的热缺血时间。此外,他们还在术后一年观察了这批患者的肾功能,发现肾功能也无明显的改变。

当然,减少热缺血再灌注损伤对患者来说肯定是有好处的。除了尽量减少热缺血时间外,既往也有采用很多药物希望能保护缺血再灌注损伤对肾功能影响的研究。其中甘露醇是被最广泛应用的一个。但最近的多项前瞻性随机对照研究发现,甘露醇对术后半年的肾功能保护是没有作用的,因此,目前已经不再推荐应用于术中保护肾功能。在一些动物实验的研究中,有人认为干细胞包括尿源性干细胞和骨髓间充质干细胞对肾功能的恢复具有一定的促进作用,但这些研究转化为临床应用还有很长的路要走。

三、高选择肾动脉阻断肾部分切除术

肾动脉由腹主动脉发出后,进入肾脏之前,一般发出前尖、前上、前中、前下及后共 5 支肾段动脉,分别对相应的肾段供血,各段动脉在肾内并无交通,并再发出更细的动脉分支。仅阻断 1 支向肿瘤区域供血的段动脉,可保证大多数正常肾实质的血供正常,无缺血性或缺血再灌注损伤。有学者探索术前行选择性肾段动脉栓塞阻断血流,不需术中阻断肾蒂血管,无肾缺血及缺血再灌注损伤的风险,也可减少术中出血。但这种方法可能会导致一些本可以保留的正常肾组织因栓塞而缺血坏死进而过度丢失,也可能因缺血坏死部分波及集合系统,缝合后愈合困难导致尿瘘,还可能在未栓塞的正常肾组织上缝合关闭瘤床时产生大出血。阻断某一特定的肾段动脉而对其余肾段动脉供应的肾脏不产生缺血再灌注损伤,即为高选择肾动脉阻断肾部分切除术的理论基础。

近年来,随着三维血管重建技术的发展应用,外科医师术前即可了解肾脏血管的三维结构、肿瘤与供应血管的解剖关系,以及有无必要预先离断处理的迷走血管等情况。明确肿瘤所属区域的肾段动脉与肾动脉主干及其他段动脉的三维解剖关系,可指导术中肾段动脉的分离及阻断,使高选择性肾动脉阻断肾部分切除术变得更加容易开展。国内学者首先介绍了腹腔镜下肾段动脉阻断的肾部分切除术,术后显示较常规肾动脉主干阻断可以更好地保护肾功能。选择性肾动脉阻断可以清楚显示肿瘤和所属肾段边界,避免肾脏组织切除过多。由于阻断的肾段及肿瘤均有不同程度的缩小,可使手术创面缩小,缩短手术时间、降低操作难度。该术式在切除肿瘤及部分正常肾组织后,被临时阻断的余留部分肾段组织,即使热缺血时间超过 30min,也可有不同程度的肾功能恢复。这就很大程度地保留了患肾术后的功能。在围手术期并发症方面,虽然有人报道高选择肾动脉阻断肾部分切除术术后大出血和漏尿的并发症较高,但均无统计学意义的差异[6]。在 Desai 等进行的 1 项 121 例机器人辅助腹腔镜肾部分切除术患者的回顾性对照研究中,58 例患者行高选择肾动脉阻断肾部分切除术,63 例行标准肾部分切除术,研究表明高选择肾动脉阻断肾部分切除术组手术时间较长($P<0.001$)和输血率更高(24% vs. 6%,$P<0.01$),但两组在总出血量、围手术期并发症及住院时间方面大致相当。而术后肾功能方面,高选择肾动脉阻断肾部分切除术组术后肾小球滤过率的下降更低($P=0.03$)。在肿瘤的控制效果方面,目前的研究表明,高选择肾动脉阻断肾部分切除术组不会增加切缘阳性率。

虽然高选择肾动脉阻断技术并未达到真正意义上的“零缺血”,并轻度增加了手术时间及术中出血量,但成功地避免了全肾热缺血再灌注损伤,获得了优于肾动脉主干阻断的术后早期肾功能恢复。但需要注意的是,因为手术技巧要求比较高,高选择肾动脉阻断肾部分切除术开展的单位并不多,如果真的如国外报道那样,高达 24% 的输血率是基本不能被国内目前的医疗现状所能接受的。在肾功能保护方面,虽然高选择肾动脉阻断肾部分切除术与肾动脉全阻断的肾部分切除术相比较,可能会更好地保护肾功能,但术后总肾功能保护比例大约在 83%~89%,这也是绝大多数单位行肾动脉主干阻断肾部分切除术完全能达到的。高选择肾动脉阻断肾部分切除术由于出血更多,手术视野往往更差,可能在肿瘤切除和肾脏缝合重建过程中有更多的正常肾实质丢失,这对肾功能保护来讲也是不利的。此

外,需要特别强调的是,高选择性阻断技术难度较大,且沿动脉主干逐级分离过程中容易引起肾动脉痉挛,并存在损伤肾蒂的风险。

四、零缺血肾部分切除术

为了解决热缺血可能导致的缺血再灌注损伤对肾功能损害这一问题,临床上致力于非阻断即零缺血肾部分切除术的研究越来越多。即使有观点认为,零缺血将肾部分切除术变得更加复杂,迫使医师在不断出血的手术视野中完成肿瘤的切除和肾实质的重建,而术后的肾功能往往可能得不到最大程度地保护。但是,就目前发表的大多数研究来看,相比肾动脉主干阻断的热缺血而言,对适宜病例选择零缺血肾部分切除术是安全有效的,并且在肾功能保护和肿瘤控制方面,随访结果也还不错。

早在开放手术年代,零缺血肾部分切除术即有开展。那个年代大家习惯称为非阻断肾部分切除术(off-clamp/clampless/unclamped PN)。手术技巧主要是通过手指压迫肿瘤周围正常肾实质止血、激光剜除止血抑或水刀切除止血等方式行零缺血肾部分切除术。他们比较了 192 例行零缺血肾部分切除术和 116 例行肾动脉主干阻断肾部分切除术在围手术期和肾功能方面的差别。研究结果发现,零缺血肾部分切除术组术后 1 年的 eGFR 减少率较肾动脉主干阻断组统计学上差异有显著性(12.3% vs. 9.8%,P=0.037)。这种优势在孤立肾患者中统计学上表现更加明显,eGFR 减少率分别为 4.4% 和 2.1%(P=0.027)。但在输血率上,零缺血肾部分切除术明显高于肾动脉主干阻断肾部分切除术(42% vs. 23%,P=0.001)。手术时间(226.5min vs. 192min,P=0.001)和术中出血量(500ml vs. 200ml,$P<0.001$)方面,零缺血组的效果也明显较主干阻断组差。Kopp 等报道了一组包含 64 例行开放零缺血肾部分切除术和 164 例行肾动脉主干阻断肾部分切除术临床资料。研究发现,相对于肾动脉主干阻断肾部分切除术而言,零缺血肾部分切除术的失血量更高(300ml vs. 200ml,$P<0.001$),但并发症发生率相当(14.2% vs. 14.1%,P=0.430)。在肾功能方面,零缺血组的长期 CKD 发病率更低(12.5% vs. 24.4%,P=0.05)。研究结果提示零缺血肾部分切除术在肾功能保护方面确实有令人满意的结果。但是,作者也分析零缺血患者的 R.E.N.A.L. 评分往往更低,手术难度不大,这可能也是取得更好远期肾功能的原因之一。

真正提出零缺血这一概念的是 Gill 教授。他们也是较早开展微创手术行零缺血肾部分切除术的单位之一。他所在的团队通过术中控制性低血压来开展零缺血腹腔镜肾部分切除术,术中平均动脉压降至 60mmHg 左右,从而有效减少了肾肿瘤切除过程中的出血。术中中位出血量为 150ml(20~400ml),3 级以上的并发症为 6.6%。同时作者报道该方法在肾功能保护方面的优势也非常明显,术前和术后的中位 GFR 分别为 75.3ml/min、72.9ml/min。但作者同时也指出该方法存在着麻醉风险大,手术成本高,低血压可能造成肾前性急性肾损伤,部分合并心脑血管疾病的患者难以耐受术中低血压等问题。Abaza 等报道了另一种预缝合肾实质的零缺血肾部分切除术。他们在术中超声引导下越过肿瘤基底,从肿瘤一侧肾实质进针,另一侧肾实质穿出。待肿瘤完整切除后,立刻收紧预留的多根缝线,达到止血缝合的效果。该方法尽管是在超声引导下完成,但在预留缝针时仍有可能误入肿瘤瘤体内,破坏无瘤原则。此外,在肿瘤切除时由于缝线与肿瘤底部距离较近,可能会将预置的缝线剪断导致术中出血增加。

　　虽然临床上采用其他不同的手术技巧来达到零缺血肾部分切除术的报道也并不少见，但整体上，目前主要采用的还是沿着肿瘤假包膜外侧进行肿瘤剜除或者切除薄层正常肾实质的肾部分切除术比较多，同时用单极或者双极电凝等进行瘤床止血。因此，目前零缺血肾部分切除术主要适用人群还是肿瘤直径较小、外生型为主的肿瘤，并且患者一般情况较好，以避免大出血对患者带来致命伤害。

　　在研究零缺血肾部分切除术时，出血与远期肾功能的关系是一个不得不面对的热点问题。有研究认为，防止围手术期出血可能比肾动脉阻断时间更重要。Abdel Raheem 等专门对出血量与 CKD 进展的关系进行了研究。在这组中位随访时间为 20 个月的研究中，他们发现肿瘤直径＞3.2cm 及 PADUA 评分＞9 的患者围手术期出血及输血的可能性更高。此外，在零缺血肾部分切除术中，出血量＞400ml 与 CKD 升级呈显著正相关。

　　虽然目前有较多的队列研究表明，零缺血较肾动脉主干的热缺血在肾功能保护方面可能更有优势，但毕竟证据级别不高，病例数不多，随访时间不长，而且都是回顾性研究为主。此外，这些研究基本都是凭主刀医师主观判断来选定某一个具体病例究竟是开展零缺血还是热缺血，也就是说这些研究没有对零缺血的开展形成入选标准。目前唯一的正在开展的比较零缺血与热缺血机器人辅助腹腔镜肾部分切除术的前瞻性随机对照试验是名为 CLOCK 的研究[7]。这项研究纳入了 7 个中心的 301 例患者，其中 152 例行零缺血，149 例采用了肾动脉主干阻断。这个研究要求主刀医师有至少 100 例机器人辅助腹腔镜肾部分切除术的手术经验，而且肾肿瘤的难度要求 R.E.N.A.L. 评分＜10 分。在 152 例零缺血的患者中，有 61 例（40%）被迫术中中转为肾动脉主干阻断，其热缺血且平均阻断时间为 15min。中转为热缺血的患者的肿瘤直径较成功实施零缺血的肿瘤直径更大（3.5cm vs. 2.2cm），R.E.N.A.L. 评分更高（7 vs. 6），且随着肿瘤难度的增加，中转热缺血的可能性越来越大。当 R.E.N.A.L. 评分为 4 时，相关系数为 1，也就是基本不会中转为热缺血；但 R.E.N.A.L. 评分为 5～6 时，相关系数为 1.8；当 R.E.N.A.L. 评分为 7～8 时，相关系数为 3.6；当 R.E.N.A.L. 评分为 9 及以上时，相关系数高达 6.6。中转为热缺血的病例往往需要更长的手术时间，术中失血往往也更多，而且肾脏重建时缝合两层的可能性也越大。两组患者在总的手术并发症和术后 6 个月的肾功能两个方面没有显著的差别。这项研究目前还在进行中，远期肾功能的获得还需要一段时间。但是，这项研究高达 40% 的病例从零缺血中转为热缺血，提醒我们在开展零缺血的时候一定要作好充分的准备，随时都有大出血的可能。目前至少在短期肾功能方面，零缺血并没有比肾动脉主干阻断更好地保护肾功能，因此确保手术安全还是应该放在第一位的。这也与 2019 年的一篇荟萃了 156 篇不同缺血方式的肾部分切除术研究的综述性文章观点基本一致，目前尚不能明确任何一种缺血方式在肾功能的保护甚至是肿瘤根治效果上优于其他的缺血方式[8]。

第三节　肾部分切除术中肾实质的丢失及对肾功能的影响

　　在肾部分切除术后肾功能恢复方面，目前主流观点认为，在有限的热缺血时间范围内，肾实质的丢失是肾功能下降的最主要原因，这在孤立肾和对侧肾功能正常的肾癌患者中都得到很好的证实。肾实质的丢失可能来自于随着切除肿瘤时丢失的肾实质（excised parenchymal mass，EPM），也可能来自于缝合创面进行肾脏修复重建时去血管化的肾实质（devascularized parenchymal mass，DPM），但究竟两者对肾功能的影响分别有多大，怎么有效减少肾实质的丢失来促进肾部分切除术后肾功能的恢复的研究目前还不太深入。

一、EPM 及 DPM 对肾功能的影响

EPM 和 DPM 是肾部分切除术中肾实质丢失的两个方面。其中任何一方面的增加，都会导致总肾实质丢失的增加，都会对肾功能的恢复带来负面影响。

EPM 是为了保证手术切缘阴性而随着肾脏肿瘤切除的。随着我们对局限性肾癌研究的深入，关于肿瘤周围正常肾实质厚度的认识，已经从过去的至少 1cm 发展为现在的观点，即只要手术切缘阴性而不论这部分肾实质厚度究竟是多少均是安全的。甚至目前对选择性病例行肾肿瘤剜除术，也被越来越多的研究认为是安全的，而且正在被越来越多的医师接受。在过去由于 EPM 丢失的比例比较高，因此认为这一部分肾实质的丢失对肾功能的影响比较大。现在由于这一部分所占的比例越来越小，甚至像肾肿瘤剜除这样的手术方式已经把 EPM 降至极限值，因此这部分肾实质对肾功能的影响越来越小。笔者曾经对 168 例行标准肾部分切除术患者的数据进行分析发现，EPM 的中位值大概为 9ml，占手术侧肾脏体积的 5% 左右，这部分体积的丢失与患者术后肾功能的相关性非常低（r=-0.23）。

DPM 是术中切除肿瘤后进行肾脏创面缝合时去血管化的肾实质。这部分肾实质由于修复重建肾脏的方式不同可能会有一定的差别。例如现有研究认为如果采用单层缝合肾脏创面比进行双层缝合时丢失的肾实质要少。除此之外，目前有行激光剜除肾肿瘤的，热损伤导致肾实质的丢失可能与外科缝合也不一致。因此，可以说 DPM 这一部分肾实质也是肾部分切除术后肾功能恢复的可调控因素之一。目前对这一部分肾实质的丢失的研究主要是在外科手术缝合这一方面。笔者曾研究发现，标准肾部分切除术中 DPM 的中位值大概为 16ml，占手术侧肾脏体积的 9% 左右，这部分体积的丢失及总的肾实质的丢失与患者术后肾功能相关性明显（r=-0.55，r=-0.64）[9]。

二、降低 EPM 及 DPM 的方法及意义

（一）肾肿瘤剜除术的安全性及效果

随着对减少 EPM 对手术肿瘤控制效果研究的深入，将 EPM 降至极限的肾肿瘤剜除术得到了越来越多的团队的认可。肾肿瘤剜除并不是一种新兴的肾部分切除术，从 20 世纪 80 年代开始便在欧洲几个较大的中心开始开展。早期肾肿瘤剜除术主要应用于良性肿瘤、家族性肾癌及多发性肾癌的治疗。随着对局限性肾癌研究的深入，越来越多的研究证明，局限性肾癌术后肿瘤特异性死亡率所占比例非常低，而术后肾功能的恢复是患者获得远期生存最主要的因素之一。由于大多数局限性小肾癌具有完整假包膜，在剜除过程中，假包膜外的薄层受压变性的肾组织与正常肾组织之间形成容易分离的平面，沿着该平面即可完整切除肿瘤。因此，肿瘤剜除术逐渐开始应用于散发性肾癌的治疗，尤其在保留肾功能成为必需的患者，如孤立肾及慢性肾功能不全患者。目前，肿瘤剜除术的应用得到了越来越

多泌尿外科医师的认同，即使在对侧肾功能正常的散发性肾癌中也累积了大量的病例报道，在根治肿瘤的同时更好保护了肾功能。

　　剜除术较标准肾部分切除术可以减少肾实质的丢失，但究竟减少了多少，对患者术后肾功能的影响究竟有多大，目前报道的并不多。笔者所在课题组作为国内最早开展散发性肾癌行肿瘤剜除的研究中心之一，前有报道发现，剜除虽然能够减少正常肾实质的丢失，但因为对侧正常肾脏的代偿作用，剜除并不比标准肾部分切除在总肾功能方面得到更多的保护，但剜除可以减少热缺血时间、总手术时间和出血量，在切缘阳性率及局部复发和远处转移方面，二者也并无统计学差异[10]。笔者随后通过分析美国克利夫兰诊所和芝加哥洛约拉大学医学中心数据发现，剜除较标准肾部分切除可以明显减少手术侧肾脏肾实质的丢失，剜除组中位肾脏体积丢失约 9ml，标准肾部分切除组为 27ml，剜除在总肾功能的保护上体现出了统计学优势，剜除还能减少新发慢性肾功能不全 3 级患者的比例[11]。

　　肾肿瘤剜除手术技巧上主要是在肾肿瘤和正常肾实质的交界部尽快找到假包膜，在分离肿瘤过程中采用锐性和钝性分离相结合的方式。因为肿瘤外面缺少像标准肾部分切除那样 5～10mm 厚度的正常肾实质，因此尽量做到动作轻柔，不要用力过大划破肿瘤。但肿瘤剜除主要让尚不了解这一手术方式的医师感到不安的还是手术切缘的问题。因为剜除是紧贴肿瘤的假包膜完成肿瘤的切除，所以很多人理所当然地认为越靠近肿瘤的边缘，肿瘤切缘阳性率会越高。但研究发现，剜除并没有增加局限性肾癌的切缘阳性率，也并不会增加局部复发率和远处转移率。Minervini 等研究发现除了具有浸润性生长特征及肿瘤分级是 4 级的肾癌不适合行剜除术外，肿瘤剜除与标准肾部分切除在不同分期和其他不同分级的局限性肾癌的无进展生存期（progression-free survival）和肿瘤特异性生存期并不存在差异。魏强教授团队通过 Meta 分析发现，肿瘤剜除与标准肾部分切除在切缘阳性率和局部复发率方面也不存在差异。甚至在前瞻性非随机对照研究中，Schiavina 等发现肿瘤剜除可以减少肿瘤的切缘阳性率。研究认为，由于局限性肾癌往往具有肿瘤假包膜，其限制了肿瘤的浸润，同时由于肿瘤生长压迫周围的肾实质发生变性，剜除能清晰看到肿瘤假包膜并较容易将所有肿瘤细胞和部分变性的肾实质一并完整切除，不易误入肿瘤中。当然，若肿瘤假包膜与周围组织粘连严重，则适宜在假包膜外进行锐性分离，以避免肿瘤残存。另一个担忧来自于肾肿瘤可能存在微卫星灶，但微卫星灶主要存在于影像学上具有明显浸润性生长、包膜不完整的肿瘤，而这类肿瘤不论是行标准肾部分切除还是肿瘤剜除，其局部复发机会都明显增加。近来有研究发现，将根治性切除的 T_{1b} 期肾癌标本体外进行肿瘤剜除后，病理显示瘤床发生微卫星灶的比例仅为 1.7%，从另一个层面表明对可以行部分切除的早期肾癌，其微卫星灶的发生率就更低了。

　　综上所述，对于肾肿瘤剜除是一种技术上可行、肿瘤学上安全的一种保留肾单位手术。因为较标准肾部分切除能减少 EPM 的丢失，肿瘤剜除在肾功能保护方面可能具有优势，对于减少远期因为肾功能不全导致的心脑血管疾病方面可能起到了积极作用[12]。

（二）肾脏修复重建方法及免缝合肾部分切除术的现状

　　虽然目前肾脏修复重建有使用生物蛋白胶进行的免缝合方法，但主要还是通过缝合肾脏创面来完成的。缝合创面往往根据手术的需要采用单层缝合或者双层缝合，在具体缝合方式上有采用连续缝合，也有采有间断缝合。理论上讲，不管采用哪种缝合方式，都有出现去血管化的肾实质的可能，丢失的肾实质较免缝合的应该更多。但免缝合毕竟是1项相对更新的技术，目前各国指南也强调任何一种生物材料不能取代缝合来减少术后出血等并发症发生。因此，即使在强调肾部分切除术中应注意保存更多的肾单位的今天，研究免缝合的前瞻性随机对照试验至今没有出现，肾脏修复重建也还没有统一的标准。

最近，Avitan等回顾性分析了69例肾部分切除的患者的临床资料，其中26例采用了一种生物蛋白胶（BioGlue）完成肾脏免缝合，另外43例采用了常规缝合。他们发现，两组患者在肿瘤大小、肾功能等基线水平基本一致，但在手术效果及术后肾功能方面，使用生物蛋白胶免缝合组表现出了优势。缝合组的出血量是免缝合组的3倍，热缺血时间是26.6min，而免缝合组只有21min。在肾实质的丢失方面，缝合组平均丢失了26.28ml，而免缝合组仅丢失8.92ml，两组具有明显统计学差异（$P=0.048$）。但正如作者提到，这是一个回顾性的研究，而且涉及选择某个患者究竟是采用缝合还是免缝合时，完全是由主刀医师主观决定，如果主刀医师觉得氩激光已经将瘤床彻底止血了，即采用生物蛋白胶，否则采用缝合创面止血。虽然该研究证据级别不高，但一定程度上反映了缝合创面带来的肾实质丢失的情况，具有一定的指导意义[13]。这与笔者之前专门研究DPM的研究结果类似，缝合创面丢失的肾实质量大概为15ml，占手术侧肾脏体积的9%左右。

在另外一篇Meta分析中，Bertolo等系统研究了肾部分切除术中不同修复重建方式对术后肾功能的影响。在研究连续缝合和间断缝合的差异时，3篇队列研究论文纳入了分析，其中269例患者采用了连续缝合，124例患者采用了间断缝合。结果发现连续缝合组GFR变化（-3.42ml/min，$P=0.31$）与间断缝合组GFR变化（-4.88ml/min，$P=0.14$）没有显著差异。在研究单层缝合与双层缝合的差异时，也纳入了3篇研究，其中321例患者采用了单层缝合，199例患者采用了双层缝合。结果发现单层缝合组较双层缝合组在肾功能保护上具有优势（-3.19ml/min，$P=0.2$ vs.-6.07ml/min，$P=0.01$）[14]。

总之，肾脏修复重建还有许多需要探讨的研究值得去做，在保证手术安全的情况下，尽可能减少修复重建时肾实质的丢失一直是我们追求的目标。

实例演示

第四节　腹膜后入路腹腔镜肾肿瘤剜除术

【适应证】

1. T_{1a}期及部分T_{1b}、T_2期肾细胞癌，原则上与标准肾部分切除术相同。肿瘤影像学上包膜完整，不呈浸润性生长。

2. 家族性肾细胞癌及双侧肾细胞癌。

3. 肾脏良性肿瘤。

【禁忌证】

1. 影像学上考虑T_3期以上肾肿瘤。

2. 术前已知的病理分级为Furman 4级的肾细胞癌。

3. 因其他身体原因不能耐受手术者。

【所需器材清单】

1. 腹腔镜剪刀。

2. 腹腔镜分离钳及直角钳。

3. 双极电凝。

4. 持针器。

5. 超声刀。

6. 吸引器。

7. 2-0 及 3-0 倒刺线。

8. 小号 Hem-o-lock 夹。

9. "哈巴狗"肾动脉阻断夹。

【团队要求】

1. 一名熟练的主刀医师。

2. 一名助手医师。

3. 一名器械护士。

4. 一名巡回护士。

5. 一名麻醉医师。

【操作步骤】

1. 麻醉及体位　气管内全身麻醉成功后,停留 Foley 导尿管。取患侧向上卧位,升高腰桥,妥善固定,常规消毒铺巾。

2. 套管置入、腹膜后操作间隙的建立　首先在患侧腋后线、十二肋缘下(A 点)做一15mm 切口,用止血钳钝性分离进入腹膜后间隙,从此切口伸入示指确认层面无误。从切口置入气囊导管于腹膜后间隙,注入约 600～1 000ml 气体以扩张腹膜后间隙,退出气囊。在示指引导下,于腋前线、肋弓下(B 点)做一 5mm 切口,置入 5mm 套管;于腋中线、髂嵴上方2cm 处(C 点)做一 10mm 切口,置入 10mm 套管。退出示指,从 A 点切口置入 12mm 套管。从 A 点套管充入 CO_2 气体,压力 15mmHg,从 C 点套管置入腹腔镜,在腹腔镜下调整各套管深度,缝针予以妥善固定。

3. 肾蒂的显露　腹腔镜下清除腹膜外脂肪后(图 9-1),显露腰大肌及 Gerota 筋膜,用超声刀沿腰大肌一侧纵行切开 Gerota 筋膜,可见肾周脂肪(图 9-2)。左侧于肾下极下方沿腰大肌向上及内侧剥离,将肾脏向前牵引,游离肾脏的外侧及背面。在肾中部肾门处向内侧仔细分离,肾动脉一般位于内侧弓状韧带水平,即腰大肌起始部(图 9-3)。首先观察到肾动脉搏动(右侧可于右肾下极下方向内侧分离出下腔静脉,沿下腔静脉表面向上游离,于右肾中部肾门处可见右肾静脉,于右肾静脉后上方可分离出右肾动脉),用超声刀锐性分离肾门部脂肪组织,用直角钳充分游离出 1～2cm 肾动脉,将"哈巴狗"血管夹放置于肾动脉旁。

4. 肾肿瘤的显露及切除　用超声刀分离肾周脂肪至肾包膜表面,游离并清除肿瘤表面及周围的肾周脂肪,充分显露肾肿瘤。用"哈巴狗"血管夹夹闭肾动脉并计时(图 9-4),迅速用组织剪沿肿瘤边缘 0.2cm 处锐性切除肿瘤(图 9-5),边切边用吸引器或者分离钳进行钝性分离,注意勿切破肿瘤包膜(图 9-6)。用带倒刺可吸收缝线缝合肾脏创面。对于肿瘤基底

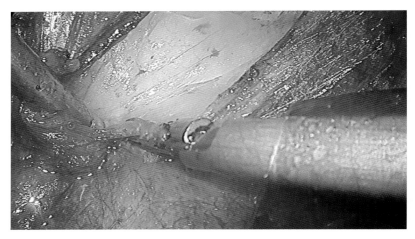

图 9-1　游离腹膜外脂肪

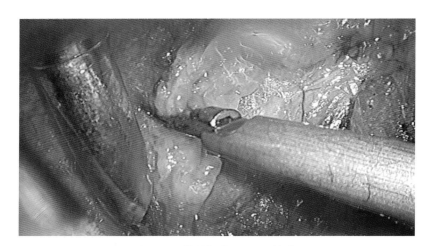

图 9-2　纵行切开 Gerota 筋膜

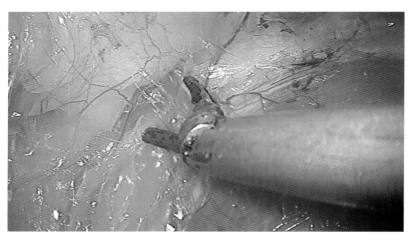

图 9-3　在内侧弓状韧带水平寻找肾动脉

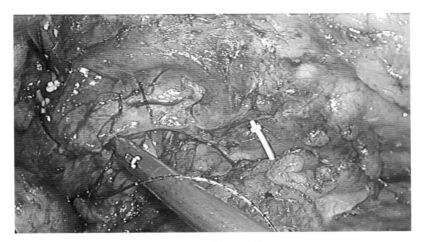

图 9-4　阻断肾动脉

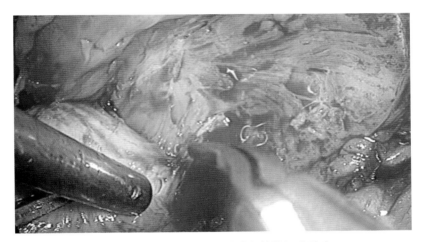

图 9-5　沿肿瘤假包膜锐性结合钝性切除肿瘤

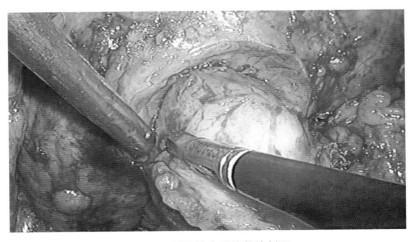

图 9-6　剜除肿瘤后的肾脏创面

有较大血管或者切开了集合系统的病例,常采用分层缝合(图 9-7)。首先缝合创面内面,主要目的是为了缝合切开的集合系统或者较大的血管,再经创面周围肾包膜进针缝闭创面。可选择使用 3-0 线缝合集合系统,2-0 线缝合肾实质,有助于减少术后出血及尿漏。松开肾动脉血管夹(肾缺血时间应<30min),观察创面无出血(图 9-8)。

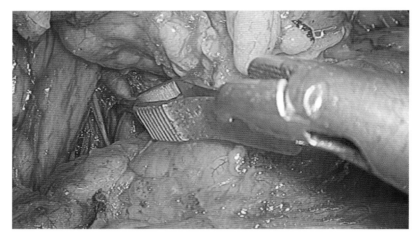

图 9-7 分层缝合肾脏创面

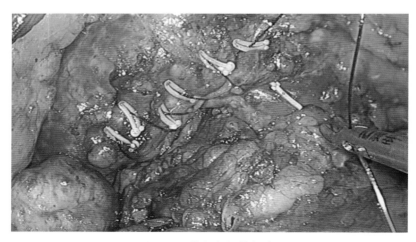

图 9-8 恢复血供的肾脏

5. 肾肿瘤的取出 将腹膜后腔内压力降至 5mmHg 检查有无活动性出血并妥善止血。腔镜下将切除的肾脏肿瘤置入标本袋。直视下由 B 点放置引流管 1 条于肾创面处,皮肤缝针固定引流管。经 A 点套管用钳夹住标本袋,拔出套管,将切除肾肿瘤标本由 A 点取出,必要时可扩大 A 点切口。拔除各套管,缝合各切口。术毕。

【要点解析】

1. 腹膜后入路腹腔镜肾肿瘤剜除术由于解剖标记不如经腹入路明显,因此对于肾蒂的寻找需要更加小心谨慎。术前应仔细阅读 CT 或者 MRI 片,清楚了解肾动脉的走行及血供情况。

2. 肾肿瘤的剜除平面较常规肾部分切除离肿瘤假包膜更近,因此需要分离的时候更加轻柔,锐性结合钝性,保持干净的手术视野是避免切缘阳性的重要方式,因此推荐行肾动脉主干阻断来完成肾肿瘤剜除术。

3. 对于肿瘤较大、切除创面较大的手术,或者术中切开了集合系统或者较大血管的手术,应采用分层缝合方式,减少术后漏尿及出血等并发症。

（董　文）

专家述评

随着对局限性肾癌研究的深入,其治疗不再以肿瘤的根治效果为唯一目的,保护肾癌患者的肾功能是肾癌治疗的另一个重要方面,因为局限性肾癌术后肾功能的恢复与患者的远期生存密切相关。目前国内外各大肾癌诊治指南已经将肾部分切除术作为 T_1 期肾癌和部分 T_2 期肾癌的优先推荐治疗方案。

相对于根治性肾切除术,肾部分切除术可以让更多的肾实质免于被手术切掉。但是对于肾部分切除术,由于世界各地的医师对缺血方式和手术方式的认识不一致,这一手术目前并没有形成统一的手术策略,大家都在从别人的研究和自己积累的经验指引下开展着自认为安全且能有效保护肾功能的手术方式。本章主要从缺血再灌注损伤和保留肾实质两个方面详细介绍了目前肾部分切除术肾功能保护的现状、策略和研究进展,以期能指导临床更安全地开展肾部分切除术,更好地保护肾功能。在缺血再灌注损伤这一节,作者详细介绍了冷缺血、热缺血及零缺血等不同缺血方式对肾部分切除术后肾功能恢复的影响,比较了不同缺血方式和保留更多肾实质对肾功能保护的差别,提出了在有限的热缺血时间范围内,缺血方式对患者术后肾功能恢复的影响有限,肾实质保留的多少可能是影响肾癌患者术后肾功能恢复的最主要因素。在肾部分切除术中肾实质丢失这一节,作者详细讲解了肿瘤剜除术对有效减少随肿瘤切除丢失的肾实质的意义和安全性,比较了随肿瘤切除丢失的肾实质和肾脏修复过程中去血管化丢失的肾实质对肾功能损伤的差别,提出了肾脏修复过程中丢失的肾实质可能是肾部分切除术中肾实质丢失的主要来源,并介绍了目前不同修复方式及免缝合方法的现状及对肾功能的影响。

（黄　健）

参考文献

[1] 马鑫. 肾动脉低温灌注联合腹腔镜肾部分切除术处理复杂肾肿瘤的初步经验[J]. 微创泌尿外科杂志,2014,3(2):81-83.

[2] DONG W, WU J, SUK-OUICHAI C, et al. Ischemia and Functional Recovery from Partial Nephrectomy: Refined Perspectives[J]. Eur Urol Focus. 2018,4(4):572-578.

[3] 金讯波. 热缺血时间与肾损伤关系的研究进展[J]. 泌尿外科杂志(电子版),2012,4(4):1-5.

[4] ZABELL J R, WU J, SUK-OUICHAI C, et al. Renal Ischemia and Functional Outcomes Following Partial Nephrectomy[J]. Urol Clin North Am. 2017,44(2):243-255.

［5］ZHANG Z, ERCOLE C E, REMER E M, et al. Analysis of Atrophy After Clamped Partial Nephrectomy and Potential Impact of Ischemia［J］. Urology. 2015, 85(6): 1417-22.

［6］余闫宏. 选择性肾段动脉阻断的后腹腔镜肾部分切除术［J］. 云南医药, 2011, 32(3): 333-335.

［7］ANTONELLI A, CINDOLO L, SANDRI M, et al. Predictors of the Transition from Off to On Clamp Approach during Ongoing Robotic Partial Nephrectomy: Data from the CLOCK Randomized Clinical Trial ［J］. J Urol. 2019, 202(1): 62-68.

［8］GRECO F, AURORINO R, ALTIERI V, et al. Ischemia Techniques in Nephron-sparing Surgery: A Systematic Review and Meta-Analysis of Surgical, Oncological, and Functional Outcomes［J］. Eur Urol. 2019 Mar, 75(3): 477-491.

［9］DONG W, WU J, SUK-OUICHAI C, et al. Devascularized Parenchymal Mass Associated with Partial Nephrectomy: Predictive Factors and Impact on Functional Recovery［J］. J Urol. 2017, 198(4): 787-794.

［10］DONG W, LIN T, LI F, et al. Laparoscopic Partial Nephrectomy for T1 Renal Cell Carcinoma: Comparison of Two Resection Techniques in a Multi-institutional Propensity Score-Matching Analysis［J］. Ann Surg Oncol. 2016, 23(4): 1395-402.

［11］董文. 肾肿瘤剜除与标准肾部分切除术对局限性肾癌术后正常肾实质保护的比较［J］. 临床泌尿外科杂志, 2019, 34(1): 9-12.

［12］DONG W, GUPTA G N, BLACKWELL R H, et al. Functional Comparison of Renal Tumor Enucleation Versus Standard Partial Nephrectomy［J］. Eur Urol Focus. 2017, 3(4-5): 437-443.

［13］AVITAN O, GORENBERG M, SABO E, et al.The Use of Tissue Adhesive for Tumor Bed Closure during Partial Nephrectomy is Associated with Reduced Devascularized Functional Volume Loss［J］. Curr Urol 2019, 13: 82-86.

［14］BERTOLO R, CAMPI R, MIR M C, et al. Systematic Review and Pooled Analysis of the Impact of Renorrhaphy Techniques on Renal Functional Outcome After Partial Nephrectomy［J］. Eur Urol Onco. 2019, 2: 572-575.

第十章

肾癌伴下腔静脉癌栓的机器人辅助腹腔镜外科治疗

临床问题

第一节　肾癌伴下腔静脉癌栓领域的关键临床问题

肾细胞癌（renal cell carcinoma，RCC）是起源于肾实质泌尿小管上皮系统的恶性肿瘤，简称为肾癌，是泌尿系最常见恶性肿瘤之一，全球每年因肾癌死亡人数超过 10 万人。肾癌的生物学行为复杂多变，常伴有侵袭和肾血管系统累及的特点，其中以静脉癌栓的发生较为常见，发生率约占肾癌总数的 4%～10%。由于这类患者手术难度大、风险高，既往多采取保守治疗的策略。随着外科操作技术以及辅助设备的进步，尤其是体外循环的发展，肾癌根治性切除联合静脉癌栓取出术已成为这类患者的首选治疗方案，显著提高了患者的总生存率，无转移患者术后 5 年生存率达 60%。但该类术式仍是泌尿外科风险极高的手术之一，常面临大出血、血栓脱落等致死性并发症。研究结果显示，癌栓患者手术死亡率为 5%～10%，总体并发症率高达 38%，且癌栓级别越高，围手术期并发症发生率越高[1]。同时，传统开放手术切口长且创伤大，影响了患者的术后恢复。如何将此类高风险、高难度的手术转化为微创、安全、可行、易于推广的技术是泌尿外科领域研究的热点和难点。

癌栓高度是决定手术难度的重要因素，也是目前应用最广泛的癌栓分级标准——肾癌伴静脉癌栓梅奥诊所分级标准（Mayo Clinic Classification）的主要分类依据。但梅奥诊所分级标准存在没有区分左右侧肾癌伴静脉癌栓的血管解剖学差异、肝后段癌栓分类缺乏明确的解剖学标志的缺陷。同时临床实践中发现，除癌栓高度外，原发肿瘤侧别、下腔静脉阻塞程度、侧支循环建立情况、下腔静脉壁侵犯、近/远心端血栓等因素均可影响手术决策的选择[2]，因此术前如何定性、定量评估上述因素的影响，根据静脉癌栓的解剖学特征制定合理的手术策略，是降低癌栓手术围手术期并发症发生率和死亡率的关键。

第二节 肾癌伴下腔静脉癌栓领域的研究进展

近几年随着外科技术及理念的演变,尤其是腔镜技术和机器人辅助腹腔镜技术的普及,癌栓的手术治疗策略也逐渐发生了变化。从 2002 年起已经有学者不断尝试在腹腔镜下完成这类手术操作[3,4],但腹腔镜下腔静脉癌栓取出术仍面临高难度和挑战性。机器人辅助腹腔镜手术具有立体三维成像,高清视野放大及 7 个自由度的仿真机械手臂等优势,使得其在需要精细操作和重建的复杂手术中更具优势,也为拓展下腔静脉癌栓手术的应用范围提供了技术保障。2011 年 Abaza 等[5]首次报道了机器人辅助腹腔镜下腔静脉癌栓取出术的手术经验。Gill 等[6]描述了机器手术下处理梅奥诊所Ⅱ～Ⅲ级癌栓的技术特点,并提出"先处理下腔静脉,后处理肾脏"的外科理念。随后,国内外多家中心陆续报道了腹腔镜和机器人辅助腹腔镜下腔静脉癌栓取出术的安全性和可行性,顾良友等通过回顾性对照研究表明机器人辅助腹腔镜Ⅰ～Ⅱ级下腔静脉癌栓取出术相比于开放手术能获得更优的围手术期结果和相似的肿瘤学结局[7],证实了机器人辅助腹腔镜下腔静脉Ⅰ级和Ⅱ级癌栓手术的安全性和有效性,标志着该类手术逐渐向更加微创化方向发展。

一、癌栓分级系统及对应手术策略

目前使用最广泛的梅奥诊所癌栓五级分类法提出于开放手术年代,仅考虑了癌栓的高度这一影响因素,已经不适合指导机器人辅助腹腔镜及腹腔镜微创手术策略,其Ⅱ级癌栓分级标准过于宽泛,包涵了多种手术策略,而其Ⅰ级癌栓对应的手术策略为将癌栓挤回肾静脉后行肾癌根治性切除术,该技术在微创条件下具有一定的操作风险和难度。近年来有学者根据自己的临床经验和技术特点针对某一类分级的下腔静脉癌栓提出了相应的手术策略和再分类依据,但均未形成系统性的手术技术体系。中国人民解放军总医院张旭教授团队针对梅奥诊所分级系统的缺陷,围绕"下腔静脉阻断顺序和重建策略"这一关键临床问题,通过应用解剖学研究,发现第一、第二肝门血管和肠系膜上动脉是制定手术策略的关键解剖标志[8],明确了不同解剖学特征的血管阻断顺序和重建策略[9],并首次报道了机器人辅助腹腔镜Ⅳ级癌栓手术[10]。依据术前影像学可辨认的解剖标志,并按照"每一级疾病分类对应同一类处理策略"的原则提出了针对不同分级癌栓的机器人辅助腹腔镜手术策略。

对于左侧肾癌伴肾静脉癌栓,根据其是否跨越肠系膜上动脉将其分为 0a 级及 0b 级。0a 级肾静脉癌栓的手术策略是只需行肾肿瘤根治性切除术;0b 级肾静脉癌栓,由于肠系膜动脉的隔挡,很难分离至癌栓远端,对应的策略为术前行肾动脉栓塞,先左侧卧位分离下腔静脉,显露左肾静脉后用直线切割器离断左肾静脉,然后换右侧卧位行左肾肿瘤根治性切除术。下腔静脉Ⅰ级和Ⅱ级癌栓的分类以第一肝门作为分界点,因为该解剖在术前 MRI 等影像学检查上易于辨认,而肝后下缘或第三肝门等结构,辨认难度较大,不具有术前指导手术策略的价值。对于第一肝门以下的下腔静脉癌栓均采用阻断癌栓远端及近端下腔静脉、肾静脉及其余属支,然后切开取癌栓的策略。该技术相对于 Milk 方法更加安全、可靠,因此,肾静脉至第一肝门水平的下腔静脉癌栓手术策略一致,故均应归为Ⅰ级。Ⅱ级癌栓则涉及游离右肝及离断部分肝短静脉,但不需要阻断肝脏血流。Ⅲ级则需要游离左右肝叶,将肝脏推向尾侧,阻断第一肝门及膈下下腔静脉,术中可能需要静脉-静脉转流。Ⅳ级癌栓则需建立体外心肺循环,联合心血管外科阻断上腔静脉切开心房取栓。

二、下腔静脉离断的术前决策

既往文献报道癌栓切除术中行离断下腔静脉多为术中被动选择,多见于癌栓质地松软、下腔静脉壁受侵犯、癌栓与静脉壁粘连严重或癌栓合并远心端长段血栓等术中存在取栓失败风险的患者。下腔静脉癌栓对静脉侵犯的程度和范围,决定了下腔静脉的重建策略,因此术前通过多参数影像学评估和术中实时动态影像学检查判断癌栓质地、成分及与腔静脉壁的关系,成为该类手术成功实施的重要先决条件。杜松良等[11]回顾性总结单中心开展下腔静脉癌栓离断术术前评估及手术决策实施的临床经验,提出下腔静脉癌栓离断策略的影响因素,包括:癌栓高度、下腔静脉管腔阻塞程度、侧支循环建立情况、癌栓是否侵犯腔静脉壁、原发肿瘤侧别及是否合并远心端血栓。

下腔静脉离断的术式分为完全离断和部分离断,而基于解剖学研究,左右侧别的离断节段选取也有所不同,因为右肾静脉直接汇入下腔静脉,一般无属支,而左肾静脉具有丰富的属支,左右肾静脉的解剖学差异造成了其对腔静脉离断后血流动力学改变的代偿能力有所不同。对于右侧肾肿瘤,癌栓高度位于第二肝门水平以下,用直线切割器依次离断癌栓近心端,左肾静脉和癌栓远心端,下腔静脉远心端离断后不需重建。如果癌栓高度达到或超过第二肝门,于第二肝门水平切开下腔静脉,将癌栓头端拖出后重建第二肝门上方下腔静脉,随后离断第二肝门以下的含瘤段下腔静脉。对于左侧肾癌伴下腔静脉癌栓的患者,在不选择人工血管替代的情况下,离断节段应在右肾静脉开口水平以上,以保证右侧健肾的血流动力学稳定[12]。

三、侧支循环建立情况评估

侧支循环建立的情况可通过下腔静脉造影、电子计算机断层扫描(computed tomography,CT)、磁共振(magnetic resonance imaging,MRI)及超声造影协助评估。CT 增强造影或 MRI 水成像对于静脉系统具有很好的显示作用,可用于评估侧支循环情况,但具有一定的不确定性,有研究认为,约有 60% 的患者与术前评估结果不相符。随着下腔静脉造影的安全性不断提高,该方法在明确腔静脉侧支循环的形成规律上具有独特的诊断优势,已经成为术前评估的重要影像学手段,尤其针对 CT/MRI 提示下腔静脉管腔梗阻严重的患者。超声作为一种方便、快捷的技术手段,在术前及术中手术策略的指导均具有重要价值,尤其通过术中腔内超声结合超声造影技术,可精确定位侧支循环主干,辅助离断节段的选取,保护已经建立的侧支循环。

四、癌栓侵犯腔静脉壁的术前评估

术前诊断癌栓侵犯下腔静脉壁存在一定挑战且尚无统一标准,有研究认为肾静脉开口处管径扩张≥24mm可能提示下腔静脉壁受累[13]。普遍认为相对于CT检查,MRI预测静脉壁侵犯具有一定优势,Adams等[13]研究结果表明,MRI检查中下腔静脉管腔被完全填充及静脉壁中断破坏是诊断静脉壁侵犯的可靠征象。李秋洋等[14]描述了癌栓侵犯静脉壁在超声造影显像中的特征性表现,考虑到该检查具有高分辨率,术中实时监测,多角度成像等优势,让术者更直观地了解癌栓血供情况及与腔静脉壁可疑侵犯区域,具有较高的临床应用价值。

五、术前新辅助治疗及抗凝治疗

癌栓高度决定手术难度,且癌栓级别越高,围手术期并发症发生率越高。尤其对于Ⅲ级、Ⅳ级癌栓患者,手术策略常规涉及开胸、处理肝上和肝后段下腔静脉及心肺体外循环等高风险操作,因此有学者不断尝试通过术前辅助药物治疗来降低癌栓高度从而降低手术风险。靶向治疗药物是公认的对于转移性肾癌患者最有效的治疗手段。借助于靶向治疗药物在晚期肾癌治疗中取得的巨大成功,现已有将靶向药物应用于癌栓术前新辅助治疗的报道,目的是将癌栓高度缩小或者降级后予以手术治疗,以期降低手术难度,减少手术风险,提高患者生活质量等。既往小样本量回顾性研究结果呈现多样性,术前靶向治疗后约44%~76%的患者下腔静脉内癌栓呈现不同体积的缩小,癌栓降级率平均约20%。由于缺乏一级证据支持,该治疗方案目前仍尚未被指南推荐,对于其确切疗效和安全性有待进一步的前瞻性研究证实。肾癌伴下腔静脉癌栓合并血栓并不罕见,部分病例远端血栓可达髂血管分叉处,增加了围手术期癌栓脱落致死的风险及术中取栓的难度。术前MRI可协助判断血栓位置及长度。对于癌栓合并血栓的患者,推荐术前行抗凝治疗,从诊断发现癌栓和血栓时开始用药,推荐使用低分子量肝素抗凝治疗,用药至手术前24h,维持国际INR值为2~3,术后48h继续抗凝治疗,维持使用6个月,对于肿瘤或癌栓未能完整切除者、伴有转移者、需要进行系统性治疗或患者合并有肺栓塞的患者慎用抗凝治疗。对于癌栓远端广泛合并血栓,符合离断适应证并且侧支循环形成充分的患者,建议术中进行下腔静脉离断,以防止血栓脱落发生栓塞。

实例演示 ➤

第三节 机器人辅助腹腔镜下腔静脉癌栓取出术

【适应证】
1. 梅奥诊所分级Ⅰ~Ⅱ级肾癌伴下腔静脉癌栓。
2. 梅奥诊所分级Ⅲ~Ⅳ肾癌伴下腔静脉癌栓需要由有经验的医疗中心和多专科协作开展。

3. 下腔静脉离断适应证包括：静脉壁侵犯、肿瘤与血管内皮严重粘连、腔静脉管腔完全梗阻以及存在远心端长段血栓。

4. 患者预期寿命大于 3 个月。

【禁忌证】

1. 心肺等脏器功能障碍不能耐受手术者。

2. 有明显出血倾向且难以纠正者。

3. Ⅲ 及 Ⅳ 级癌栓目前尚为机器人辅助腹腔镜手术的相对禁忌证。

【所需器材清单】

1. 建议术前行肾脏 MRI、肾脏超声造影及下腔静脉造影检查，评估下腔静脉梗阻及侧支循环代偿情况，并预判癌栓与血管壁的关系。

2. 对于左肾癌伴下腔静脉癌栓患者，推荐术前 1～2h 行左肾动脉栓塞。

3. 可选择术前低分子肝素抗凝，降低肺栓塞风险；不推荐术前术后常规放置腔静脉支架，如患者存在肺栓塞或有抗凝治疗禁忌，则可考虑放置腔静脉支架。

4. 手术相关耗材：机器人辅助腹腔镜手术器械（包括单极弯剪，马里兰双极钳，专业抓钳，持针器）、血管缝线、血管阻断带、肝叶拉钩、hem-o-lock 夹等。

【团队要求】

1. 术前需充分评估影响手术决策的关键临床因素，包括癌栓高度、癌栓和腔静脉壁的关系、近 / 远心端血栓情况、侧支循环及建立情况等。对于癌栓高度接近或超过第二肝门的患者，建议通过多学科诊疗模式共同探讨治疗方案及个体化手术决策，多学科综合治疗团队包括但不限于肝胆外科、心血管外科、血管外科、麻醉手术中心、重症医学科、介入放射科、肿瘤内科、放射科、超声科病理科等。

2. 对于 Ⅱ～Ⅳ 级下腔静脉癌栓，手术策略常涉及翻肝，处理肝后、肝上段下腔静脉以及心肺体外循环，需要肝胆外科、心血管外科医师协助完成手术操作。

3. 需要有经验的护理团队作好癌栓患者围手术期护理及术后康复指导，对于基础条件一般、手术创伤大、术中出血多或术后全麻未醒的患者，需转入重症医学科进行危重症评估及相关治疗。

【操作步骤】

（一）机器人辅助腹腔镜下腔静脉癌栓取出术（以右侧 Ⅱ 级癌栓为例）

1. 体位和 trocar 布局　麻醉成功后，留置导尿，取左侧 60°～70° 斜卧位（图 10-1），升高腰桥，常规消毒术野皮肤，铺灭菌单。于脐右侧 2cm 处作一长约 12mm 纵形皮肤切口标记为镜头孔；右肋缘下约 2cm、右锁骨中线稍内侧处作一长约 8mm 切口标记为第 1 机械臂臂孔；以镜头孔为等腰三角形顶点，于右下腹锁骨中线稍外侧作一长约 8mm 切口标记为第 2 机械臂臂孔；第 1、第 2 机械臂臂孔距镜头孔间距相等并成 120° 夹角，在靠近耻骨的右侧腹直肌外侧缘，与 2 号臂垂直距离 8cm 处放置作一长约 8mm 切口标记为第 3 机械臂臂孔；于上腹正中脐上 4cm 处标记为第一辅助孔，于脐下缘标记为第二辅助孔，剑突下标记为第三辅助孔。脐上缘按标记线切开镜头孔处皮肤及皮下组织，将 12mm Trocar 置入腹腔。注入 CO_2 气体，保持气腹压为 14mmHg，自镜头孔 Trocar 手动放入镜头，切开各标记处皮肤、皮下组织，镜头观察直视下将不同 Trocar 置入上述各位点（图 10-2）。将床旁机械臂手术系统移入位，3 个臂与上述相应 Trocar 连接，并分别置入镜头、单极弯剪（1 臂）、双极钳（2 臂）、

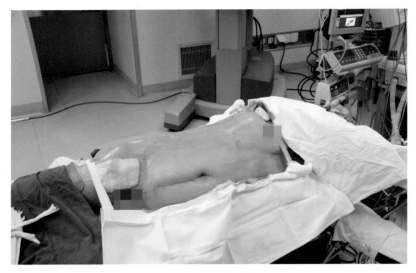

图 10-1 患者体位

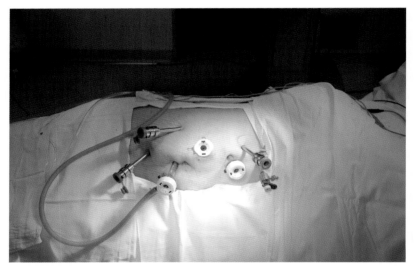

图 10-2 trocar 布局

无创环钳（3 臂），辅助孔内置入吸引器、hem-o-lock 夹施夹钳及肝叶拉钩等辅助器械。

2. 肝脏游离 依次游离切开肝结肠韧带、肝肾韧带及肝镰状韧带等结构，使肝右侧叶充分游离后从辅助孔置入持针器钳夹侧腹壁，向上牵开肝脏（视频 10-1）。

3. 显露下腔静脉 切开侧腹膜，下至髂窝，上至结肠肝曲，进入右侧腹膜后间隙，下垂升结肠，打开肾周筋膜前层，向内分离并牵开十二指肠，显露下腔静脉（视频 10-1）。

4. 环形游离癌栓段下腔静脉 沿下腔静脉血管

视频 10-1 肝脏游离及显露下腔静脉

鞘充分游离癌栓所在部位的下腔静脉,游离范围依据癌栓长度决定。首先游离下腔静脉腹侧面,充分显露右肾静脉、左肾静脉。对于部分Ⅱ级癌栓需要向癌栓近心端游离至下腔静脉肝后段,结扎离断沿途肝短静脉及右侧肾上腺中央静脉,对于较粗的肝短静脉采用直线切割闭合器离断(图 10-3)。置入腔内超声观察癌栓高度(必要时可行超声造影,术中协助判断癌栓近心端是否合并血栓以及癌栓与腔静脉壁的关系),于癌栓近心端以远预置血管束带并双重缠绕腔静脉(视频 10-2)。接着向癌栓远心端继续游离下腔静脉,在下腔静脉及腹主动脉之间游离出右肾动脉。随后游离下腔静脉背侧面,离断沿途腰静脉、生殖静脉等属支,使癌栓段腔静脉得以环形游离。对于左侧病例,游离出左肾静脉后将其用 45mm 血管用直线切割吻合器离断(图 10-4)。

　　5. 序贯阻断下腔静脉　充分暴露癌栓近、远心端腔静脉、左肾静脉后在上述三个位点分别留置血管阻断束带。随后依次收紧血管束带并用 Hem-o-lock 夹固定,序贯阻断下腔静

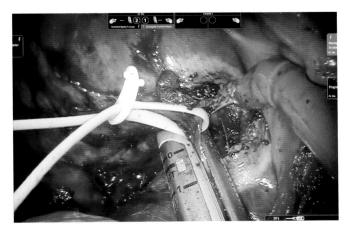

图 10-3　直线切割闭合器离断肝短静脉

视频 10-2　环形游离下腔静脉并预置血管阻断带

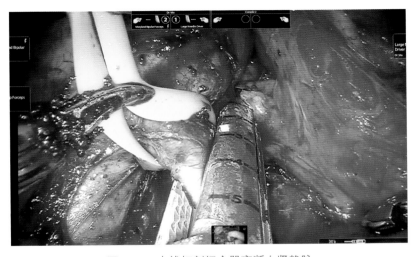

图 10-4　直线切割闭合器离断左肾静脉

脉远心端、左肾静脉及下腔静脉近心端（视频 10-2），右肾动脉予以 Hem-o-lock 夹夹闭。对于左侧病例需要依次阻断下腔静脉远心端、右肾动脉、右肾静脉和下腔静脉近心端。

6. 切开下腔静脉取栓　纵行切开癌栓段下腔静脉壁，将癌栓完整取出（术中见癌栓与局部腔静脉壁粘连严重，疑似侵犯区域，可将部分静脉壁一并切除），置入标本袋装入癌栓组织，避免肿瘤播散。5-0 血管缝线连续缝合下腔静脉壁，在完成缝合前需用肝素生理盐水冲洗下腔静脉管腔，避免血块残留和附壁血栓形成（视频 10-3）。

视频 10-3　切开取栓及重建下腔静脉

7. 依次松开血管阻断　缝合完毕后依次开放下腔静脉近心端、左肾静脉、下腔静脉远心端。降低气腹压，检查局部无活动性出血点。

8. 行右肾根治性切除术　在相同体位下，继续沿肾周脂肪囊完整游离右肾、右肾上腺及肿瘤，于肾门处寻找并游离右肾动脉，应用 Hem-o-lock 夹夹闭后切断，于肾脏下极寻找、游离右侧输尿管，予以切断结扎。术中也可选择置入直线切割闭合器离断右肾静脉，将癌栓取出后再行右肾根治术。

9. 取出标本　置入标本袋，将切下的右肾及肿瘤、右肾上腺以及下腔静脉癌栓完整取出。

10. 彻底止血、结束手术　检查术区无活动性出血点。在肾窝处放一乳胶引流管，在切口旁皮肤另切一小口引出。逐层缝合切口，手术结束。

（二）机器人辅助腹腔镜下腔静脉癌栓离断术（以右侧Ⅱ级癌栓为例）

1. 体位和 trocar 布局　体位和 trocar 布局同上所述，对于左肾癌伴下腔静脉癌栓患者，推荐术前 1～2h 行左肾动脉栓塞，其体位和 trocar 布置同右侧肾癌伴癌栓手术。

2. 显露下腔静脉　依次游离切开肝结肠韧带、肝肾韧带、肝镰状韧带及冠状韧带等结构，使肝右侧叶充分游离后翻至左下方。切开侧腹膜，下至髂窝，上至结肠肝曲，进入右侧腹膜后间隙，下垂升结肠，打开肾周筋膜前层，向内分离并牵开十二指肠，显露下腔静脉。

3. 离断癌栓近心端腔静脉　充分暴露下腔静脉肝后段，结扎离断沿途肝短静脉和右侧肾上腺中央静脉，对于较粗的肝短静脉采用直线切割闭合器离断。充分游离下腔静脉上至癌栓近心端，置入腔内超声观察癌栓高度，必要时可结合超声造影进一步评估，于近心端以远置入血管束带缠绕并牵拉下腔静脉（视频 10-4）。经辅助孔置入腔内直线切割闭合器沿血管束带上缘切断腔静脉远心端，确保切缘闭合良好，无活动性出血。

视频 10-4　下腔静脉离断术

4. 离断左肾静脉　沿腔静脉断端向远心端继续游离，充分显露右肾静脉及左肾静脉，置入腔内直线切割闭合器，靠近下腔静脉左侧缘离断左肾静脉（视频 10-4）。

5. 腔内超声判断腔静脉癌栓起始部位及侧支循环主干　沿腔静脉血管鞘继续向下游离至癌栓远心端，再次置入腔内 B 超观察癌栓位置，通过腔内超声造影可确定癌栓与远心端血栓分界，判断侧支循环主干并标记定位，避免损伤，予以选择性保留（图 10-5）。

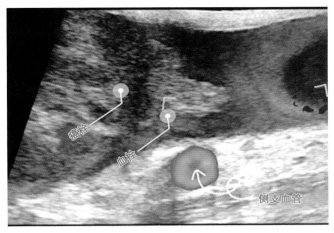

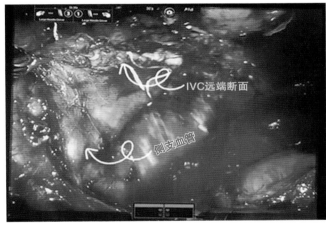

图 10-5　腔内超声定位侧支循环主干

6. 离断癌栓远心端腔静脉　于癌栓远心端置入血管束带牵拉,确保腔静脉血管束带远心端以远未见癌栓,于血管束带外侧置入腔内直线切割闭合器切断腔静脉下段,注意保留侧支循环主干(视频 10-4)。

7. 环形游离癌栓段腔静脉并取出标本　充分游离癌栓段下腔静脉背侧,并离断所属腰静脉(图 10-6),此时离断的下腔静脉已完全游离。置入标本袋取出离断的下腔静脉(含癌栓)。

8. 行右肾根治性切除术　在相同体位下,继续沿肾周脂肪囊分别游离腹侧、背侧及下极。于右肾静脉后方游离出右肾动脉,予 Hem-o-lock 夹夹闭后剪断。将肾脏、右侧肾上腺完全游离。在肾下极找出输尿管,向下游离输尿管至近髂嵴水平后上 Hem-o-lock 夹,切断输尿管。对于左侧病例需要撤出各机器臂及 Trocar,改行右侧卧 60°~70° 体位,升高腰桥,按机器人辅助腹腔镜左肾根治性切除术的 Trocar 布局放置套管,对接机器人辅助腹腔镜系统并完成手术。

9. 取出标本、止血　置入标本袋,将切下的右肾及肿瘤、右肾上腺和下腔静脉完整取出。

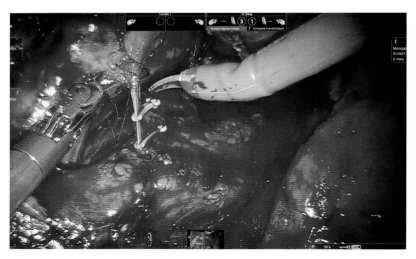

图 10-6　离断下腔静脉背侧腰静脉属支

10. 放置引流，结束手术　检查创面无活动性出血点，在肾窝处放一乳胶引流管，逐层缝合切口，手术结束。

【要点解析】

> 1. 术前需充分评估癌栓高度、下腔静脉阻塞程度、侧支循环建立情况、下腔静脉壁侵犯、近/远心端血栓等因素的影响具有重要意义。MRI、下腔静脉造影、普通/术中超声造影可协助评估上述影响因素，辅助个体化手术决策的制定。
>
> 2. 基于重要解剖学标志划分的癌栓分级系统是制定手术策略的重要依据，包括第一、二肝门、肠系膜上动脉。
>
> 3. 静脉壁侵犯、肿瘤与血管内皮严重粘连、腔静脉管腔完全梗阻以及存在远心端长段血栓的患者，可考虑行下腔静脉离断术。

（王保军）

专家述评

肾癌伴下腔静脉癌栓属于肾癌手术中的高难度病例，严重威胁患者生命。手术是目前最有效的治疗手段，但传统的开放术式切口长、创伤大。随着微创手术的普及和开展，肾癌癌栓患者围手术期死亡率及并发症发生率得到明显改善。从最初的腹腔镜动物模型研究，到腹腔镜下处理Ⅰ～Ⅱ级下腔静脉癌栓的初步探索，再到最终利用机器人辅助腹腔镜或腹腔镜技术，在多专科协作下成功挑战Ⅲ～Ⅳ级癌栓的临床突破，国内外学者针对癌栓领域微创技术和理论的一步步创新使得该类手术变得相对安全、可行。

如何根据静脉癌栓的解剖学特征进行科学的疾病分类，指导制订合理的手术策略，是降低癌栓手术围手术期死亡率和并发症率的关键。在开放手术时代，美国梅奥诊所提出的肾癌伴静脉癌栓梅奥诊所分级标准是目前应用最广泛的癌栓分级标准，但临床实践发现其

Ⅱ级癌栓定义过于宽泛，不能很好地区分肝后段癌栓手术策略。2017年发布的《肾癌伴静脉癌栓北京共识》依据"每一级疾病分类对应同一类处理策略"的原则，重新定义了微创技术背景下的下腔静脉癌栓再分类标准，将第一、第二肝门血管和肠系膜上动脉作为制定手术策略的关键解剖标志。

对于左侧肾癌伴肾静脉癌栓，根据其是否跨越肠系膜上动脉将其分为0a级及0b级，对于0a级肾静脉癌栓的手术策略是只需行肾肿瘤根治性切除术，对于0b级肾静脉癌栓，由于肠系膜动脉的隔挡，很难分离至癌栓远端，对应的策略为术前行肾动脉栓塞，先左侧卧位分离下腔静脉，显露左肾静脉后用直线切割器离断左肾静脉，然后换右侧卧位行左肾肿瘤根治性切除术。下腔静脉Ⅰ级和Ⅱ级的分类以第一肝门作为分界点，因为该解剖在术前MRI等影像学检查上易于辨认。第一肝门以下的下腔静脉癌栓采用阻断癌栓远端及近端下腔静脉、肾静脉及其余属支，然后切开取癌栓。Ⅱ级癌栓则涉及游离右肝及离断部分肝短静脉，但不需要阻断第一肝门以控制肝脏血流。Ⅲ级则需要游离左右肝叶，将肝脏推向尾侧，阻断第一肝门及膈下下腔静脉，术中可能需要静脉-静脉转流。Ⅳ级癌栓则需联合心外科在体外心肺循环辅助下操作，根据下腔静脉侧支循环建立充分与否，划分为"分段切开取栓"和"节段性整块离断"两种策略。

对于静脉壁侵犯、肿瘤与血管内皮严重粘连、腔静脉管腔完全梗阻以及存在远心端长段血栓的患者，可考虑行下腔静脉离断术。根据左右侧肾癌解剖学差异及血流动力学不同，离断策略有所区别。对于左侧肾癌伴癌栓患者，因右肾静脉缺乏侧支循环代偿，采取离断策略时需考虑重建右肾静脉区域的下腔静脉远心端，以保证右肾静脉血流可通过侧支循环回流。同时对于超过第二肝门的癌栓患者，可采取阶段性离断的策略以保障肝脏的静脉回流。

目前，该类复杂手术仍限于有经验的临床中心开展，尤其对于Ⅲ～Ⅳ级癌栓手术，真正普及还有一定难度。鉴于机器人辅助腹腔镜技术特有的优势，机器人辅助腹腔镜下腔静脉癌栓取出术将是未来发展的方向。

（王保军）

参考文献

[1] PSUTKA S P, LEIBOVICH B C. Management of inferior vena cava tumor thrombus in locally advanced renal cell carcinoma[J]. Therapeutic Advances in Urology, 2015, 7(4): 216.

[2] 马鑫,马璐琳,肖序仁,等. 肾癌伴静脉癌栓北京专家共识[J]. 微创泌尿外科杂志, 2017, 6(6): 321-327.

[3] FERGANY A F, GILL I S, SCHWEIZER D K, et al. Laparoscopic radical nephrectomy with level Ⅱ vena caval thrombectomy: survival porcine study[J]. J Urol, 2002., 168(6): 2629-2631.

[4] SUNDARAM C P, REHMAN J, LANDMAN J, et al., Hand assisted laparoscopic radical nephrectomy for renal cell carcinoma with inferior vena caval thrombus[J]. J Urol, 2002, 168(1): 176-179.

[5] ABAZA R. Initial series of robotic radical nephrectomy with vena caval tumor thrombectomy[J]. Eur Urol, 2011, 59(4): 652-656.

[6] CHOPRA S, SIMONE G, METCALFE C, et al. Robot-assisted Level Ⅱ-Ⅲ Inferior Vena Cava Tumor Thrombectomy: Step-by-Step Technique and 1-Year Outcomes[J]. Eur Urol, 2016, 72(2): 267-274.

［7］GU L，MA X，GAO Y，et al. Robotic versus Open Level Ⅰ-Ⅱ Inferior Vena Cava Thrombectomy：A Matched Group Comparative Analysis［J］. J Urol，2017，198（6）：1241-1246.

［8］WANG B，LI H，HUANG Q，et al. Robot-assisted Retrohepatic Inferior Vena Cava Thrombectomy：First or Second Porta Hepatis as an Important Boundary Landmark［J］. Eur Urol，2018，74（4）：512-520.

［9］WANG B，LI H，MA X，et al. Robot-assisted Laparoscopic Inferior Vena Cava Thrombectomy：Different Sides Require Different Techniques［J］. Eur Urol，2016，69（6）：1112-1119.

［10］WANG B，HUANG Q，LIU K，et al. Robot-assisted Level Ⅲ-Ⅳ Inferior Vena Cava Thrombectomy：Initial Series with Step-by-step Procedures and 1-yr Outcomes［J］. Eur Urol. 2019，S0302-2838（19）30330-6.

［11］杜松良，黄庆波，史涛坪，等. 下腔静脉瘤栓切除术中下腔静脉离断的术前决策及影响因素分析［J］. 微创泌尿外科杂志，2018，35（4）：20-24.

［12］SHI T，HUANG Q，LIU K，et al. Robot-assisted Cavectomy Versus Thrombectomy for Level Ⅱ Inferior Vena Cava Thrombus：Decision-making Scheme and Multi-institutional Analysis［J］. Eur Urol. 2020，S0302-2838（20）30195-0.

［13］ADAMS LC，RALLA B，BENDER Y Y，et al. Renal cell carcinoma with venous extension：prediction of inferior vena cava wall invasion by MRI［J］. Cancer Imaging. 2018，18（1）：17.

［14］李秋洋，李楠，黄庆波，等. 超声造影在下腔静脉癌栓切除术中的应用［J］. 中华腔镜外科杂志，2019，12（3）：142-145.

第十一章

靶向、免疫治疗时代晚期肾癌外科减瘤手术

临床问题

第一节 减瘤手术背景及临床问题

转移性肾细胞癌是一种致命的晚期泌尿系统恶性肿瘤,据报道5年总生存率仅为12%。传统观点认为,某些转移性肾细胞癌患者的首选治疗方法是减瘤术联合全身治疗。对于转移性肾癌患者,减瘤手术可能会带来一些潜在获益,如促进转移性肿瘤自发消退、改善宿主免疫微环境、通过改善全身代谢防止肿瘤生长和增殖、避免原位肿瘤转移形成新的转移灶、通过改善患者的全身情况而使全身治疗得以实现、减轻血尿和副肿瘤综合征的症状、改善患者的生活质量等。起初由于一些病例报道中描述了肾切除术后转移肿瘤自发消退的现象,减瘤手术一度成为非常有吸引力的治疗选择。理论上,原发肿瘤的切除,可改善宿主的免疫功能,减少促进转移扩散的细胞因子和生长因子,从而使转移情况得到缓解。另外,基因组测序证明,大多数体细胞基因突变发生在原发肿瘤部位,原发灶减瘤手术后突变基因的减少为后续全身治疗创造了条件。

然而,并不是所有转移性肾癌的患者都适合减瘤手术。在患者的选择和评估方面,一些预后预测工具的建立对后续临床研究患者纳入、排除标准的制定及结果分析产生了重要影响。在20世纪90年代,Motzer等人报道了一组预后标准,也称为纪念斯隆-凯特琳癌症中心(Memorial Sloan Kettering Cancer Center,MSKCC)或Motzer风险标准。根据患者危险因素的数量将患者分为3个风险组(低危、中危、高危),危险因素包括贫血、卡诺夫斯基机能状态<80%、乳酸脱氢酶(lactate dehydrogenase,LDH)>1.5×正常上限、血钙增高、既往肾切除术病史。该研究显示,3组的中位生存时间分别为20个月、10个月和4个月。随后,由于靶向血管内皮生长因子的新系统疗法包括舒尼替尼、索拉非尼、培唑帕尼和贝伐珠单

抗等的出现,转移性肾细胞癌患者的存活率显著改善。在这种情况下,国际转移性肾细胞癌联合数据库(International Metastatic Renal Cell Carcinoma Database Consortium, IMDC)建立一种新的预后模型,在该模型中,增加了中性粒细胞增多症、血小板增多症、从诊断到治疗的时间少于12个月的标准,同时剔除了LDH和既往肾切除术史。与MSKCC旧模型相比,IMDC低危、中危、高危患者的中位生存时间得到了改善,分别为43.2个月、22.5个月和7.8个月[1]。虽然这两个为转移性肾细胞癌开发的风险分层工具比较简单,但它们可以预测不同治疗方式的生存获益。同样,探索转移性肾癌减瘤手术价值的临床研究也一直在使用这些预后风险标准,以便选择最合适的患者进行手术干预。

转移性肾癌减瘤手术的价值在细胞因子时代得到了随机试验的确认。在靶向治疗时代进行的一些回顾性研究也强烈支持进行转移性肾细胞癌减瘤手术[2]。然而,新的随机研究数据的出现提示:与单独使用全身治疗相比,接受全身治疗+减瘤手术的患者总生存时间缺乏获益。因此,转移性肾癌患者的减瘤手术价值仍旧是一个争议很大的问题。支持和反对的观点依据是什么?同时,转移性肾癌减瘤手术的安全性如何?转移性肾癌减瘤术最佳的手术时机又是什么?在靶向和免疫全身治疗的时代,转移性肾癌减瘤手术是否还有其作用?这些都是目前亟待回答的问题。

最新进展

第二节　减瘤手术的安全性和患者选择

减瘤手术存在很多潜在风险。美国外科医师学会国家外科手术质量改善计划进行的1项回顾性队列研究发现:与因局限性肾癌接受肾切除术的患者相比,接受转移性肾癌减瘤手术患者的主要术后并发症(包括肺血栓栓塞和出血事件)更高(3.2% vs. 7.8%)。转移性肾癌减瘤手术患者的围手术期死亡率也显著高于局限性肾癌手术的患者(3.2% vs. 0.5%)。使用监测、流行病学和最终结果计划(The Surveillance, Epidemiology, and End Results Program, SEER)注册数据库进行的研究得出了与上述研究相似的结果,接受转移性肾癌减瘤手术患者的30天死亡率为4.2%,而局限性肾癌手术患者的30天死亡率为0.3%~1.3%。

患者本身的许多基线特征可以作为评估转移性肾癌减瘤手术的预后因素,包括年龄、性别、婚姻状况、身体状态、合并症、体重指数和全身症状。在这些因素中,身体状态较差、合并症较多的患者行减瘤手术获益往往降低,同时这类患者在接受减瘤手术后一般不太可能接受全身治疗,总生存时间较差。

肾癌的转移负荷和位置也很重要。在转移性肾癌减瘤手术后,脑、肝和骨转移患者往往生存期较短[3]。另外,一些转移位置可能与相对惰性的肿瘤行为有关,胰腺和肾上腺转移已被证明临床进展相对缓慢,对于这些部位的肿瘤,通常建议进行手术来切除孤立的转移灶。

血清实验室值也可以作为转移性肾癌减瘤手术术后生存的预后指标。血清血红蛋白、钙、中性粒细胞计数和血小板计数是MSKCC和IMDC标准的特征。鉴于转移性肾细胞癌的免疫调节性质,数个研究团队评估了基于炎症的血清生物标志物,以预测转移性肾癌减瘤手术的结果。格拉斯哥预后评分(glasgow prognosis score,GPS)利用了 C 反应蛋白和清蛋白来代表可测量的全身性炎症,并已用于多种其他恶性肿瘤。有研究[4]发现,GPS 是转移性肾癌减瘤手术后总生存时间的独立预测因子,较高的 GPS 评分预示着更差的总生存时间(GPS 评为分 2 的患者的中位总生存期为 8.9 个月,GPS 为 0 分的患者中位生存期则为52.4 个月)。1 项研究[5]比较了接受减瘤手术和全身治疗的转移性肾癌患者中 7 个基于炎症的预后评分后,发现中性粒细胞 - 淋巴细胞比率(neutrophil to lymphocyte ratio,NLR)最能预测总生存结局,NLR<3.0 的中位生存期为 59.6 个月,NLR>3.0 的中位生存期为 10.3 个月。

减瘤手术加癌栓切除术适合于转移性肾细胞癌合并癌栓的患者,癌栓切除术可以解除静脉流出道阻塞引起的肾、肝或心脏功能障碍。肿瘤侵袭邻近器官(T_4)的情况虽然不多,但一旦发生,则与不良预后有关。当无法进行完全的手术切除时,应推迟减瘤手术,先进行全身药物治疗。

在肿瘤的病理特征方面,鉴于缺乏针对非透明细胞转移性肾癌的有效疗法,Marchioni等人[6]使用 SEER 数据库发现,非透明细胞肾癌患者接受减瘤手术,癌症特异性死亡率显著低于没有接受减瘤手术的患者,2 年期癌症特异性死亡率为 52.6%,而在没有接受转移性肾癌减瘤手术队列中,这一数据则为 77.7%。另一方面,来自美国国家癌症数据库的类似数据表明:组织学无论证实是透明细胞癌还是非透明细胞癌,转移性肾癌减瘤手术均与总生存改善相关[7]。另外,肉瘤样去分化这种病理特征,代表着侵袭性肿瘤生物学特征,也被证实与转移性肾癌患者生存不良有关。

多项研究[8]已开发出预测诺模图,其中包括患者和肿瘤因素的组合,以帮助将患者分层为应接受或不应接受转移性肾癌减瘤手术的患者,这些因素包括年龄、转移部位、肉瘤样特征、炎性标志物、性别和下腔静脉癌栓。但这些模型仍旧不成熟,需要在大型外部人群中进一步验证。

尽管已经有了如 MSKCC 和 IMDC 这类转移性肾细胞癌预后的分级工具,但是专门用于评估哪些患者可能从减瘤手术中受益的预后模型仍较少。Culp 等[9]评估了 566 例接受转移性肾癌减瘤手术的患者和 110 例单独接受全身治疗患者的术前临床变量,发现能够独立预测接受减瘤手术的患者生存较差的因素包括乳酸脱氢酶、清蛋白、转移部位引起的症状、肝转移、腹膜后肿瘤和 cT_3 以上的临床分期。具有 3 种以上危险因素的晚期肾癌患者不能从减瘤手术中受益。

第三节 减瘤手术的临床获益数据

目前已有大量的回顾性研究数据探讨了在靶向时代转移性肾癌减瘤手术的作用,其中绝大多数结果支持转移性肾癌减瘤手术。由 IMDC 组牵头的 1 项较大的回顾性分析研究[2],纳入 1 658 名患者(其中 982 名接受了减瘤手术),表明即使在校正 IMDC 危险因素后,减瘤手术组的总生存时间仍显著较高(20.6 个月 vs. 9.6 个月;HR 0.6;95% CI 0.52~0.69;$P<0.001$)。另外,减瘤手术也与无进展生存期升高相关(7.6 个月 vs. 4.5 个月;HR 0.75;

95%CI 0.66～0.85；$P<0.001$）。根据 IMDC 标准，具有较多危险因素特征的患者（尤其是具有>3 个风险因素）接受减瘤手术没有明显的益处。此外，患有骨、肝或脑转移的患者接受减瘤手术的可能性较小，表明这种类型的研究存在一定的偏倚。另一项使用 SEER 数据库的大型流行病学研究发现：相比细胞因子时代，靶向治疗时代转移性肾癌患者的肿瘤特异性生存期得到了改善。重要的是，与不进行转移性肾癌减瘤手术相比，转移性肾癌减瘤手术与存活率的提高独立相关。

迄今为止最大的 1 项回顾性分析[10]进一步证实了减瘤手术对接受靶向治疗的转移性肾癌患者生存的影响，该研究包括了来自美国国家癌症数据库的 15 390 名患者。这项研究表明，在 2006—2013 年间接受治疗的所有转移性肾癌患者中，约有 30% 接受了转移性肾癌减瘤手术，这部分人群死亡风险降低（中位总生存时间 17.0 个月 vs. 7.7 个月；HR 0.45；95% CI 0.40～0.50；$P<0.001$）。年轻、有私人保险、在学术中心接受治疗且肿瘤分期较低的患者更容易接受转移性肾癌减瘤手术。

为了减小研究中纳入减瘤手术患者的选择偏倚，来自德克萨斯大学 MD 安德森癌症中心（the University of Texas M.D. Anderson Cancer Center, UTMDACC）小组的 1 项回顾性研究[9]调查了接受减瘤手术的患者预后相关的术前变量，在所有分析的变量中，其中 7 个变量与手术患者的总生存时间较短相关：LDH 升高、清蛋白水平低、转移部位引起的临床症状、肝转移、腹膜后肿瘤、膈上肿瘤和临床 T 期≥T_3。死亡风险的增加与存在的危险因素的数量呈正相关，而≥4 的危险因素则不能从转移性肾癌减瘤手术中获益。

减瘤手术切除的原发肿瘤的体积百分比也会影响手术结局。有研究发现减瘤手术去除的肿瘤占全身肿瘤负荷的比例越大，临床获益越大，尤其是当比例>90% 时。

有系统评价总结了靶向治疗时代的减瘤手术在 4 万多例转移性肾细胞癌患者中的作用[3]，总共 10 项观察性研究的观点支持实施减瘤手术（HR 0.54，95% CI 0.39～0.68），除 1 项研究外，其他所有研究的差异均有统计学意义。这些回顾性结果表明，在靶向治疗时代接受减瘤手术对转移性肾癌患者的总生存时间是有利的。

在靶向治疗时代的随机对照试验方面，国外进行了 1 项Ⅲ期非劣效性 RCT——CARMENA（NCT00930033）研究，这也是靶向时代的标志性研究，研究对比了转移性肾癌减瘤手术加舒尼替尼与单独的舒尼替尼治疗，就总生存时间而言，单独的舒尼替尼治疗并不逊于减瘤手术联合舒尼替尼治疗[11]。该试验计划纳入 576 名患者，最终纳入了 450 例 MSKCC 中高危的转移性肾癌患者，其中 226 例患者被随机分配到减瘤手术联合舒尼替尼组，而 224 例被随机分配到舒尼替尼组。纳入患者中，转移灶数量的中位数为 2 个。根据实体瘤临床疗效评价标准（RECIST 1.1），纳入患者的肿瘤负担中位数为 140ml 的可估算的肿瘤，其中 80ml 为原发性肿瘤。在中位随访 50.9 个月后进行的意向性分析中，减瘤手术联合舒尼替尼组的中位总生存时间为 13.9 个月，而舒尼替尼单独的中位总生存时间为 18.4 个月（HR 0.89；95% CI 0.71～1.10，非劣效性检验的 95% 置信区间上界≤1.20）。对于 MSKCC 中危患者（n=256），手术联合舒尼替尼组的中位总生存时间为 19.0 个月，单用舒尼替尼的中位总生存时间为 23.4 个月（HR 0.92；95% CI 0.60～1.24）；MSKCC 高危患者则（n=193）分别为 10.2 个月和 13.3 个月（HR 0.86；95% CI 0.62～1.17）。减瘤手术联合舒尼替尼组中，未接受手术的有患者有 16 人，未接受舒尼替尼的有 40 人；单用舒尼替尼组中，未服用舒尼替尼的患者有 11 人，排除这些患者之后，非劣效性仍然存在。在意向治疗人群分析中，减瘤手术联合舒尼替尼组的中位疾病无进展生存期为 7.2 个月，单用舒尼替尼的中位无进展生存期为 8.3 个月（HR 0.82；95% CI 0.67～1.00），单用舒尼替尼的治疗效果并没有低于舒尼替尼联合减瘤手术的治疗效果。该研究将临床获益率定义为超过 12 周的疾病控制率，减瘤手术组为 36.6%，而单用舒尼替尼组为 47.9%（P=0.022），单用舒尼替尼治疗临床获益率甚至高于减瘤手术。

但 CARMENA 试验有几个明显的局限性值得注意：①患者的招募非常缓慢，每年平均每个站点仅招募 0.7 名患者，该试验未达到 576 名患者的预定目标人数。②所有患者均患中危或高危疾病（MSKCC 标准），其中 43% 的患者为高危患者，该研究中舒尼替尼单用组的总生存时间仅为 18.4 个月，低于大多数已发表的研究[3]。③研究组之间的交叉率很高，舒尼替尼单用组中有很大一部分（17%）患者接受了减瘤手术。④减瘤手术联合舒尼替尼组患者的临床分期 T_3/T_4 肿瘤比例更高，而其他可能决定患者选择手术和手术结局的因素（如腔静脉受累和淋巴结转移的位置）报道中没有涉及。

此外，该研究的研究者可以自行决定是否将患者排除在试验范围之外，而且作者也没有报告用于确定患者手术资格的选择因素。那些可能从减瘤手术获益的患者也许在试验范围之外还接受了手术治疗。总体而言，CARMENA 试验设计导致了严重的招募偏倚，选择了很多最初不太可能从手术中受益的患者。

为了评估 CARMENA 试验人群的普遍性，Arora 等[12]在美国国家癌症数据库（the National Cancer Database，NCDB）中比较了参加该试验的患者与 NCDB 中接受转移性肾癌减瘤手术的患者的特征。CARMENA 人群的肿瘤负荷高于 NCDB 人群，CARMENA 试验患者的淋巴结、肺和骨转移率更高。这项研究的结果证实，CARMENA 中接受减瘤手术的患者选择与现实情况不符。医师一般来说不会对高危患者进行减瘤手术，因此，CARMENA 试验的常规临床实践的推广有限。

综上，靶向治疗的随机数据结果支持转移性肾细胞癌患者单独进行靶向治疗而不进行减瘤手术。尽管存在一些局限性，但该试验结果无疑更加坚定地反对了将转移性肾癌减瘤手术用于高危人群和部分中危人群。随着免疫治疗的加入，我们针对转移性肾癌有了更多的治疗选择，究竟免疫治疗药物的面世会不会影响减瘤手术的价值，目前仍缺乏临床研究支撑。

随着免疫治疗的面世，诸多研究开始比较免疫治疗联合减瘤手术的在转移性肾细胞癌治疗中的价值。MD 安德森癌症中心正在开展 1 项临床研究（NCT02210117），来比较转移性肾癌患者行减瘤手术前接受纳武利尤单抗（nivolumab，PD-1 抑制剂）、纳武利尤单抗 + 贝伐珠单抗、纳武利尤单抗 + 伊匹木单抗三者的效果。而另外一些正在进行的研究（RAMPART、IMmotion010、KEYNOTE-564、CheckMate 914）则会为我们提供更多减瘤手术后接受免疫治疗的生存获益的相关数据。以上研究的最终结果都值得期待。

第四节　减瘤手术的时机

关于转移性肾癌减瘤手术的最佳时机，国外进行了转移性肾癌患者接受舒尼替尼同时接受即刻减瘤手术或延迟减瘤手术（SURTIME）[13]的比较研究，旨在评估靶向时代转移性肾癌减瘤手术的最佳时机，这是目前唯一针对该目的的前瞻性试验。尽管最初计划在 3 年内招募 498 名患者，但该研究进展缓慢，仅招募 99 名患者后就关闭了。患者被随机分配至两组，分别为：①立即进行减瘤手术，随后每天口服 50mg 舒尼替尼，持续 4 周，然后停药 2 周；②按照相同时间提前 3 周进行舒尼替尼治疗，然后再进行减瘤手术。该研究的主要研究结局是肿瘤无进展生存期和总生存时间。需要注意的是，如果患者出现 3 个以上 UTMDACC 危险因素，则将其排除在外。在意向治疗（intention-to-treat, ITT）人群中，两组之间的 28 周无进展率相似（42% vs. 43%；$P=0.61$），肿瘤无进展生存率也相似（HR 0.88；95% CI 0.56～1.37；$P=0.57$）。另一方面，延迟手术组在总生存时间方面获益更大（32.4 个月 vs. 15 个月；$P=0.03$），但由于纳入患者数目较少，这一结果只能是探索性的。有意思的是，两组之间的并发症发生率没有差异（52% vs. 53%）。在分配为延迟减瘤手术的 48 例患者中，有 40 例最终接受了减瘤手术；而在接受即刻手术的患者中，只有 26 例在术后恢复使用了舒尼替尼，在随机分配至立即手术的 50 例患者中，有 46 例接受了手术。延迟手术组中的所有 ITT 患者（只有一个例外）均接受舒尼替尼治疗，而接受即刻减瘤手术的患者中有 86% 接受舒尼替尼治疗，这说明了对某些患者推迟全身性治疗是具有一定风险的。

　　尽管 SURTIME 试验的数据支持先进行全身治疗，延迟减瘤手术，但由于样本量小，该研究无法给出明确的结论。除了 SURTIME 之外，还有 1 项 NCDB 的回顾性研究比较了 6 731 名先接受减瘤手术和 8 337 名先接受靶向治疗的患者的生存时间，却得出了与 SURTIME 相反的结论，该研究发现先进行减瘤手术的患者，相较于先进行靶向治疗的患者，总生存时间更长（中位总生存时间 16.5 个月 vs. 9.2 个月，HR 0.61，95% CI：0.59～0.64，$P<0.001$）。

第五节　转移性肾细胞癌的转移灶治疗

　　目前 1 项系统评价[14]纳入了 8 个非随机试验，比较了各种器官中肾癌转移灶的完全切除对比部分切除或不切除。这些研究中转移灶治疗都是通过外科手术或者放疗。其中 6 项研究发现与不完全和 / 或不行转移灶切除相比，完全转移瘤切除术后中位总生存时间或肿瘤特异生存期都显著增加。在其余的 2 项研究中，1 项显示完全转移灶切除组和无转移灶切除术在肿瘤特异性生存期方面无明显差异，而另一项仅报告了转移切除术组的中位总生存时间更长，尽管没有提供 P 值。

　　放疗作为一种局部非侵入性治疗方法，可以为外科手术提供有效的补充。肾癌常见的转移部位包括肺、骨、肝和脑等。对于脑转移，放疗包括了全脑放射治疗（whole brain radiation therapy，WBRT）和立体定向放射手术（stereotactic radiosurgery，SRS）。与 WBRT 相比，SRS 将高度准直的辐射传递到精确的目标区域，从而使射线将对周围区域的辐射剂量降至最低。对于包括骨骼在内的其他部位，可以选择常规放射治疗（conformal radiation therapy，CRT）或立体定向放射治疗（stereotactic body radiation therapy，SBRT）。CRT 是分次放疗，主要用于治疗疼痛转移，而 SBRT 和 SRS 一样，可提供高剂量的单次或多次放射。目前仅有两篇文献比较了不同的放疗方式（联合或不联合手术，都针对肾癌的脑转移灶），且纳入人数较少(分别为88人和33人)。而放射治疗在近十余年也得到了很多发展,方式和剂量选择繁多,最佳的针对不同转移灶的放疗细则仍有待进一步研究。

实例演示 ➡

第六节 腹腔镜减瘤性肾切除术示例

【适应证】

1. MSKCC 低危患者。
2. 全身情况较好,相对年轻或体力评分好,无需立即开始全身治疗。
3. 原位肿瘤可以被完全切除。
4. 全身治疗后治疗效果较好,可长期维持的中危患者,同时转移灶较小。

【禁忌证】

1. MSKCC 高危患者。
2. 全身合并症较多,无法耐受手术。
3. 患者没有出现临床症状,需要先进行全身治疗。
4. 多处转移,或有骨、肝或脑转移。

【所需器材清单】

1. 腹腔镜器械(高清为宜)或开放器械或机器人辅助腹腔镜器械。
2. 超声刀。
3. 电刀(单极和双极)。
4. Ligasure 等能量器械。
5. 框架拉钩(开放)和血管器械、血管缝合线。

【团队要求】

1. 术前多学科讨论是否适合减瘤手术,术后可能获益情况。
2. 术者必须要有丰富的手术经验。
3. 有血管外科、肝脏外科、胃肠外科等有经验的外科医师支持。

【操作步骤】

1. 麻醉及体位 气管内全身麻醉成功后,留置 Foley 导尿管。取患侧向上卧位,升高腰桥,妥善固定,常规消毒铺巾。

2. 套管置入、腹膜后操作间隙的建立 首先在患侧腋中线、髂嵴上 2cm 交界处(A 点)做一 20mm 切口,用止血钳钝性分离进入腹膜后间隙,从此切口伸入示指确认层面无误。从切口置入气囊导管于腹膜后间隙,注入约 600~1 000ml 气体以扩张腹膜后间隙,退出气囊。在示指引导下,于腋前线、肋弓下(B 点),腋后线、肋弓下(C 点)各做一 5mm 和一 10mm 切口,置入 5mm 套管和 10mm 套管。退出示指,从 A 点切口置入 12mm 套管。从 A 点套管充入 CO_2 气体,压力 13mmHg,并在 A 套管置入腹腔镜,在腹腔镜下调整各套管深度,缝针予以妥善固定。

3. 肾血管的显露、结扎和离断　腹腔镜下清除腹膜外脂肪后，显露腰大肌及侧锥筋膜，用超声刀沿腰大肌一侧纵行切开侧锥筋膜，可见 Gerota 筋膜和肾周脂肪。左侧于肾下极下方沿腰大肌向上及内侧剥离，将肾脏向前牵引，游离肾脏的外侧及背面。在肾中部肾门处向内侧仔细分离，肾动脉一般位于内侧弓状韧带水平下方约 2～3cm 处；左侧亦可通过寻找输尿管后向上寻及肾门处。首先观察到肾动脉搏动（右侧可于右肾下极下方向内侧分离出下腔静脉，沿下腔静脉表面向上游离，于右肾中部肾门处可先寻及一伴有搏动的隆起，即右肾动脉，于右肾动脉前下方可分离出右肾静脉），用超声刀锐性分离肾门部脂肪组织，打开动脉鞘用直角钳充分游离出肾动脉，用 Hem-o-lok 夹夹闭（近心端至少 2 个、远心端 1 个）右肾动脉，建议将第一个 Hem-o-lok 夹首先施夹在血管近心端。距离近端保留侧 Hem-o-lok 夹 2mm 以上剪断肾动脉，防止 Hem-o-lok 夹滑脱，或使用腔镜切割吻合器（Endo-GIA）离断血管。再将右肾静脉游离后结扎切断。

4. 游离肾下极和结扎切断输尿管　游离肾下极并在肾下极找到输尿管，用 Hem-o-lok 夹夹闭输尿管后切断。此处应注意生殖血管，如有必要，于此处将生殖血管结扎。

5. 游离肾上极（根据肿瘤情况决定是否同时切除肾上腺）和腹侧　沿 Gerota 筋膜外近腹膜处向上向内游离。在肾上腺近肾脏侧以远游离肾上极，在肾脏上极周围将肾周脂肪轻轻剥离，肾周围脂肪组织中有肾上腺滋养血管，可用超声刀慢档离断，或双极电凝后剪断或用 Hem-o-lok 夹夹闭后剪断，注意避免膈肌损伤，保留肾上腺。如有临床证据（影像学或术中发现）显示肿瘤已侵犯同侧肾上腺，应同时切除肾上腺。

6. 检查创面，取出肾脏　降低气腹压力，仔细检查创面（肾门、肾上腺、生殖静脉），必要时止血。将肾脏置于标本袋内，留置引流管。根据肾脏大小，纵向延长观察孔的套管针切口，将肾脏标本完整取出。缝合各切口。

【要点解析】

1. 转移性肾癌的患者原发病灶局部减瘤手术方式与局部晚期肾癌患者的手术方式的选择标准并无明显差异。应根据患者的影像学情况、术前是否有新辅助治疗（会增加手术粘连和难度）、是否存在周围器官侵犯和静脉瘤栓来选择开放手术、腹腔镜手术还是机器人辅助腹腔镜手术。

2. 在靶向药物和免疫药物大行其道的情况下，转移性肾癌患者行减瘤手术的适应证和手术方式，目前均存在争议，需要在多学科综合团队（multi-disciplinary team，MDT）充分研究讨论的情况下谨慎开展。

志谢：感谢廖鑫扬博士在本章编撰过程中作出的贡献。

（杨　璐）

专家述评

自靶向药物面世以来，转移性肾癌减瘤手术的价值备受争议。CARMENA 研究作为靶向时代的标志性研究，展示了减瘤手术在靶向时代对于符合 MSKCC 标准的高危、甚至部分中危人群，无法带来靶向药物之外的生存获益。

　　然而，随着免疫药物的面世，靶向药物作为转移性肾癌一线治疗的地位也受到动摇。在 2019 年 3 月发表在《新英格兰医学杂志》上的 JAVELIN Renal 101 试验中发现，对于 PD-L1 阳性的肿瘤，阿维鲁单抗（avelumab）联合阿昔替尼，相比单用舒尼替尼，可以为患者带来更长的中位无进展生存期（13.8 个月 vs. 8.4 个月，$P<0.001$）。同一天发表在《新英格兰医学杂志》的 KEYNOTE-426 研究报道了类似的结果，帕博利珠单抗（pembrolizumab）联合阿昔替尼，相比单用舒尼替尼，可显著改善肿瘤特异性生存期和总生存时间。随后，2019 年 4 月发表在《新英格兰医学杂志》的 Checkmate 214 试验[15]中，双重免疫药物治疗（纳武利尤单抗联合伊匹木单抗），相比单用舒尼替尼，为患者带来了更高的总生存时间和客观反应率。

　　以上结果说明：转移性肾癌单纯使用靶向药物治疗已不是所有患者的最佳选择。那么靶向时代的 CARMENA 的结论是否仍旧适用？新的药物联用组合层出不穷，为了针对不同患者制定个性化的最佳治疗方案，我们必须优化治疗策略，确定哪些患者适合单药治疗，哪些患者适合药物联合治疗、其他全身治疗或联合减瘤手术。

　　当前的预后模型，如 MSKCC 标准和 IMDC 标准都是主要基于临床和实验室参数，随着多模式的诊疗方式的出现，其他的重要因素，例如基因标志物或免疫组化表达（典型的如 PD-1 或 PD-L1），也许能更好地预测免疫治疗反应和减瘤手术的作用。目前这些观点只能作为猜测，不过今后的研究势必将这些因素作为预后指标研究的重点，来验证其在预后预测中的价值。

　　总之，尽管靶向疗法时代积累了一些关于转移性肾癌减瘤手术的证据和数据，但免疫药物治疗时代已经来临，减瘤手术在免疫药物时代背景下的作用仍不明确。目前阶段，我们一方面期待免疫时代的证据，一方面也要慎重选择减瘤手术的目标患者。在更多的证据出现之前，我们必须谨慎和患者沟通，须权衡治疗中减小肿瘤负荷的意愿和患者可能面对的各类风险（包括药物和手术等治疗手段）。相信随着今后免疫时代的研究证据出现，我们对于减瘤手术在免疫时代的可行性、肿瘤学价值和时机都会有更好的见解，从而用更具体的标准给患者带来更精准的治疗。

（魏　强）

参考文献

[1] HENG DY, XIE W, REGAN MM, et al. Prognostic factors for overall survival in patients with metastatic renal cell carcinoma treated with vascular endothelial growth factor-targeted agents: results from a large, multicenter study[J]. J Clin Oncol, 2009, 27(34): 5794-5799.

[2] HENG DY, WELLS JC, RINI B, et al. Cytoreductive nephrectomy in patients with synchronous metastases from renal cell carcinoma: results from the International Metastatic Renal Cell Carcinoma Database Consortium[J]. Eur Urol. 2014, 66(4): 704-710.

[3] BHINDI B, ABEL EJ, ALBIGES L, et al. Systematic Review of the Role of Cytoreductive Nephrectomy in the Targeted Therapy Era and Beyond: An Individualized Approach to Metastatic Renal Cell Carcinoma[J]. Eur Urol . 2019, 75(1): 111-128.

[4] FUKUDA H, TAKAGI T, KONDO T, et al. Prognostic value of the Glasgow Prognostic Score for patients with metastatic renal cell carcinoma treated by cytoreductive nephrectomy[J]. Int J Clin Oncol. 2018, 23(3):

539-546.

[5] FUKUDA H, TAKAGI T, KONDO T, et al. Predictive value of inflammation-based prognostic scores in patients with metastatic renal cell carcinoma treated with cytoreductive nephrectomy[J]. Oncotarget. 2018, 9(18): 14296-14305.

[6] MARCHIONI M, BANDINI M, PREISSER F, et al. Survival after Cytoreductive Nephrectomy in Metastatic Non-clear Cell Renal Cell Carcinoma Patients: A Population-based Study[J]. Eur Urol Focus. 2019, 5(3): 488-496.

[7] BHINDI B, HABERMANN EB, MASON RJ, et al. Comparative Survival following Initial Cytoreductive Nephrectomy versus Initial Targeted Therapy for Metastatic Renal Cell Carcinoma[J]. J Urol. 2018, 200(3): 528-534.

[8] BEX A, WERKHOVEN EDV, NOE A, et al. External validation of a prediction model of survival after cytoreductive nephrectomy (CN) for metastatic renal cell carcinoma (mRCC)[J]. J Clin Oncol, 2016, 34(2_suppl): 556-556.

[9] CULP SH, TANNIR NM, ABEL EJ, et al. Can we better select patients with metastatic renal cell carcinoma for cytoreductive nephrectomy? [J]. Cancer. 2010, 116(14): 3378-3388.

[10] HANNA N, SUN M, MEYER CP, et al. Survival Analyses of Patients With Metastatic Renal Cancer Treated With Targeted Therapy With or Without Cytoreductive Nephrectomy: A National Cancer Data Base Study[J]. J Clin Oncol. 2016, 34(27): 3267-3275.

[11] MÉJEAN A, RAVAUD A, THEZENAS S, et al. Sunitinib Alone or after Nephrectomy in Metastatic Renal-Cell Carcinoma[J]. N Engl J Med . 2018, 379(5): 417-427.

[12] ARORA S, SOOD A, DALELA D, et al. Cytoreductive Nephrectomy: Assessing the Generalizability of the CARMENA Trial to Real-world National Cancer Data Base Cases[J]. Eur Urol. 2019, 75(2): 352-353.

[13] BEX A, MULDERS P, JEWETT M, et al. Comparison of Immediate vs Deferred Cytoreductive Nephrectomy in Patients With Synchronous Metastatic Renal Cell Carcinoma Receiving Sunitinib: The SURTIME Randomized Clinical Trial[J]. JAMA Oncol. 2019, 5(2): 164-170.

[14] DABESTANI S, MARCONI L, HOFMANN F, et al. Local treatments for metastases of renal cell carcinoma: a systematic review[J]. Lancet Oncol. 2014, 15(12): e549-561.

[15] MOTZER RJ, TANNIR NM, MCDERMOTT DF, et al. Nivolumab plus Ipilimumab versus Sunitinib in Advanced Renal-Cell Carcinoma[J]. N Engl J Med, 2018, 378(14): 1277-1290.

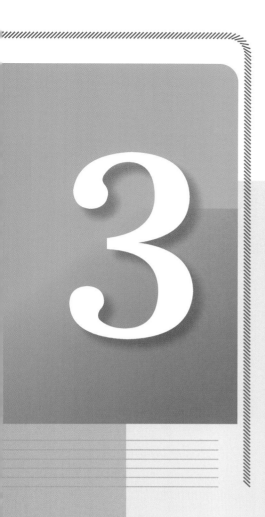

3

第三部分

肾癌精准药物治疗

第十二章

晚期肾癌靶向药物、免疫检查点抑制剂应用策略

临床问题

第一节　晚期肾癌治疗现状及面临的问题

自 2005 年起，索拉非尼、舒尼替尼等血管内皮生长因子受体 - 酪氨酸激酶抑制剂（vascular endothelial growth factor-tyrosine kinase inhibitor，VEGFR-TKI）靶向药物相继获批用于转移性肾细胞癌（metastatic renal cell carcinoma，mRCC）的靶向治疗，mRCC 进入靶向治疗时代。目前，美国食品药品监督管理局（the Food and Drug Administration，FDA）已批准舒尼替尼（sunitinib）、索拉非尼（sorafenib）、培唑帕尼（pazopanib）、阿昔替尼（axitinib）、西罗莫司（sirolimus）、依维莫司（everolimus）、贝伐珠单抗（bevacizumab）联合干扰素、卡博替尼（cabozantinib，我国尚未上市）和仑伐替尼（lenvatinib）等多种靶向药物用于mRCC。

另一方面，近几年来免疫检查点抑制剂（immune checkpoint inhibitors，ICIs）的出现完全改变了 mRCC 全身治疗的格局。ICIs 治疗，包括抗程序性细胞死亡蛋白 1/ 程序性细胞死亡蛋白配体 1（anti-programmed death-1/programmed death ligand1，anti-PD-1/PD-L1）、抗细胞毒性 T 淋巴细胞相关抗原 4（cytotoxic T lymphocyte associated antigen-4，anti-CTLA-4）和 VEGFR-TKI 联合 anti-PD-1/PD-L1 治疗，目前有 4 项Ⅲ期临床试验证实其可显著降低 mRCC 患者进展或死亡的风险。ICIs 已成为 mRCC 治疗新的基石，在 2019 版美国国家综合癌症网络（National Comprehensive Cancer Network，NCCN）肾癌指南、欧洲泌尿外科学会（European Association of Urology，EAU）肾癌指南、中国临床肿瘤学会（Chinese Society of Clinical Oncology，CSCO）肾癌指南中被推荐作为 mRCC 的一线治疗方案[1,2]。

随着 ICIs 和新型 VEGFR-TKI 药物的出现,临床医师在制定治疗方案方面的选择越来越多。如何合理地选择药物及安排用药顺序,对 mRCC 患者进行精准的个体化治疗至关重要。

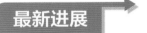

第二节　晚期肾癌全身治疗策略

在精准治疗时代,急切需要生物标志物来筛选合适的人群进行精准化治疗。遗憾的是,在 mRCC 全身治疗方面,目前尚无突破性的生物标志物。需要根据肿瘤生长速度、肿瘤负荷、病理类型及危险分层等因素进行细化分层(图 12-1),以达到精准的个体化治疗的目的[3]。

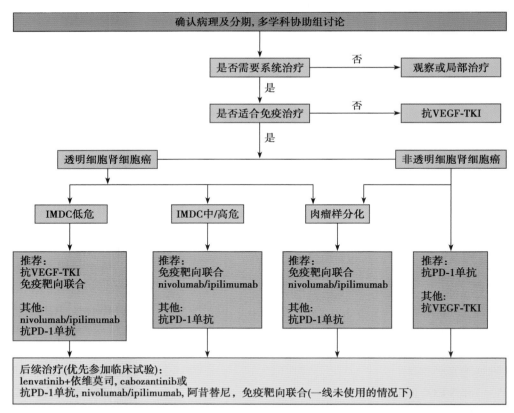

图 12-1　晚期肾癌治疗决策流程图

主动监测对于部分进展缓慢的转移性肾细胞癌患者是安全的。来自美国、西班牙和英国的 5 个中心 48 例未经治疗的、无症状转移性肾细胞癌患者,中位随访时间为 38.1 个月,中位监测时间(从观察至开始全身治疗的时间)长达 14.9 个月。多因素分析显示:转移器官的数量（P=0.041 4）和国际转移性肾细胞癌联合数据库（International mRCC Database Consortium, IMDC）评分（P=0.040 3）是独立的预后因子。对于 IMDC 评分<2 分，转移器官<3 个者，中位监测时间可达 22.2 个月（95% CI 13.8～33.3），而 IMDC 评分>1 分，转移器官>2 个者，中位监测时间为 8.4 个月（95% CI 3.2～14.1, P=0.005 6）。后续治疗，有 31 例接受了全身性治疗，包括培唑帕尼、舒尼替尼等，其中 10 例（32%）患者得到部分缓解。从全身性治疗开始计算，这 31 例患者的中位生存期为 38.6 个月[4]。因此，对于一些肿瘤负荷小、生长缓慢的患者，可采取主动监测的策略；而对于肿瘤负荷较大、生长快速的肿瘤，应及时给予全身药物治疗。

对于需要全身治疗的患者，目前的临床实践是通过 IMDC 评分或纪念斯隆 - 凯特琳癌症中心（Memorial Sloan Kettering Cancer Center, MSKCC）评分对患者进行分层，以选择最佳的治疗方案。在靶向治疗时代，这些评分系统主要用于患者的预后评估，以及对不同试验结果进行比较。在免疫治疗时代，还可以精确地指导治疗。MSKCC 评分系统包括：诊断至接受全身治疗的时间<1 年、贫血、高钙血症、KPS 评分<80 分及乳酸脱氢酶升高。IMDC 评分系统取消了乳酸脱氢酶升高，增加了中性粒细胞绝对值和血小板绝对值超过正常值上限。评分系统中所有的评价指标都与肿瘤患者的全身性炎性疾病状态和细胞因子激活相关，中、高危肿瘤可能更具有免疫原性。在肿瘤微环境中存在 T 细胞大量聚集、浸润者对免疫治疗的反应更佳。因此，从理论上能够解释 MSKCC 或 IMDC 评分中高危患者接受免疫治疗获益较低危患者更大，这一点在临床试验中也得到了证实。

Checkmate 214 研究是第一项报告免疫治疗相对于靶向治疗有更多生存获益的 III 期临床试验。试验入组了初治的晚期透明细胞肾细胞癌患者，以 IMDC 评分（0 vs. 1～2 vs. 3～6）分层随机至纳武利尤单抗（nivolumab）联合伊匹木单抗（ipilimumab）组或舒尼替尼组。在中高危组，两组患者的 12 个月、24 个月、30 个月生存率分别为 80% vs. 72%、66% vs. 53% 和 60% vs. 47%，免疫治疗组死亡风险降低 35%；在低危组中，两组患者的 12 个月、24 个月、30 个月生存率分别为 94% vs. 96%、85% vs. 88% 和 80% vs. 85%，免疫治疗组死亡风险似乎更高（HR 1.22, 95% CI 0.73～2.04, P=0.44），且中位无进展生存期（progression-free survival, PFS）更短（13.9 个月 vs. 19.9 个月，HR 1.23, 95% CI 0.90～1.69, P=0.19）。基于以上数据，2019 版 CSCO 肾癌指南、NCCN 肾癌指南及 EAU 肾癌指南均推荐纳武利尤单抗联合伊匹木单抗作为 IMDC 中高危 mRCC 的一线治疗。

在靶向治疗联合免疫治疗的情景下，各危险分层组联合治疗均较单药获益更大。但随着危险层次的降低，风险比获益越来越小。在 keynote-426 试验中，帕博利珠单抗（pembrolizumab）联合阿昔替尼治疗组相对于舒尼替尼治疗组死亡风险在高危、中危和低危患者中，分别降低 57%（HR 0.43, 95% CI 0.23～0.81）、47%（HR 0.53, 95% CI 0.35～0.82）和 36%（HR 0.43, 95% CI 0.24～1.68）。在低危情况下，靶向治疗是否需要联合免疫治疗，可能还需要考虑病理类型（是否伴肉瘤样分化、是否为透明细胞肾细胞癌等）、生物标志物（基因表达特征、PD-L1 状态等）、不良反应以及医疗保险覆盖等各方面因素。

CheckMate 214 等研究观察到伴肉瘤样分化的患者接受免疫治疗可以从中获益。在肉瘤样分化患者中，纳武利尤单抗联合伊匹木单抗方案与舒尼替尼方案的客观缓解率（objective response rate, ORR）分别为 56.7% 和 19.2%，CR 率分别为 18.3% 和 0%。IMmotion151 研究中也观察到肉瘤样分化的患者血管生成基因表达更低，PD-L1 阳性率更高，更能从免疫治疗中获益。美国国家医学科学院（National Academy of Medicine，NAM）癌症免疫治疗指南 - 肾细胞癌小组委员会的一项投票显示，对于肉瘤样分化的 mRCC 患者，83% 的专家选择纳武利尤单抗联合伊匹木单抗，选择阿昔替尼联合帕博利珠单抗方案和阿昔替尼联合阿维鲁单抗的专家分别为 11% 和 6%[3]。

对于非透明细胞 RCC 患者，目前没有关于免疫治疗的 1 类证据，但免疫治疗在这类人群中显示出令人鼓舞的抗肿瘤活性。KEYNOTE-427 试验队列 B 入组了 165 例初治的非透明细胞 RCC 患者接受帕博利珠单抗治疗，其组织学类型包括：乳头状肾细胞癌占 72%、嫌色细胞肾细胞癌占 13%，未分类肾细胞癌占 16%。68% 的患者为 IMDC 中高危，PD-L1 阳性率为 62%。总人群客观缓解率（objective response rate，ORR）为 24.8%[完全缓解（complete response，CR）4.8%，部分缓解（partial response，PR）20%]，乳头状肾细胞癌、嫌色细胞肾细胞癌和未分类肾细胞癌的有效率分别为 25.4%、9.5% 和 34.6%。另一项回顾性研究入组了 41 例非透明细胞 RCC 患者，其中 35 例可评价疗效，疾病控制率为 49%[PR 20%，稳定（stable disease，SD）29%]，PR 集中在未分类肾细胞癌、乳头状肾细胞癌和集合管癌中，4 名嫌色细胞癌患者分别为 SD（3 人）和进展（progressive disease，PD）（1 人）。中位随访时间为 8.5 个月，mPFS 为 3.5 个月，mOS 未达到[5]。总体而言，免疫治疗在非透明细胞 RCC，尤其是乳头状或未分类肾细胞癌组织学类型中表现出一定的疗效。NAM 专家组推荐免疫治疗可用于一线治疗，或 TKI 治疗进展后的二线治疗。

IMmotion150 等试验探索了血管生成和效应 T 细胞相关基因表达特征与疗效的关系。其分析表明，肿瘤突变和新抗原负荷与 PFS 无相关性。免疫治疗在 T 效应细胞基因高表达组效果更好，而舒尼替尼在血管生成高表达组效果更佳。目前这些结果尚未用于临床实践。PD-L1 在多种实体肿瘤中用于预测治疗效果。但其测定法、界值确定等方面尚不统一，在 PD-L1 阴性肿瘤患者中可以看到肿瘤反应，因此，PD-L1 表达可能有利于临床试验中的患者分层，但目前对治疗决策尚无太大帮助。

总之，对于晚期肾癌患者，需要明确其病理类型和具体分期，通过多学科协作组综合治疗。若肿瘤负荷小、疾病进展缓慢，可考虑严密观察或局部治疗。对于需要全身治疗的患者，需要考虑其危险分层、病理类型等因素（图 12-1）。若为中高危、伴肉瘤样分化或其他病理类型，首先考虑免疫联合治疗或单一免疫治疗；若为低危患者，靶向治疗或免疫靶向联合治疗均是合理的选择。治疗决策需要考虑患者的基线情况、药物的不良反应等因素，具体的药物选择见本章第三节。

第三节　晚期肾癌一线 VEGFR-TKI 靶向治疗及后续治疗

一、一线 VEGFR-TKI 靶向药物的选择

对于一般情况良好，耐受性佳，尤其是低危患者，VEGFR-TKI 靶向药物在现阶段仍是首选方案。目前被批准可用于 mRCC 一线治疗的药物包括索拉非尼、舒尼替尼、培唑帕尼、卡博替尼（我国未上市）、替沃扎尼（tivozanib，我国未上市）、贝伐珠单抗联合干扰素[6]。需

要根据患者情况(基线骨髓储备、肝肾功能等)、各类药物的特点(作用位点、代谢途径及不良反应谱等)、药品可及性以及医疗保险覆盖等各方面因素,制定个体化的治疗方案,使患者更多获益。

索拉非尼与舒尼替尼作为第一代 TKI 药物,两者疗效无显著差异,索拉非尼的常见不良反应为腹泻(54%)和手足皮肤反应(39%),舒尼替尼的常见不良反应为腹泻(40%)和疲劳(40%),血液学毒性和甲状腺功能减退稍高。调整索拉非尼和舒尼替尼的用药顺序,无进展生存期无明显差异[7]。在另一项头对头比较的非劣效性Ⅲ期临床研究 COMPARZ 中,培唑帕尼在改善患者的 PFS 和 OS 方面不劣于舒尼替尼,舒尼替尼组出现更多的血液学毒性,3 度及以上的血小板降低、白细胞降低及贫血发生率分别为 22%、20% 和 7%,而培唑帕尼组分别为 4%、5% 和 2%。另一项交叉研究 PISCES 采用偏好问卷形式,评估了患者对于靶向药物培唑帕尼和舒尼替尼的选择倾向,其结果表明:无论何种治疗顺序,选择培唑帕尼的患者均多于舒尼替尼。患者偏好培唑帕尼主要原因为:不良反应轻、疲劳发生率低、生活质量更佳。但需要注意的是,培唑帕尼方案组中出现 3 度及以上谷丙转氨酶和谷草转氨酶升高的患者高达 17% 和 12%,舒尼替尼组为 4% 和 3%。

卡博替尼是针对 cMet、VEGFRs 和 AXL 的口服酪氨酸酶抑制剂。在中高危的初治晚期肾癌患者中,与舒尼替尼相比,卡博替尼不但能延长患者的无进展生存期(5.6 个月 vs. 8.2 个月,HR 0.66;95% CI 0.46～0.95;P=0.012),还能改善患者对药物的 ORR。尽管只有Ⅱ期研究的数据,卡博替尼仍被 FDA 批准为 mRCC 的一线治疗方案。替沃扎尼是 VEGFR 1、2 和 3 的抑制剂,与索拉非尼相比,PFS 获益(12.7 个月 vs. 9.1 个月),目前国内尚未批准卡博替尼、替沃扎尼用于晚期肾癌的治疗。贝伐珠单抗联合干扰素方案在 OS 方面可获益,但由于其毒性较大没有得到广泛运用。

二、一线 VEGF-TKI 治疗失败后的二线治疗

根据现有数据,mRCC 一线 VEGF-TKI 治疗失败后主要有 4 种策略:免疫疗法、VEGFR-TKI、VEGFR-TKI 和免疫治疗联合疗法、VEGFR-TKI 和 mTOR 抑制剂联合疗法。

1. 免疫治疗　　目前的免疫治疗主要作用位点是与免疫控制有关的免疫检查点分子细胞毒性 PD-1 和 CTLA-4。PD-1 与 PD-L1 作用负性调节活化的 T 细胞效应器功能。高达 30% 的肾细胞癌肿瘤有 PD-L1 高表达,并与更晚的肿瘤分期、更高的 Fuhrman 分级、肉瘤样分化和更差的存活率相关。CTLA-4 替代 CD28 与 B7 结合,导致 T 细胞抑制以及增强调节 T 细胞的激活。

纳武利尤单抗是一种选择性地阻止 PD-1、PD-L1 和 PD-L2 之间相互作用的单克隆抗体。在靶向治疗失败的 mRCC 患者中,与依维莫司相比较,纳武利尤单抗可延长中位总生存时间(19.6 个月 vs. 25.0 个月),死亡风险降低 27%(HR 0.73　95% CI 0.57～0.93;P=0.002)。该获益与危险分层、既往抗血管治疗的线数及 PD-L1 表达无关。纳武利尤单抗在客观反应率方面更优(25% vs. 5%;P<0.001)。纳武利尤单抗中位 PFS 为 4.6 个月,依维莫司为 4.4 个月。接受纳武利尤单抗治疗的患者 3 级或 4 级治疗相关不良事件(adverse events, AEs)为 19%,依维莫司治疗组为 37%。

Ⅰ期研究 CheckMate 016 评估了纳武利尤单抗联合伊匹木单抗治疗 mRCC 的安全性和

有效性。患者接受纳武利尤单抗 3mg/kg 联合伊匹木单抗 1mg/kg（N3I1 组），或纳武利尤单抗 1mg/kg+ 联合伊匹木单抗 3mg/kg（N1I3 组），序贯纳武利尤单抗单药 3mg/kg。N3I1、N1I3 两组（n=47）的 ORR 达 40.4%。在 N3I1 组中，10.5% 的患者达到 CR，29.8% 的患者达到 PR。N1I3 组没有患者疗效评价为 CR，但是有 40.4% 的 PR 患者。42.1% 的 N3I1 组与 36.8% 的 N1I3 组患者仍保持持续缓解，两组的 2 年 OS 分别为 67.3% 和 69.6%。安全性方面，全等级毒性发生率为 93.6%。N1I3 组合 N3I1 组的 3/4 度以上不良反应发生率分别为 61.7% vs. 38.3%。N3I1 组的患者由于不良反应停药的患者更少。在这项研究中，近一半患者接受过既往治疗。

2. VEGFR-TKI　肾癌的临床前模型认为 VEGFR 抑制剂的耐药与 cMet 和 AXL 上调有关。在Ⅲ期临床试验 METEOR 研究中，658 例既往 VEGF-TKI 治疗失败的 mRCC 患者，随机接受卡博替尼 60mg qd 或依维莫司 10mg qd 治疗。两组患者中位 PFS 分别为 7.4 个月和 3.8 个月，中位 OS 分别为 21.4 个月和 16.5 个月。通过这项研究，卡博替尼被 FDA 批准用于 mRCC 二线治疗。

卡博替尼和纳武利尤单抗是在Ⅲ期临床试验中被证实二线治疗 OS 获益的两种药物。两者之间没有头对头的比较，但亚组分析可能为药物选择提供一些参考信息。

在 METEOR 试验中，卡博替尼组（n=77）和依维莫司组（n=65）的中位 PFS 分别为 7.4 个月和 2.7 个月，中位 OS 分别为 20.1 个月和 12.1 个月。在 CABOSUN 研究的骨转移患者中，也可以观察到卡博替尼治疗组相对于舒尼替尼中位 OS 更长。在 CheckMate-025 试验中，纳武利尤单抗组（n=76）和依维莫司组（n=70）的中位 OS 分别为 18.5 个月和 13.8 个月。

相对于依维莫司，METEOR 试验中卡博替尼在各危险分层中有更高的 PFS。低、中危患者相对于高危患者似乎收益更多（HR 值分别为 0.54、0.56 和 0.8）；在 CheckMate-025 试验中，纳武利尤单抗也在各危险分层中有更高的 PFS，但高危患者似乎收益更多，低、中、高危组 HR 值分别为 0.80、0.81 和 0.48。

在二线治疗中，纳武利尤单抗和卡博替尼是目前有明确 OS 获益证据的药物，尚需要头对头的比较进一步优化治疗决策。目前已有的亚组分析结果显示，骨转移的患者接受卡博替尼治疗获益明确。MSKCC 低危患者，选择卡博替尼似乎更能获益，而高危患者更倾向于选择纳武利尤单抗。

在 mRCC 二线治疗中，与索拉非尼比较，阿昔替尼有更长的 mPFS（4.7 个月 vs. 6.7 个月，HR 0.67，95% CI：0.54～0.81），但 OS 获益不明显（索拉非尼 19.2 个月，阿昔替尼 20.1 个月）。但鉴于其耐受性较好，在临床实践中也是一个可选的治疗方案。此外，阿昔替尼在剂量滴定研究方面有更多数据支撑。

依维莫司是一种 mTOR 抑制剂，在二线治疗中，与安慰剂相比，依维莫司的 mPFS 更长（4.6 个月 vs. 1.8 个月），但在Ⅲ期研究中，纳武利尤单抗和卡博替尼方案的 OS 更长，因此，依维莫司单药方案不是靶向治疗失败后的最佳选择。有研究认为具有 mTOR、TSC1 和 TSC2 突变的患者接受依维莫司治疗具有较好的疗效，但目前仍没有足够的证据支持 mRCC 通过基因突变进行治疗方案的选择。

3. 仑伐替尼联合依维莫司　仑伐替尼是 VEGFR1-3，具有抑制成纤维细胞生长的活性因子受体（FGFR1-4）、血小板衍生生长因子受体 α（platelet-derived growth factor receptor α，PDGFRα）、RET 和 KIT 的多靶点酪氨酸抑制剂。在Ⅱ期试验中，153 例既往接受过 VEGF-

TKI 治疗的 mRCC 患者随机分配给仑伐替尼（24mg/d，N=52）、依维莫司（10mg/d，N=50）或仑伐替尼联合依维莫司（仑伐替尼 18mg/d+ 依维莫司 5mg/d，N=51）。与依维莫司相比，联合治疗组 mPFS 延长（5.5 个月 vs. 14.6 个月，HR 0.40，95% CI：0.24～0.68）。尽管研究的样本量很小，FDA 和欧洲药品管理局还是批准了仑伐替尼联合依维莫司用于治疗 VEGF-TKI 失败后的 mRCC 患者。

4. VEGFR-TKI 和免疫治疗联合疗法　理论上可以尝试，但目前没有相关临床试验数据。

第四节　晚期肾癌一线免疫治疗及后续治疗

一、一线抗 PD-1 联合抗 CTLA-4 治疗及后续治疗

1. 一线纳武利尤单抗联合伊匹木单抗治疗　在Ⅲ期临床试验（CheckMate-214）中，mRCC 患者被随机分配接受联合治疗（纳武利尤单抗 3mg/kg 联合伊匹木单抗 1mg/kg，q3w，共 4 个周期，其后纳武利尤单抗 3mg/kg，q2w，n=550）或舒尼替尼单药治疗（50mg qd，4/2 方案，n=546）。中高危患者使用纳武利尤单抗联合伊匹木单抗方案使死亡风险降低 37%（HR 0.63，95% CI 0.44 ～ 0.89，$P<0.000\,1$）。联合治疗组 ORR 为 42%，其中 CR 为 9%，舒尼替尼组 ORR 为 27%，CR 为 1%。联合治疗组的中位缓解持续时间还未达到，舒尼替尼组为 18.2 个月。最近一次随访 30 个月的更新数据显示，联合治疗组持续受益，在 IMDC 中危和高危组患者的 CR 为 11%，死亡风险降低 34%（HR 0.66，95% CI 0.54～0.80）。

基于以上数据，2019 版 EAU 肾癌指南及 NCCN 肾癌指南推荐纳武利尤单抗联合伊匹木单抗作为 IMDC 中高危 mRCC 的一线治疗。

2. 一线纳武利尤单抗联合伊匹木单抗失败后的二线治疗　抗 PD-1 联合抗 CTLA-4 失败后的后续治疗方案目前尚无Ⅲ期试验的临床数据。由于该组患者未接受过 VEGF-TKI，任何批准用于一线治疗的 TKI 是可以进行尝试的。同时，因为这种情况属于二线治疗，阿昔替尼，卡博替尼或仑伐替尼联合依维莫司也可以作为选择。1 项Ⅱ期非随机试验入组了 38 例免疫治疗失败的 mRCC 患者，其中半数接受了纳武利尤单抗联合伊匹木单抗治疗，试验对这些患者进行了阿昔替尼的个体化滴定，最终 mPFS 为 9.2 个月，ORR 为 40%[8]。其他的回顾性研究得出的结果也证实纳武利尤单抗联合伊匹木单抗治疗失败后接受 VEGF-TKI 治疗，mPFS 在 8 个月左右[9]。此外，接受伊匹木单抗联合纳武利尤单抗治疗的患者多为中高危患者，其治疗失败后卡博替尼是否有更好的疗效尚不明确。

二、一线抗 PD-1 单抗单药治疗及后续治疗

1. 抗 PD-1 单抗单药一线治疗　帕博利珠单抗是针对 PD-1 的单克隆抗体（monoclonal antibody，mAb）。在一个Ⅱ期非随机试验中，110 名初治的 mRCC 患者接受了帕博利珠单抗 200mg q3w 治疗，持续时间为 2 年。中期数据显示 ORR 为 38.2%。mPFS 为 6.9 个月

（95% CI 5.1～未达到）。在 PD-L1 表达阳性的患者中，ORR 为 50.0%，CR 为 6.5%。3 个月和 6 个月 OS 率分别为 97.2% 和 92.4%。IMmotion150 研究也曾报道 PD-L1 单抗阿替利珠单抗（atezolizumab）单药一线用于晚期肾癌治疗，ORR 为 36%，中位 PFS 仅为 6.1 个月，疗效并不优于现有抗血管靶向药物。因此，免疫治疗不会考虑作为晚期透明细胞肾癌的一线治疗方案。除非是一般情况欠佳、KPS 评分偏低无法耐受抗血管靶向药物治疗或其他病理类型的人群。

2. 抗 PD-1 单抗单药一线失败后的二线治疗　一线抗 PD-1 单抗单药失败后，任何 TKI 都可以尝试选择。伊匹木单抗可能逆转抗 PD-1 单抗耐药，目前也有相关的临床试验正在进行中。也可以尝试贝伐珠单抗联合免疫治疗。贝伐珠单抗除了抗血管生成作用以外，还可通过阻滞 VEGF 调节免疫微环境，包括通过促进树突细胞成熟来刺激 T 细胞活化，通过使肿瘤血管系统正常化以增加 T 细胞肿瘤浸润，通过减少骨髓来源的抑制细胞和调节性 T 细胞以建立免疫激活的肿瘤微环境。因此，肿瘤起始细胞（tumor-initiating cells, TICs）促使 T 细胞介导的肿瘤细胞杀伤可通过贝伐珠单抗的加入而逆转 VEGF 介导的免疫抑制。IMmotion150 入组了 305 例未接受过治疗的 mRCC 患者，随机分配接受贝伐珠单抗联合阿替利珠单抗，阿替利珠单抗单药组或舒尼替尼组。三组患者的中位无进展生存期分别为 11.7 个月、6.1 个月和 8.4 个月，在 PD-L1 阳性人群中，中位无进展生存期分别为 14.7 个月、7.8 个月和 5.5 个月。接受阿替利珠单抗治疗失败的患者可以接受贝伐珠单抗联合阿替利珠单抗方案治疗，进一步数据尚未公布。

第五节　晚期肾癌一线免疫联合靶向治疗及后续治疗

VEGF-TKI 可能通过增加 T 细胞向肿瘤的转运、减少抑制细胞因子和 Treg 细胞来调节免疫反应。以 VEGF 通路为靶点可减少肿瘤诱导的免疫抑制，使肿瘤对免疫治疗更具反应性。多种 VEGFR-TKI 联合 anti-PD-1/PD-L1 的治疗方案在 Ⅰ～Ⅱ 期研究中进行了评估，初步结果令人鼓舞。mRCC 初治患者联合用药的安全性似乎是可以控制的，并且与每种药物单独用药的安全性一致。与舒尼替尼单药疗法相比，目前已有 3 项Ⅲ期试验公布了中期数据。根据这些试验结果，mRCC 的治疗前景可能会比较乐观。

一、一线免疫联合靶向方案

1. 帕博利珠单抗联合阿昔替尼　keynote-426 试验公布了 861 例 mRCC 初治患者接受帕博利珠单抗联合阿昔替尼对比舒尼替尼的结果。中位随访时间为 12.8 个月，联合治疗组中位 PFS 为 15.1 个月，舒尼替尼组为 11.1 个月（HR 0.69，95% CI 0.57～0.84，P＜0.001）。两组患者的中位 OS 均未达到，但联合治疗组的死亡风险比舒尼替尼组低 47%（HR 0.53，95% CI 0.38～0.74，P＜0.000 1）。联合治疗组的 ORR 和 CR 相比也较高，分别为 59.3% vs. 35.7% 和 5.8% vs. 1.9%。无论在低危、中危、高危和 PD-L1 的表达，联合治疗组均观察到获益。3 级或 3 级以上的不良事件，两组分别为 75.8% 和 70.6%。两组治疗相关死亡率约为 1%。

整体来看，KEYNOTE-426 研究结果显示，免疫联合治疗相比既往标准一线治疗可以进一步提高疗效，同时，KEYNOTE-426 是目前第一个肾癌人群 PFS 超过了 12 个月的临床研究，而其他临床研究不是针对包含所有风险的肾癌人群。

2. 阿维鲁单抗联合阿昔替尼 Javelin 101 试验公布了 886 例 mRCC 初治患者接受阿维鲁单抗联合阿昔替尼对比舒尼替尼的试验结果。中位随访 11.5 个月，在 560 例 PD-L1 阳性肿瘤患者（63.2%）中，联合治疗组中位 PFS 明显长于舒尼替尼组（13.8 个月 vs. 7.2 个月），疾病进展或死亡风险降低 39%（HR 0.61，95% CI 0.475～0.790，P＜0.001）。联合治疗组 ORR 和 CR 分别为 55.2% 和 4.4%，舒尼替尼组分别为 25.5% 和 2.1%。在总体人群中，联合治疗组中位无进展生存期为 13.8 个月，而舒尼替尼组为 8.4 个月。此外，联合组和舒尼替尼组的 ORR 分别为 51.4%（95% CI 46.6～56.1）和 25.7%（95% CI 21.7～30.0）。

该试验正在进行中，尚需等待成熟的 OS 数据结果。

3. 阿替利珠单抗联合贝伐珠单抗 IMmotion 151 试验公布了 915 例 mRCC 初治患者接受阿替利珠单抗 联合贝伐珠单抗对比舒尼替尼的试验结果。联合组的中位无进展生存期为 11.2 个月，舒尼替尼组为 7.7 个月，疾病进展或死亡风险降低 26%（HR 0.74，95% CI 0.57～0.96，P= 0.021 7）。联合治疗组 ORR 和 CR 分别为 43% 和 9%，舒尼替尼组为 35% 和 4%。

尽管 IMmotion 151 试验的 OS 数据尚不成熟，但其 PFS 获益明确，且在关键亚组（包括所有的 MSKCC 风险组、肉瘤样组织学、肝转移和肾切除术）患者中，联合组对比舒尼替尼均观察到 PFS 获益。

在靶向治疗联合免疫治疗的情景下，各危险分层组结合联合治疗均较单药获益更大。但随着危险层次的降低，风险比获益越来越小。靶向治疗，是否需要联合免疫治疗，还需要权衡经济成本、不良反应等其他因素，因此，迫切需要新的生物标志物支持进一步决策。

二、VEGF-TKI 联合 PD-1/PD-L1 单抗失败后的二线治疗

一线靶向联合免疫治疗失败后的治疗选择策略目前尚不确定。临床试验的证据仍然非常有限，keynote-426 试验报道的获许治疗是卡博替尼或舒尼替尼，但没有进一步的有效率和生存数据。大多数据来自回顾性研究，其结果表明：靶向治疗在靶向免疫联合治疗失败之后也显示出抗肿瘤活性（表 12-1）[9]。NAM 专家组推荐的二线方案有卡博替尼（83%）、纳武利尤单抗 / 伊匹木单抗（11%）和仑伐替尼 / 依维莫司（6%）[3]。

表 12-1 IPI 联合 NIVO 或抗 PDL-1/PD-1 联合 TKI 治疗失败后的二线治疗

一线方案			二线治疗	
方案	例数	ORR	PFS（月）	方案
伊匹木单抗联合纳武利尤单抗[8]	33	35%	9.2	舒尼替尼（n= 17）
				阿昔替尼（n=8）
				培唑帕尼（n=6）
				卡博替尼（n=2）

续表

一线方案				二线治疗
方案	例数	ORR	PFS（月）	方案
伊匹木单抗联合纳武利尤单抗[10]	33	33%	7.6	舒尼替尼（n=4）
贝伐珠单抗联合阿替利珠单抗		25%	6.2	阿昔替尼（n=16）
阿维鲁单抗联合阿昔替尼				培唑帕尼（n=9）
				卡博替尼（n=4）
伊匹木单抗联合纳武利尤单抗（47%）[11]	70	41%	13.2	舒尼替尼（n=6）
抗 PD-1/PDL-1 联合贝伐珠单抗（36%）				阿昔替尼（n=25）
抗 PD-1/PDL-1 单药（纳武利尤单抗或阿替利珠单抗，17%）				培唑帕尼（n=19）
				卡博替尼（n=20）

ORR. 客观反应率；PR. 部分缓解；SD. 稳定。

实例演示

第六节 晚期肾细胞癌全身治疗示例

【适应证】

1. 病理明确为肾细胞癌。

2. 影像学或病理明确为不可切除的晚期患者。

3. 多学科协作组明确需要开始全身治疗。

【禁忌证】

1. 一般情况不能耐受抗肿瘤治疗，如严重的心肺肝肾功能不全。

2. 自身免疫病活动期，尤其需大剂量激素控制者（此条针对免疫治疗）。

3. 对药物过敏。

【所需器材清单】

1. 常规血液学试验检查设备，能涵盖血常规、生化、甲状腺功能等。

2. 高分辨 CT、磁共振成像等影像学设备，能完成肿瘤的评效工作。

3. 有处理肿瘤相关急症的手术室条件。

【团队要求】

1. 病理科医师 明确诊断、具体分型，及有无肉瘤样分化等可能影响治疗决策的病理特征。

2. 外科团队 明确是否需减瘤手术和手术时机，处理病理性骨折等肿瘤急症。

3. 内科医师 熟悉各类药物的适应证、禁忌证，处理药物不良反应。

【操作步骤】

诊疗概况

1. 王某，65 岁男性，2015 年 3 月体检发现右肾肿物，CT：右肾上极占位，最大径为 7.4cm，2015 年 3 月于当地医院行右肾根治性切除术，病理示：右肾透明细胞癌，大小：7.8cm×6cm×5cm，输尿管血管断端未见肿瘤。2017 年 1 月因咳嗽行胸部 CT 检查发现肺、纵隔转移。

2. 病理科医师复核病理结果　右肾透明细胞肾细胞癌，G2，不伴肉瘤样分化，浸润周围脂肪并在肾内形成卫星结节，pT_{3a}，输尿管和血管断端未见肿瘤。

3. 明确全身的转移情况　腹盆腔 CT 提示肾上腺转移，头颅磁共振及骨扫描未见转移。

4. IMDC 危险分层　血常规、生化正常，故 IMDC 评分为 0 分，低危。

5. 是否需要开始治疗　患者合并 3 个器官转移，近期出现向多器官快速转移，肿瘤负荷较大，需要开始治疗。

6. 是否需要开始内科治疗　多学科协作组讨论，患者为多器官转移，不建议行减瘤手术，建议开始内科治疗。

7. 评估是否有免疫治疗的禁忌证　患者无系统性红斑狼疮等自身免疫性疾病，可接受免疫治疗。

8. 一线治疗方案的选择　患者为晚期肾透明细胞癌，IMDC 评分为 0 分，低危，可选择靶向治疗或靶向联合免疫治疗。考虑到药物的可及性和经济方面，最终选择靶向治疗。

9. 一线靶向治疗方案的选择　2017 年国内可供选择的一线靶向药物只有舒尼替尼，患者为多器官转移，一般情况可，骨髓储备可，采用舒尼替尼治疗。2017 年 3 月患者开始服用舒尼替尼 50mg，4/2 方案治疗，2017 年 12 月肺病灶增多，左侧胸腔出现积液，病情进展。

10. 二线治疗方案的选择　一线 VEGF-TKI 治疗失败后可选择免疫疗法、VEGFR-TKI、VEGFR-TKI 和免疫治疗联合疗法、VEGFR-TKI 和 mTOR 抑制剂联合疗法。但同样考虑药物的可及性和经济方面的原因，二线治疗方案采用阿昔替尼，也是合理的选择。

2018 年 2 月开始服用阿昔替尼 5mg bid，同时予贝伐珠单抗 0.4g q2w 胸腔灌注 2 次，评效为 SD。2018 年 7 月再次出现胸闷，予贝伐珠单抗 0.4g q2w 胸腔灌注 4 次，阿昔替尼 6mg bid，2018 年 12 月肺病灶增多，胸腔积液控制不佳。

11. 三线治疗方案的选择　在三线治疗的时间节点，国内已可获得 PD-1 单抗，靶向免疫联合的试验数据也有初步公布，但该方案用于非一线治疗到目前为止仍无大量的临床试验数据支撑，需要考虑患者的病情发展及耐受性等多方面因素。

2018 年 12 月开始服用阿昔替尼联合帕博利珠单抗，胸腔积液消失，肺部病灶缩小减少，评效 PR。该方案维持治疗。

【要点解析】

1. 随着众多新型靶向、免疫药物被批准用于临床，mRCC 的治疗进入靶向免疫治疗时代，需结合危险分层、病理类型等因素，以达到精准的个体化治疗的目的。

2. 对于晚期肾癌患者，首先需要明确其病理类型和具体分期，通过多学科协作组综合治疗。若肿瘤负荷小、疾病进展缓慢，可考虑严密观察或局部治疗。

3. 对于需要治疗的患者，若为 IMDC 中高危、伴肉瘤样分化或其他病理类型，首先考虑免疫、靶向联合治疗或单独免疫治疗；若为低危，靶向治疗和免疫、靶向联合治疗均是合理的选择。

4. 治疗决策尚需要考虑患者的基础情况、药物的不良反应、经济成本等因素。

（鄢谢桥）

专家述评

近几年来，随着免疫检查点抑制剂和新型 VEGFR-TKI 药物的引入，晚期肾癌的治疗蓝图发生了巨大变化。靶向治疗不再是一家独大，免疫联合治疗将会逐渐成为主流，如何筛选患者进行精准化治疗，是目前迫切需要解决的问题。

近两年肾癌免疫治疗发布的 4 个大型临床试验给我们一些启发：对于中高危人群，这 4 个大型临床研究都支持免疫联合治疗要优于单独的靶向治疗，应该来说对于中高危患者没有任何疑问。对于 IMDC 评分为低危的人群，或者说单纯以肺转移为主的总体预后良好的人群，中位总生存时间可以达到 3～5 年，这部分人群的治疗方案应该怎么选择？Checkmate 214 研究给我们发出了一个很清晰的信号，靶向药物对低危人群更有优势。但 IMmotion151 研究和 JAVELIN Renal101 研究亚组分析结果显示，对于预后评分低危、中危、高危的患者，无论是阿替利珠单抗联合贝伐珠单抗，还是阿维鲁单抗联合阿昔替尼，都要优于舒尼替尼。因此，到目前为止，针对晚期肾癌的一线治疗，即使是低危人群，免疫联合靶向治疗的效果也要优于单纯的靶向药物治疗。

但是，是否所有的低危人群都会适用于免疫、靶向联合治疗呢？Keynote426 研究显示：低危患者的 HR 为 0.81，但可信区间为 0.53～1.24，意味着获益程度远不如中高危组人群，在实际临床工作中，还需要权衡经济成本、不良反应等其他因素。因此，迫切需要生物标志物来筛选合适的人群进行精准治疗。

遗憾的是，mRCC 靶向治疗尚无突破性的生物标志物。在免疫治疗时代，PD-L1 和 TMB 在免疫治疗生物标志物中占据着重要角色，但在 mRCC 治疗中尚未达到作为标志物筛选患者的状态。当然，针对部分低危患者考虑是否使用免疫治疗或者免疫联合治疗时，可以参考 PD-L1 的表达情况，而真正后续治疗中，PD-L1 表达的重要性反而有所下降，用于指导免疫治疗的价值有限。IMmotion-151 研究进行的基因特征分析有一定的指导意义，但目前尚未运用于临床。为了达到精准化、个体化的治疗，需要根据患者疾病本身特点对患者进行细化分层，需要考虑的因素包括肿瘤生长速度、肿瘤负荷、转移部位、病理类型等。

因此，除了目前已被证实的可对患者进行分层的临床实验室参数外，还应对该疾病的许多生物学、遗传学特征进行研究，扩展可指导治疗策略的预测性和预后性生物标志物，以更好地对患者进行分层，从而达到个体化治疗、精准治疗的目的。

（鄢谢桥）

参考文献

［1］ NCCN clinical practice guidelines in oncology. Kidney cancer. Version 3［J］. 2019.

［2］ ALBIGES L，POWLES T，STAEHLER M，et al. Updated european association of urology guidelines on renal cell carcinoma：Immune checkpoint inhibition is the new backbone in first-line treatment of metastatic clear-cell renal cell carcinoma［J］. Eur Urol，2019，76（2）：151-156.

［3］ RINI B I，BATTLE D，FIGLIN R A，et al. The society for immunotherapy of cancer consensus statement on immunotherapy for the treatment of advanced renal cell carcinoma（rcc）［J］. Journal for immunotherapy of cancer，2019，7（1）：354-372.

［4］ RINI B I，DORFF T B，ELSON P，et al. Active surveillance in metastatic renal-cell carcinoma：A prospective，phase 2 trial［J］. Lancet Oncol，2016，17（9）：1317-1324.

［5］ KOSHKIN V S，BARATA P C，ZHANG T，et al. Clinical activity of nivolumab in patients with non-clear cell renal cell carcinoma［J］. Journal for immunotherapy of cancer，2018，6（1）：9.

［6］ DE VELASCO G，BEX A，ALBIGES L，et al. Sequencing and combination of systemic therapy in metastatic renal cell carcinoma［J］. Eur Urol Oncol，2019，2（5）：505-514.

［7］ EICHELBERG C，VERVENNE W L，DE SANTIS M，et al. Switch：A randomised，sequential，open-label study to evaluate the efficacy and safety of sorafenib-sunitinib versus sunitinib-sorafenib in the treatment of metastatic renal cell cancer［J］. Eur Urol，2015，68（5）：837-847.

［8］ AUVRAY M，AUCLIN E，BARTHELEMY P，et al. Second-line targeted therapies after nivolumab-ipilimumab failure in metastatic renal cell carcinoma［J］. European journal of cancer（Oxford，England：1990），2019，108（33-40）.

［9］ VOGL U. Second-line therapy in metastatic renal cell cancer—how do we treat after immuno-oncology drugs？［J］. Magazine of European Medical Oncology，2019，12（4）：339-341.

［10］ BARATA P C，LIANO A G D，MENDIRATTA P，et al. The efficacy of VEGFR TKI therapy after progression on immune combination therapy in metastatic renal cell carcinoma［J］. British Journal of Cancer，2018，119（S2）.

［11］ GRAHAM J，SHAH A Y，WELLS J C，et al. Outcomes of patients with metastatic renal cell carcinoma treated with targeted therapy after immuno-oncology checkpoint inhibitors［J］. Eur Urol Oncol，2019.

第十三章

晚期肾癌骨转移精准联合治疗

临床问题

第一节　晚期肾癌骨转移传统治疗手段的局限

约 35%～40% 的转移性肾癌为骨转移。肾癌骨转移的部位主要包括脊椎、骨盆和股骨近端。肾癌骨转移多为溶骨性改变,易引起疼痛、病理性骨折、脊髓压迫和高钙血症等骨相关事件(skeletal related event, SRE),严重影响患者的生活质量和预后。

肾癌骨转移发生 SRE 的比例高达 72%～85%。约 20% 的患者出现病理性骨折,28% 的患者出现脊髓压迫症状[1]。疼痛为骨转移最主要的临床症状,部分患者以病理性骨折为首发症状就诊。肾癌脊柱转移可压迫神经或脊髓,导致神经根疼痛或放射痛,甚至不全瘫或全瘫症状(感觉、运动功能障碍、大小便功能障碍),随病情进展逐渐加重。骨转移患者因长期疼痛症状无法有效缓解,严重影响生活质量,出现焦虑、抑郁、失望及孤独等心理。骨转移患者晚期还可出现乏力、消瘦、贫血、低热等,高钙血症是骨转移的致死原因之一。

既往理论认为转移性肾癌对放化疗不敏感,标准治疗为系统靶向药物治疗。然而,肾癌骨转移常规药物疗效不佳,平均生存时间仅为 12～28 个月,如发生 SRE,预期生存时间仅为 10 个月[2]。患者同时合并骨痛,严重脊椎转移者压迫脊髓还可导致截瘫,严重影响患者的生存质量。近年来,免疫联合靶向治疗延长了转移性肾癌患者的生存时间,逐步取代单纯靶向药物成为转移性肾癌的标准一线治疗,新型的立体定向放疗(stereotactic body radiotherapy, SBRT)技术也在肾癌骨转移中发挥了较好的作用。然而,放疗却无法解决脊椎稳定性的问题,且放疗有可能加重脊椎不稳定。如患者合并严重的脊髓压迫症状,则先需手术解除脊髓压迫。手术创伤过大导致术后伤口愈合缓慢,会影响全身系统药物治疗和后续的放疗实施。因此，选择何种治疗策略和如何实施，需要多学科团队（multi-disciplinary team，MDT）合作共同制定完成。

第二节　晚期肾癌骨转移治疗进展

肾癌骨转移治疗目标是缓解症状、改善生存质量、延长生命、预防或处理病理性骨折、解除神经或脊髓压迫等骨相关事件。肾癌骨转移应采用以全身治疗为主的综合治疗，包括手术，放疗，分子靶向药，双膦酸盐类、地诺单抗等药物治疗等，需 MDT 协作诊治。

一、分子靶向药物治疗

单纯靶向药物对肾癌骨转移疗效不佳。实验研究中，给予舒尼替尼可显著抑制小鼠肾癌肿瘤生长，并降低血和尿中骨转化标志物的水平，改善癌旁组织中的高血钙水平。临床研究[3]发现舒尼替尼可明显减少新的骨损伤形成，延后骨损伤的发生时间。

目前临床研究发现卡博替尼（cabozantinib）对骨转移的肾癌患者有较好的疗效。在 1 项以依维莫司为对照的研究（METEOR）[4]中，卡博替尼作为一线治疗药物明显延长了肾癌骨转移患者的总生存时间和无进展生存期（OS：20 个月 vs. 12.1 个月；PFS：7.4 个月 vs. 2.7 个月）。在另一项以舒尼替尼为对照的临床试验[5]中，卡博替尼作为一线药物使肾癌骨转移患者获得了更长的 PFS 时间（8.6 个月 vs. 5.3 个月）。更多临床研究证实其疗效并有望成为治疗肾癌骨转移的一线药物。

1 项前瞻性真实世界研究（PRINCIPAL）[6]，分析不符合临床研究的转移性肾癌患者（严重合并症、KPS 评分<80%、高 BMI 等）一线使用培唑帕尼的疗效。结果表明，合并骨转移的患者中位无进展生存期为 8.5 个月，中位生存期为 20.9 个月（15.2 个月～29.9 个月），客观反应率（objective response rate，ORR）为 22.5%。研究结果显示，在真实世界中培唑帕尼对肾癌骨转移患者的疗效较好。

二、免疫治疗

前瞻性临床研究表明，纳武利尤单抗（nivolumab，PD-1 抑制剂）可以延长转移性肾癌患者的生存时间，其中 1 项以依维莫司为对照的研究（CheckMate 025）[7]中，骨转移患者的亚组分析表明，纳武利尤单抗有较好的客观反应率（25% vs. 5%）和更长的平均生存时间（18.5 个月 vs. 13.8 个月）。免疫检查点抑制剂在多种肿瘤的治疗中都表现出较好的前景，尽管目前对骨转移肾癌的应用证据还不充分，但不失为一线治疗失败后的选择。

三、双膦酸盐和地诺单抗治疗

唑来膦酸能降低肾癌骨转移患者 SRE 发生率、延长首次 SRE 发生时间,甚至延长患者生存期[8]。唑来膦酸同时通过增强 caspase-3 介导的凋亡,直接作用于骨转移部位的肾癌细胞,从而增强肾癌骨转移患者对于放射治疗的敏感性,放疗联合唑来膦酸治疗能够显著提高客观反应率并延迟 SRE 的出现时间。唑来膦酸的不良反应主要包括肾功能损害和下颌骨坏死(发生率 1%),与靶向药物联合应用时,下颌骨坏死发生率增加至 4%～6%。用药期间应避免牙龈炎症和有创牙科操作,肌酐清除率<30ml/min 者禁用该药物。

地诺单抗[9]是一种靶向人源性核因子 -κB 受体活化因子配体(receptor activator of nuclear factor-κB ligand,RANKL)的单克隆抗体,依靠非特异性内皮网状系统而非肾脏代谢,因此可用于肾功能不全患者或可能造成肾损伤情况下的治疗方案。地诺单抗能有效延迟 SRE 的发生并提高晚期肿瘤患者的生活质量。与唑来膦酸治疗相比,地诺单抗能够延迟首次 SRE 发生时间并延长生存时间,同时降低肾脏毒性反应及急性期不良反应。

四、放射治疗

肾癌骨转移放疗的目标包括缓解或消除疼痛、改善生活质量、预防病理性骨折、延长患者生存。在放疗技术上,推荐 SBRT 这种分次剂量高、分割次数少、临床疗效好的放疗模式[10]。SBRT 技术上适用于全身各个部位的肾癌骨转移治疗,包括脊柱、骨盆、四肢骨等。与常规放疗相比,SBRT 的止痛起效更快、疼痛控制更好、局部控制更持久。SBRT 治疗数天后骨痛开始减轻,2 周内出现疼痛好转,结束 1～4 周后骨痛明显缓解,疼痛控制率为 52%～89%;而常规放疗起效需 4 周以上,疼痛控制率仅为 36%。从肿瘤局部控制角度来看,SBRT 治疗后 1～3 年局部控制率可达 80%～90%,中位无进展生存期长达 26.5 个月,优于常规放疗。中山大学附属肿瘤医院回顾性数据[11]表明,56 例患者的 103 个转移病灶施行 SBRT 放疗,平均随访 21.7 个月,中位局部控制率时间 11.5 个月,中位生存时间为 61.2 个月,2 年局控率 94%,34% 病灶获得局部完全缓解(CR),显示出 SBRT 对于包括骨在内的肾癌转移灶的良好疗效。

SBRT 可单独用于治疗肾癌骨转移,也可以与全身治疗联合使用,文献报道联合治疗可达到协同增效的效果。对于以减压和固定为目的的骨科手术,手术伤口愈合后,推荐进行辅助放疗。转移灶的位置与剂量限制性器官的距离是影响 SBRT 疗效和安全的关键因素,对于脊柱以外的骨转移灶,由于不受脊髓安全剂量的限制,更有利于高剂量 SBRT 的安全实施,达到骨转移灶的良好控制。

治疗毒性方面,肾癌骨转移的放疗是安全的,SBRT 治疗后 3 度及 3 度以上严重不良反应发生率低于 7%。随着 SBRT 剂量的提升、局部控制的改善和患者生存时间的延长,SBRT 治疗后观察到椎体压缩性骨折的概率较常规放疗时代有所增加(11%～18% vs. <5%)。对于 SBRT 后出现的骨骼严重不稳定情况,需外科评估是否需行骨水泥加固或者椎体固定术。

五、外科手术治疗

骨转移外科治疗的目的是延长生命、缓解症状、提高生存质量、预防或处理病理性骨折、解除脊髓神经压迫。在做出临床决策前,临床医师必须考虑3个主要的指标:预期寿命、脊柱稳定性和症状,另外还要考虑不同治疗手段利弊以及患者对治疗的接受程度,再结合各个特异参数和评分系统进行综合评估,作出最为合理的治疗计划。目前有一些评分系统及生存期预测系统已经应用于临床,例如脊柱的 Tomita 评分系统、Tokuhashi 评分系统、ECSS 分级系统、SINS 评分系统、NOMS 评估系统[12]、肾癌骨转移患者预后预测模型,以及国际转移性肾细胞癌数据库联盟(IMDC)评分系统,利用这些评分和预测系统能对骨转移癌治疗选择起到很好的指导作用。

脊柱是骨骼系统中最易被转移瘤侵犯的部位,其中胸椎是最易转移的部位,其次是腰椎、颈椎。转移瘤破坏椎体可造成硬膜外脊髓及椎间孔神经根压迫,导致感觉、运动功能障碍,严重者可出现大、小便功能障碍和性功能障碍。因此,脊柱转移瘤的治疗[12]主要围绕着减轻疼痛、保护脊髓及神经功能、维持或重建脊柱稳定性来进行。同时,有少数寡转移灶可能通过广泛切除而治愈。脊柱转移外科治疗前需综合考虑患者的手术耐受能力、肿瘤部位和类型、全身控制情况和预期生存时间,骨转移患者的个体差异很大,需要根据个体情况选择治疗方法,且往往需要与多种局部治疗手段联合应用。

六、射频消融和冷冻消融术

影像导航下经皮消融术是治疗脊柱转移瘤的公认方法,射频消融是用高频交流电导致离子激发,摩擦产热,最终导致凝固性坏死,产生不可逆性细胞死亡。冷冻消融是通过隔离探针,输送氩气,通过氩气膨胀导致周围环境快速冷冻,产生冰球,致使细胞死亡。消融术[13]在脊柱转移瘤疼痛控制方面的作用,可以使80%~95%的患者疼痛缓解。报道的并发症发生率0~7%,包括一过性神经根症状、无菌性脑膜炎、血肿、感染、椎体塌陷,因此射频消融术经常需要结合使用骨水泥填充。另外还有一些有前景的技术正在研发,比如微波、MR 控制下聚焦超声,但是相关文章报道较少。

肾癌发生骨转移后尤其是出现 SRE 后严重影响患者生存质量和生存时间,经 MDT 诊疗和全程管理,在全身系统性治疗的基础上,在合适的时机加用局部治疗(SBRT、手术、消融等)后,可较好地维持患者的生存质量和改善患者预后。中山大学肿瘤防治中心的数据[14]表明,靶向治疗联合免疫治疗及局部治疗,可使转移性肾癌患者的5年生存率达到57%,相对于单纯靶向药物治疗,死亡风险下降约60%。

第三节 晚期肾癌骨转移多学科治疗

肾癌骨转移单纯药物疗效欠佳,MDT 评估结果显示:综合治疗可以获得更佳疗效。对于需要对骨转移灶进行局部治疗的患者,需要综合考虑患者对手术的耐受性、骨骼稳定性、脊髓压迫的严重程度,以及术后神经功能恢复的可能性等,决定患者行单纯放射治疗或手术联合放射治疗。对于可以耐受手术、骨骼稳定性差或严重脊髓压迫且有望通过手术减压达到更好的功能恢复的患者,推荐手术联合局部放疗以改善局部肿瘤控制,一般在术后 2~4 周、伤口愈合良好后行局部放疗,使用靶向治疗的患者建议伤口愈合后可恢复靶向药物治疗。

一、肾癌骨转移的治疗流程

具体流程见图 13-1。

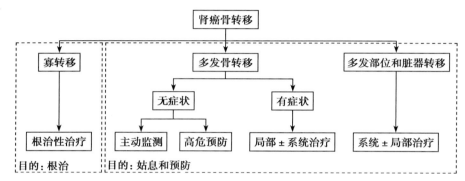

图 13-1 肾癌骨转移治疗方案参考路径

1. 一般状态好、寡转移的患者可考虑行根治性局部治疗,术后可定期复查。

2. 对全身多发骨转移的患者,若患者无骨转移相关症状且 MDT 评估转移骨机械稳定性良好,可考虑主动监测。

3. MDT 评估存在病理性骨折的风险,即使无相关症状也应积极行局部治疗预防骨折发生。

4. 存在骨转移相关症状,在全身治疗的基础上对相应病灶行局部治疗可以减轻患者症状。

5. 有多发骨和脏器转移,应以全身治疗为主,可在必要时加用局部治疗,尽量选择无需停药的局部治疗方式,保证全身治疗的连续性。

6. 推荐用美国 MD 安德森癌症中心(MD Anderson Cancer Center, MDA)标准(表 13-1)评估骨转移治疗的疗效。

表 13-1 骨转移灶影像学疗效评价 MDA 标准

疗效评价	描述
完全缓解	X 线或 CT:溶骨病灶完全硬化、骨密度恢复正常
	MRI:病灶信号恢复正常
	骨扫描:病灶摄取恢复正常
部分缓解	X 线或 CT:溶骨病灶出现硬化边或部分硬化,原有病灶出现修复性骨化反应且无疾病进展的证据
	X 线、CT 或 MRI:可测量病灶垂径总和下降≥50%
	X 线、CT 或 MRI:不可测量病灶的大小减少≥50%
	骨扫描:病灶摄取下降≥50%

续表

疗效评价	描述
疾病稳定	病灶无改变
	X线、CT或MRI：可测量病灶垂径总和下降＜50%或增加＜25%
	X线、CT或MRI：不可测量病灶的大小减少＜50%或增加＜25%
	无新发骨转移病灶
疾病进展	X线、CT或MRI：可测量病灶垂径总和增加≥25%
	X线、CT或MRI：不可测量病灶的大小增加≥25%
	骨扫描：病灶摄取增加≥25%
	出现新发骨转移灶

二、肾癌脊柱转移治疗流程（图13-2）

1. 需MDT评估综合评价患者症状、肿瘤与脊髓、神经的关系，脊髓压迫程度在T2加权像上评估，可参考脊柱肿瘤学组（Spine Oncology Study Group，SOSG）提出的硬膜外脊髓压迫评分法（epidural spinal cord compression，ESCC）：0分，肿瘤局限于椎体内；1分，肿瘤侵犯硬膜外区域，但脊髓未受压；2分，脊髓受压，但脑脊液信号清晰；3分，脊髓压迫且脑脊液信号消失。

2. ESCC 0-1分的患者可直接选择放射治疗。

3. 发生脊髓压迫（ESCC 2～3分），出现不全瘫症状，应积极行椎管减压以尽可能保

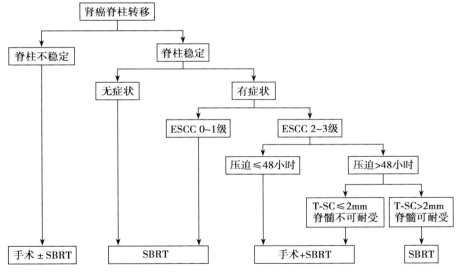

图13-2　肾癌脊柱转移患者局部治疗方案参考路径

SBRT.立体定向放疗；ESCC.硬膜外脊髓压迫；T-SC.影像学上肿瘤与脊髓间距离；mm：毫米。
（0级：病变局限于骨内，无椎管内受累；1a级：病变局限于骨与硬膜之间，但硬膜囊未变形；
1b级：硬膜囊已受压变形，但未累及脊髓；1c级：硬膜囊已受压变形，伴累及脊髓；2级指脊髓受压变形，但MRI轴位T2加权图像仍可见脑脊液信号；3级指脊髓受压并且脑脊液信号中断）。

留脊髓神经功能，术后行 SBRT（术后 2～4 周实施）。发生脊髓压迫（ESCC 2～3 分），出现全瘫症状，且全瘫症状出现时间≤48h，应积极行椎管减压以尽可能挽救脊髓功能，术后行 SBRT（术后 2～4 周实施）。

4. 发生脊髓压迫（ESCC 2～3 分），出现全瘫症状，且压迫时间超过 48h，脊髓神经功能恢复可能性低，手术价值有限，应和患者及家属商量治疗方案，首选放射治疗。

5. 肿瘤与脊髓关系密切、放疗中保护脊髓难度大，应先行分离手术确保肿瘤与脊髓间的距离超过 2mm，再行 SBRT。

6. 脊柱不稳定的患者可直接行脊柱稳定手术，此为独立因素。

三、肾癌骨转移放疗

肾癌骨转移常规放疗疗效差，首选 SBRT 技术，在无法实施 SBRT 的单位可酌情考虑行以姑息止痛为目的的常规放疗。

1. 骨转移灶常用放疗剂量及分割方案　SBRT：①30～40Gy/5f；②24～27Gy/3f；③18～25Gy/1f。不建议采用常规放疗，推荐行 SBRT 治疗，但 SBRT（尤其是单次照射方案）可能会增加椎体压缩性骨折的风险，建议放疗前存在椎体压缩性骨折、溶骨性改变范围较大、脊柱畸形和高龄的患者谨慎选择单次 SBRT 的方案。

2. 靶区勾画与正常组织限制　推荐采用 MRI 与 CT 融合技术精确勾画脊髓靶区。SBRT 正常组织剂量限制建议参考 TG101 和 RTOG 0631 标准（表 13-2）。

表 13-2　部分正常组织 SBRT 的剂量限制参考

	限制参数	1f	3f	5f
脊髓	Dmax（0.1cm³）	10～14Gy	18～21.9Gy	23～30Gy
马尾	Dmax（0.1cm³）	16Gy	24Gy	32Gy
心脏	Dmax（0.5cm³）	/	24Gy	27Gy
肺	Dmax（0.5cm³）	/	30Gy	32Gy
	V20	/	10%	10%
膀胱	Dmax（0.5cm³）	16Gy	28.2Gy	38Gy
	D15cm³	/	16.8Gy	18.3Gy
小肠	Dmax（0.5cm³）	16Gy	25.2Gy	30～35Gy
	D5cm³	/	17.7Gy	25Gy
大肠	Dmax（0.5cm³）	16Gy	28.2Gy	32Gy
胃	Dmax（0.5cm³）	/	22.2Gy	33Gy
	D10cm³	/	16.5Gy	25Gy
十二指肠	Dmax（0.5cm³）	/	22.2Gy	35Gy
	D5cm³	/	16.5Gy	25Gy
	D10cm³	/	11.4Gy	25Gy

续表

限制参数		1f	3f	5f
肝	MD	/	/	13Gy
	V10	/	/	70%
	D50%	15Gy	/	/
肾	MD	/	/	10Gy

MD：平均剂量；D50%：中位剂量；Dmax（0.1cm³）、Dmax（0.5cm³）、D5cm³ 和 D15cm³ 分别指正常组织剂量最高的 0.1cm³、0.5cm³、5cm³ 和 15cm³ 体积内的最低剂量；V10、V20 分别指剂量≥10Gy、剂量≥20Gy 的组织体积百分比。

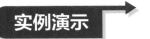

第四节　晚期肾癌骨转移多学科治疗实例演示

【适应证】

1. 需综合评估患者的全身转移情况、PS 评分、预期寿命、合并基础病、骨转移部位、患者及家属意愿等，采用单纯药物治疗或系统药物联合局部治疗。对于存在骨痛、转移骨不稳定、病理性骨折、脊髓压迫等患者，建议行局部治疗。

2. 肾癌骨转移放疗指征　①无症状的寡转移骨病灶；②有症状的骨转移灶，尤其是药物控制不佳、手术创伤大者，应首选放疗；③手术无法完全切除干净或者术后复发的骨转移灶。

3. 肾癌脊柱转移手术指征　①存在神经或脊髓受压，神经或脊髓功能进行性减退；②存在或将发生脊柱不稳定；③存在经非手术治疗无效的严重的顽固性疼痛；④肿瘤经放射治疗后仍进行性增大；⑤需要明确病理诊断；其中神经或脊髓压迫和脊柱不稳定是相对重要的手术指征，需在术后 2～4 周进行 SBRT 治疗。

【禁忌证】

1. 预期寿命短、一般情况差的患者，预计局部治疗获益有限，除非以减轻症状为目的，否则不建议加做局部治疗。

2. 放疗禁忌证　①拟放疗部位伤口未愈合；②恶病质、生命体征不平稳，无法耐受放疗；③既往相同部位有放疗史。

3. 手术禁忌证　①合并多种心肺系统疾病，一般状况差，无法耐受手术；②存在出血倾向；③存在精神疾病等其他手术禁忌证。

【所需器材清单】

1. 放疗所需器材

（1）放疗定位设备：CT/MRI 模拟定位机、体位固定装置。

（2）放疗加速设备：X 射线能量在 6MV 以上，带有 0.5cm 及以下叶片的电动多叶光栅

（multi-leaf collimator，MLC）和图像引导放疗（image-guided radio therapy，IGRT）功能的医用直线加速器。

（3）逆向放射治疗计划系统（treatment planning system，TPS）。

（4）质控设备：质控软件、模体、剂量验证设备等。

2. 手术所需器材

（1）骨科手术器械：①分离手术：常规脊柱外科器械；②微创手术：pvp/pkp 穿刺针，骨水泥推入器、球囊；③灭活系统：射频消融针、微波消融针。

（2）骨科填充材料：骨水泥、明胶海绵。

（3）骨科固定器械：①椎弓根钉、连接棒、横联；②钛笼/人工椎体、钢板、螺钉。

3. 消融所需器材

（1）消融器械：射频消融或冷冻消融器械。

（2）术中实时超声或 CT 或 C 臂引导消融设备。

【团队要求】

1. 丰富经验的 MDT 团队，包括泌尿外科、放疗科、骨科、肿瘤内科、介入科、影像科和病理科等，通过联合诊治，制定个体化的综合治疗方案。

2. SBRT 技术在有实施条件和实施经验的单位开展。配备专业化取得相应资质的医技护团队，可保障放疗工作的顺利展开。基本人员构成包括放疗医师、医学物理师、放疗技师、设备维护工程师和专科护士。具备严格的质控流程，以最大限度保证放疗患者的安全。

3. 肾癌骨转移手术需要专业的骨肿瘤科医师施行，其需掌握脊柱外科、肿瘤科、显微外科专业知识；骨科专科护士需掌握骨科手术流程，能做好术中密切配合。

4. 消融治疗需有介入消融经验的介入科医师施行，配备消融器械设备厂家临床应用工程师。

【操作步骤】

诊疗概况

病例 1：肾癌多发转移 SBRT 放疗

1. 病史　男性，44 岁，血尿并胸背部疼痛 1 月余。CT 示：左肾巨大占位约 12cm×10cm，肺多发结节，胸 4 左前肋，胸 11 椎体转移合并周围软组织肿物，考虑左肾癌合并转移可能（图 13-3）。

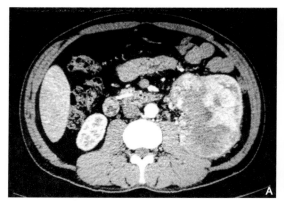
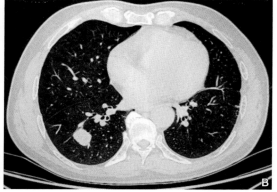

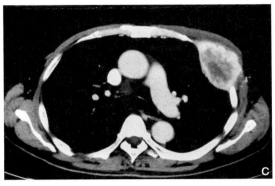
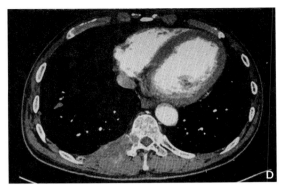

图 13-3　CT 显示左肾癌合并转移

A.左肾肿瘤；B.肺转移瘤；C.左 4 前肋转移瘤；D.胸 11 椎体转移瘤。

2. MDT 病情评估　入院后经 MDT 评估，患者一般体能状态良好，伴血尿症状，KPS 体能状态评分 90 分，IMDC 评分为 1 个高危因素（初始诊断到治疗＜12 个月），预计可以从减瘤肾切除手术获益，可行减瘤性左肾切除术，脊椎转移无明显神经压迫症状，首选 SBRT 治疗，联合全身药物治疗。

3. 诊疗过程

（1）患者行减瘤性左肾切除联合淋巴结清扫术，术后病理为透明细胞性肾细胞癌，Ⅳ级，累及肾被膜及肾盂，0/23 枚淋巴结阳性，术后病理分期为 $T_3N_0M_1$。

（2）术后 2 周给予舒尼替尼 50mg qd，2/4 方案，耐受性可；无严重血液学毒性。

（3）胸 4 左前肋，胸 11 椎体及周围软组织转移病灶行 SBRT 治疗，35～40Gy/5F，耐受性可，无特殊不适（图 13-4）。

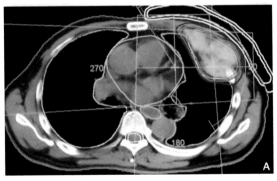
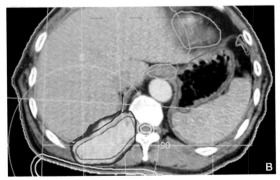

图 13-4　SBRT 靶区勾画及剂量曲线

A.左 4 前肋转移瘤靶区；B.胸 11 椎体转移瘤靶区。

4. 疗效评估及随访　SBRT 治疗 2 周后，疼痛症状基本消失，治疗 6 个月后复查，肺转移病灶显著缩小（图 13-5），骨转移病灶代谢不活跃，软组织病灶显著缩小；患者无特殊不适，维持药物治疗。

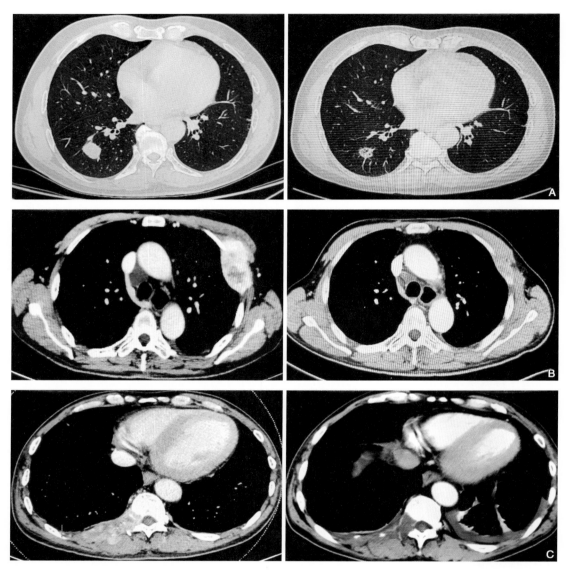

图 13-5　系统药物治疗及放疗后 6 个月复查前后对比

左：治疗前，右：治疗后；A. 肺转移瘤；B. 左 4 前肋转移瘤；C. 胸 11 椎体转移瘤。

病例 2：肾癌寡骨转移手术治疗

1. 病史　男性，38 岁，左肾癌（透明细胞癌，$pT_2N_0M_0$）根治术后 2 年，腰痛并双下肢麻木、无力 1 个月，MRI 提示 L5 转移，PET/CT 检查排除其他部位转移（图 13-6）。

2. MDT 会诊意见　年轻患者，根治术后 2 年发现孤立骨转移，且合并神经压迫症状，有手术指征。患者孤立骨转移灶，一般情况良好，可耐受手术，考虑行根治性 L5 椎体切除，根据术中和术后复查决定是否联合术后 SBRT 放疗。

3. 手术过程

（1）术前讨论，制定手术计划，行前后路联合 L5 椎体整体切除、3D 打印人工椎体植入、钉棒内固定术；手术顺利，术中出血约 1 200ml，术后 2 周出院（图 13-7、图 13-8）。

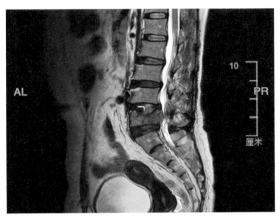
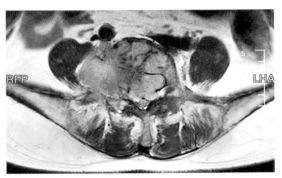

图 13-6　MRI 显示 L₅ 椎体溶骨性病灶，压迫硬膜囊及神经根

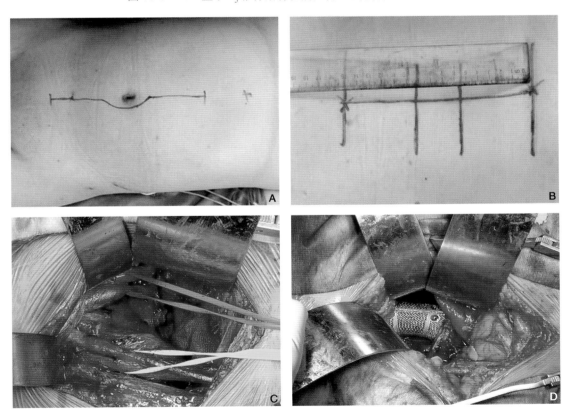

图 13-7　前后路联合 L5 椎体整体切除，3D 打印人工椎体植入，钉棒内固定
A. 前方手术入路；B. 后方手术入路；C. 前方血管游离；D.3D 打印人工椎体植入。

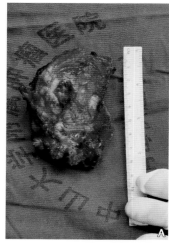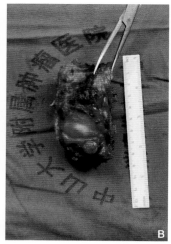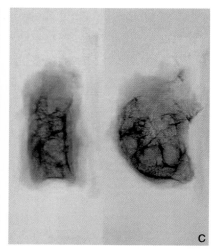

图 13-8　大体标本和标本透视图
A. 大体标本上面；B. 大体标本后面；C. 标本透视图。

（2）术后随访及复查：术后患者切口预后良好，术后 3 个月随访，下肢症状明显缓解，复查 CT 未见肿瘤复发或残留，内固定位置良好，患者定期复查，无特殊不适（图 13-9）。

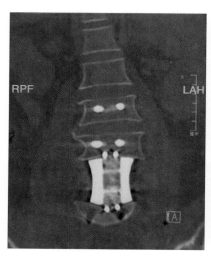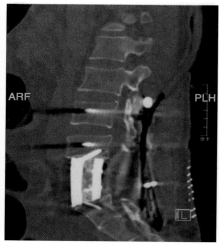

图 13-9　术后复查，内固定位置良好

【要点解析】

1. 肾癌骨转移多为溶骨性改变，易出现病理性骨折，压迫脊髓神经引起疼痛及骨相关事件，严重影响患者生活质量和预后。单一药物治疗疗效不佳，需采用综合治疗。

2. 在全身药物治疗的基础上，经 MDT 评估，在合适的时机加用局部治疗（SBRT、手术、消融）后，可较好地改善患者的生活质量，甚至延长患者的生存时间。

3. 对于非脊柱转移和无明显脊髓神经压迫的脊柱转移，推荐行 SBRT 治疗。对于可以耐受手术、骨骼稳定性差或严重脊髓神经压迫且有望通过手术减压达到更好的功能恢复的患者，推荐手术联合放疗。

志谢：感谢中山大学肿瘤防治中心骨肿瘤科朱小军教授对骨科手术部分的指导意见。

（董培　何立儒）

专家述评

约 1/3 转移性肾癌合并骨转移，肾癌骨转移可引起疼痛、病理性骨折、脊髓压迫和高钙血症等，严重影响患者的生活质量。肾癌骨转移是预后不良的指标，发生骨相关事件后，中位生存时间仅不到 1 年。

肾癌骨转移单纯靶向药物治疗疗效欠佳，即使采用卡博替尼一线治疗的中位无进展生存期也仅为 7.4 个月，中位总生存时间为 20 个月。目前免疫联合靶向药物治疗已经成为中高危转移性肾癌的一线推荐治疗方案。Keynote 426 研究中阿昔替尼联合帕博利珠单抗治疗转移性肾癌的客观反应率为 59.3%，18 个月生存率为 82.3%，明显优于舒尼替尼单药治疗。但联合药物治疗完全缓解率仅为 9%，肾癌转移灶存在基因显著异质性，不同转移病灶对治疗的反应不同，免疫治疗联合靶向治疗肾癌骨转移的疗效有待于前瞻性研究进一步验证。

肾癌骨转移初诊时就需多学科团队共同制定治疗策略。治疗目标为改善或缓解症状、预防或处理 SRE、改善生存质量、尽可能延长患者的生存时间。SBRT 适用于非脊柱骨转移和大部分无严重脊髓压迫症状的脊柱转移患者。对于脊柱转移导致脊柱不稳定或严重脊髓神经压迫症状的则首选手术干预。根治性切除创伤大，围手术期停用全身治疗对疾病控制不利，因此对骨转移的局部治疗方式选择，应以无创或微创为主，不中断全身治疗为原则。

2019 年 NCCN 肾癌指南首次推荐将局部治疗（转移瘤切除、SBRT 治疗、消融）用于肾癌寡转移。对寡转移病灶经手术完全切除可达到治愈的效果，甚至术后不需全身治疗仍可维持长期无疾病生存。多发骨转移 SBRT 治疗可缓解症状和控制局部进展，并可延长生存。中山大学附属肿瘤医院的数据表明，转移性肾癌在全身治疗基础上，对转移病灶包括骨转移灶施行局部治疗后，不仅可缓解症状，提高局部瘤控，还可延长无进展生存期和总生存时间，值得进一步临床研究。

（周芳坚）

参考文献

［1］MASSIMO M. The survival of patients with bone metastases from renal cell carcinoma［J］. European Urology, 2007, 52（1）: 169.

［2］CHEN S C, KUO P L. Bone Metastasis from Renal Cell Carcinoma［J］. Int J Mol Sci, 2016; 17（6）: 987.

［3］ŻOŁNIEREK J, NURZYŃSKI P, LANGIEWICZ P, et al. Efficacy of targeted therapy in patients with renal cell carcinoma with pre-existing or new bone metastases［J］. Journal of Cancer Research & Clinical Oncology, 2010, 136（3）: 371-378.

［4］ESCUDIER B, POWLES T, MOTZER R J, et al. Cabozantinib, a New Standard of Care for Patients With Advanced Renal Cell Carcinoma and Bone Metastases? Subgroup Analysis of the METEOR Trial［J］. J Clin Oncol. 2018, 36（8）: 765-772.

［5］CHOUEIRI T K, HALABI S, SANFORD B L, et al. Cabozantinib Versus Sunitinib As Initial Targeted Therapy for Patients With Metastatic Renal Cell Carcinoma of Poor or Intermediate Risk: The Alliance

A031203 CABOSUN Trial［J］. J Clin Oncol. 2017, 35(6): 591-597.

［6］ PROCOPIO G, BAMIAS A, SCHMIDINGER M, et al. Real-world Effectiveness and Safety of Pazopanib in Patients With Intermediate Prognostic Risk Advanced Renal Cell Carcinoma［J］. Clin Genitourin Cancer, 2019, 17(3): e526-e533.

［7］ ESCUDIER B, SHARMA P, MCDERMOTT D F, et al. CheckMate 025 Randomized Phase 3 Study: Outcomes by Key Baseline Factors and Prior Therapy for Nivolumab Versus Everolimus in Advanced Renal Cell Carcinoma［J］. Eur Urol. 2017, 72(6): 962-971.

［8］ YASUDA Y, FUJII Y, YUASA T, et al. Significance of zoledronic acid on survival in patients with bone metastases from renal cell carcinoma［J］. Journal of Clinical Oncology, 2013, 31(6): -.

［9］ HENRY D, VADHANRAJ S, HIRSH V, et al. Delaying skeletal-related events in a randomized phase 3 study of denosumab versus zoledronic acid in patients with advanced cancer: an analysis of data from patients with solid tumors［J］. Support Care Cancer. 2014, 22(3): 679-687.

［10］ LAUFER I, RUBIN D G, LIS E, et al. The NOMS framework: approach to the treatment of spinal metastatic tumors［J］. Oncologist, 2013, 18(6): 744-751.

［11］ HE L, LIU Y, HAN H, et al. Survival Outcomes After Adding Stereotactic Body Radiotherapy to Metastatic Renal Cell Carcinoma Patients Treated With Tyrosine Kinase Inhibitors［J］. Am J Clin Oncol, 2020, 43(1): 58-63.

［12］ ILYA L, RUBIN D G, ERIC L, et al. The NOMS framework: approach to the treatment of spinal metastatic tumors［J］. Oncologist, 2013, 18(6): 744-751.

［13］ TOMASIAN A, WALLACE A. Spine Cryoablation: Pain Palliation and Local Tumor Control for Vertebral Metastases［J］, 2016, 37(1): 189-195.

［14］ 董培, 刘洋, 张志凌, 等. 靶向治疗时代转移性肾癌多学科综合治疗的单中心经验总结［J］. 中华泌尿外科杂志, 2020, 41(1): 66-72.

第十四章

肾癌免疫治疗疗效评价方法

临床问题

第一节 免疫治疗疗效评估方法的发展

近年来,免疫治疗飞速发展,以程序性死亡受体(programmed cell death-1, PD-1)及其配体(programmed cell death-ligand 1, PD-L1)抑制剂为代表的免疫检查点抑制剂(immune checkpoint inhibitors, ICIs)获批用于多种肿瘤,在肾癌治疗领域也取得了重大突破。免疫检查点抑制剂的出现改变了晚期肾癌的治疗格局,从单药到免疫联合治疗的临床应用极大改善了肾癌患者的预后,也是目前临床研究的重点方向。不同于传统的化疗和靶向治疗,免疫治疗有着自己独特的肿瘤应答和进展模式,单纯根据影像学进行准确的疗效评价极具挑战。但由于目前缺乏可靠的临床和生物学指标来判断免疫检查点抑制剂的活性,影像学依然是我们进行临床疗效评价最重要的工具。

诞生于化疗时代的实体瘤临床疗效评价标准(response evaluation criteria in solid tumours, RECIST),不能完全评估免疫治疗的反应特点,并且有可能会低估免疫治疗的效果。为了更好地评估和捕捉免疫治疗带来的获益,研究者制定了免疫治疗专属评效标准。2009 年,免疫相关疗效标准(immune-related response criteria, irRC)被最早提出。2013 年,这些标准进一步简化为实体瘤免疫相关疗效评价标准(immune-related RECIST, irRECIST)。2017 年 RECIST 工作组发布了实体瘤免疫疗效评价标准(immune RECIST, iRECIST),以标准化免疫治疗相关临床试验中的疗效评估和数据收集。这些标准有利于判别假进展,避免过早停止免疫治疗,但是对于超进展、分离式应答等非常规应答模式,目前的疗效评价标准仍存在缺陷。在本章节我们将重点讨论免疫治疗的非典型应答模式和不同的疗效评价标准以及临床应用。

最新进展

第二节　免疫治疗的非典型应答模式

一、假进展

假进展是指在免疫治疗的过程中,肿瘤一过性增大或出现新发病灶,根据传统的WHO 或 RECIST 标准判定为疾病进展(progressive disease,PD),在继续治疗后出现病灶缩小达到客观缓解(partial response,PR)的现象。其发生的可能原因包括:①由于免疫治疗存在延迟反应,肿瘤可在免疫治疗发挥有效的抗肿瘤作用之前继续生长。②在ICIs 的作用下,肿瘤浸润性淋巴细胞引发免疫反应,造成肿瘤或原影像学不可见病灶因炎症或水肿一过性增大。③瘤床中的肿瘤浸润淋巴细胞的增加引起肿瘤体积的增大。

假进展最先报道于接受伊匹木单抗治疗的晚期黑色素瘤患者,后于多种肿瘤中得到观察证实,其属于跨瘤种现象。临床试验中报道的晚期肾癌免疫治疗假进展发生率为 1.81%~8.82%。不同肿瘤假进展的发生率不同,但一般不超过 10%,远低于初次评效时发生疾病进展的患者比例。尽管假进展的发生率较低,但在临床上区分假进展和真性疾病进展仍然具有重要意义,可避免过早停止有效治疗或继续无效治疗。与癌症相关的症状增多或功能恶化通常提示真性疾病进展。出现新的中枢神经系统、骨骼或内脏病变,特别是治疗前不存在转移的器官出现新发病灶,也应警惕是否为治疗失败。

目前尚无明确的生物学指标来判别假进展,潜在的标志物包括外周血循环肿瘤 DNA(circulating tumor DNA,ctDNA)和白细胞介素 -8(interleukin-8,IL-8)。2018 年 Lee J H 等[1]发表在 JAMA Oncology 的 1 项研究显示,在 125 例接受 PD-1 单抗联合伊匹木单抗治疗的黑色素瘤患者中,9 例出现假进展。其中 2 例(22%)患者基线期无法检测到 ctDNA;4 例(44%)患者基线期可以检测到 ctDNA,但治疗后下降到无法检测;3 例(33%)患者在 12 周时 ctDNA 水平下降至基线期的 1/10。而在 20 例真进展的患者中,18 例(90%)基线期可检测到 ctDNA,且治疗过程中 ctDNA 浓度保持稳定或增加。在这项研究里,采用 ctDNA 变化谱来识别假进展的灵敏度为 90%,特异性达到 100%。Sanmamed M F 等[2]研究发现,通过监测 IL-8 的浓度变化,可以更早地预测 PD-1 抗体的疗效,同时可以协助鉴别真进展和假进展。研究者首先监测了 29 例接受免疫治疗的黑色素瘤患者的血清 IL-8 水平,病情进展患者血清 IL-8 显著升高,病情缓解患者血清 IL-8 下降。该现象分别在接受免疫治疗的 19 例非小细胞肺癌与 15 例黑色素瘤患者中得到证实。研究对象共有 3 例发生假进展,监测 IL-8水平也较基线有明显下降。

监测 ctDNA 和 IL-8 水平或许可以帮助我们区分假性和真性进展,但是其实际作用价值还需要在更大的队列中进行验证。

二、超进展

超进展（hyperprogression disease，HPD）是指部分患者在开始免疫治疗后，肿瘤反常性进展加速的现象。2016 年 Lahmar 教授首次描述了免疫治疗中的超进展现象，采用肿瘤生长速率（tumor growth rate，TGR）的概念来定义 HPD。TGR 通过 2 次 CT 扫描的肿瘤动态变化以及发生这些变化所用的时间来进行计算，免疫治疗前后肿瘤 TGR 的差值超过 50% 则认为发生了疾病超进展。随着对超进展认识的深入，关于超进展的定义也在逐步完善。Kato S 等[3]规定超进展需满足 3 个条件：①治疗失败时间（time-to-treatment failure，TTF）<2 个月；②肿瘤负荷相比于基线期增长>50%；③免疫治疗后肿瘤生长速率（TGR）增加>2 倍。肿瘤的生长速度仍旧需要进行 TGR 的计算，但该定义同时强调了肿瘤负荷的改变以及肿瘤发生进展的时间，相对更加完整。2018 年 Russo 教授提出了新的 HPD 临床／放射学标准，纳入了新发病灶及 ECOG 评分，对超进展进行了更严谨的定义。

关于 HPD 的研究目前仍然非常有限，且大多数研究集中在非小细胞肺癌、黑色素瘤和头颈部鳞状细胞癌。在不同的研究中，HPD 的发生率差异较大，在 10%～30% 之间均有报道。这种较大的差异可能是由于样本量较小、肿瘤类型不同以及对 HPD 的定义不同造成的。同时，有学者指出 HPD 的发生率在各个研究中可能存在不同程度的低估[4]。一方面，HPD 的研究需要一系列影像学检查，因此，即使患者在 ICIs 治疗后肿瘤生长加速，也可能会因缺少影像学资料而被排除。而这类患者可能是由于病情恶化、疾病进展或死亡而未能进行治疗后的影像学评估。另一方面，目前 HPD 的定义不涉及 RECIST 标准里非靶病灶的进展，比如骨转移、恶性积液等。目前没有专门针对肾癌 HPD 的大样本研究，发生率及危险因素不明确。1 项研究[5]分析了接受 PD-1/PD-L1 单抗治疗的肾癌和尿路上皮癌中 HPD 的发生率。试验共纳入 102 例肾癌和 101 例尿路上皮癌，最终 13 例患者发生超进展。其中，HPD 在肾癌和尿路上皮癌中的发生率分别为 0.9% 和 11.9%。

超进展的生物学机制还在探索中，可能的解释包括：PD-1 阳性调节性 T 细胞的扩增、代偿性 T 细胞耗竭、促肿瘤免疫细胞亚群的调节、异常炎症的激活或者致癌信号的激活等。由于单臂的回顾性研究无法确定肿瘤生长加速是由免疫治疗引起，还是自然病程的结果，导致超进展的概念存在争议。但多项研究均证明，HPD 与较差的生存预后相关，其临床意义不言而喻。

与超进展相关的因素包括年龄大于 65 岁、基线转移灶超过 2 个，但这些危险因素并没有在其他研究中得到验证。MDM2/MDM4 扩增和 EGFR 突变可能是 HPD 的潜在预测因子。当前大多数与免疫相关的反应标准都旨在识别假进展而不是超进展，早期疾病评估工具的实施以及治疗前肿瘤动力学的整合对提高 ICIs 疗效评估的准确性至关重要。

三、分离反应

分离反应（dissociated response，DR）也称混合反应（mixed responses），表现为治疗肿瘤

过程中,不同部位的肿瘤缩小、增大或者稳定三种反应同时存在。同一个患者不同病灶的肿瘤异质性可能会造成这种治疗反应的不一致。从另一个角度来看,药物在各组织渗透方面的差异或许也可以解释这一现象。

分离反应不只局限于免疫治疗,在化疗和靶向治疗中也有报道,既往认为和预后不良相关。但在免疫治疗中,分离反应的发生率和其预后意义并不明确。Tazdait M 等[6]研究了接受 PD-1/PD-L1 单抗治疗的非小细胞肺癌的不典型反应,在 160 例患者中,有 12 例发生分离反应,发生率约为 7.5%。在这 12 例患者中,有 6 例表现为临床获益。1 项日本研究[7]比较了同一队列中首次评效 DR 与真性进展两组患者间的生存差异。该研究将 DR 规定为将根据 RECIST 1.1 评估为 PD 但存在缩小病灶的疾病,而不能归类为 DR 的 PD 患者则为真性进展。结果显示:根据 RECIST 1.1 评估为 PD 的患者中,有 17.1% 的患者确定为 DR,DR 患者的中位 OS 较真性进展患者的中位 OS 更长,分别为 14 个月和 6.5 个月,风险比为 0.4 (95% CI 0.17~0.94)。

目前未发现分离反应的预测因子,也没有明确的临床决策建议,推荐在情况较好的患者中继续行免疫治疗,可考虑结合局部治疗。

四、持久应答

由于 ICIs 作用机制的特殊性,免疫治疗起效通常具有一定的延迟效应,表现为肿瘤负荷缩小较慢,最终缩小或达完全缓解所需要的时间较长。但部分患者可产生持久应答(durable response),甚至在停药后依然可以观察到生存获益。使用伊匹木单抗治疗的晚期黑色素瘤研究最先报道了长期生存结果,生存曲线出现拖尾现象。Pons-Tostivint E 等[8]汇总分析了Ⅲ期临床试验中 ICIs 和其他全身治疗持久应答率的差异,结果显示:接受 ICIs 治疗的患者出现持久应答的比例是接受非 ICIs 对照治疗组的 2.3 倍(25% vs. 11%),且接受 PD-1/PD-L1 单抗治疗较 CTLA-4 单抗出现持久应答的比例更高(28% vs. 18%)。该研究纳入了纳武利尤单抗对照依维莫司在晚期肾癌中的Ⅲ期试验,纳武利尤单抗治疗组出现持久应答的比例为 21%。

持久应答目前没有明确定义。在溶瘤病毒(T-VEC)对照 GM-CSF 治疗黑色素瘤的Ⅲ期临床试验中[9],将持续应答率作为试验的主要研究终点,该试验将持久应答定义为在治疗开始的 12 个月内获得,并持续≥6 个月的完全或部分缓解。Pons-Tostivint E 等[8]则将持久应答定义为无疾病进展(progression-free survival, PFS)超过同一研究中位 PFS 的 3 倍以上。这一定义克服了肿瘤本身自然史、不同药物以及后续治疗所造成的差异,但与生存的相关性还需进一步证实。

免疫治疗持续应答的不典型反应模式,给临床提出了几点挑战:①如何定义持续应答才能准确反映临床获益,特别是长生存;②持续应答在不同瘤种、不同 ICIs 药物中的发生概率;③寻找持续应答的预测因子;④出现持续应答的患者何时可以停止药物治疗。这些问题最终都需要临床研究来回答,并通过制定更加完善的疗效评价体系帮助我们进行甄别和临床决策。

第三节　免疫治疗评价标准

一、免疫相关疗效标准（irRC）

irRC 基于 WHO 标准改良于 2009 年发布，是第一个用于免疫治疗的疗效评价标准。虽然 irRC 是根据伊匹木单抗的临床试验数据制定的，但它的概念基础来源于免疫治疗专家对几种免疫药物的一致性观察[10]。irRC 的创新之处主要包括 3 个方面：①允许出现新发病灶，将可测量新发病灶计入总肿瘤负荷，并与基线肿瘤负荷进行比较。基线肿瘤负荷是指所有靶病灶的最大垂径乘积之和（每个器官 5 个病灶，最多不超过 10 个内脏病灶和 5 个皮肤病灶）。在后续肿瘤评估时，基线靶病灶和新发可测量病灶（≥5mm×5mm；每个器官最多加入 5 个新发病灶，总共不超过 10 个内脏病灶和 5 个皮肤病灶）共同计入总肿瘤负荷。②允许首次评估疾病进展的患者继续行免疫治疗，但需要在首次评估进展后至少 4 周复查影像学确认疾病进展。③评估为 irSD 的患者同样属于临床获益人群，特别是肿瘤负荷下降缓慢，超过 25% 又不足 50% 的患者。

Hodi F S 等[11]利用帕博利珠单抗在晚期黑色素瘤中的 Keynote-001 Ib 期临床试验数据评估了 irRC 和 RECIST 1.1 的差异。在 592 例生存时间≥12 周的患者中，84 例（14%）经 RECIST 评估为进展，而 irRC 评估为未进展，2 年生存率为 37.5%；而经 RECIST 1.1 和 irRC 两者评估均进展的患者 2 年生存率仅为 17.3%。irRC 描述了肿瘤负荷在最初增加后可能发生的其他反应模式，可以避免一些免疫治疗有效的患者过早停止治疗。但 irRC 是基于 WHO 标准，同样采用了二维测量法，即以病灶最大垂直径乘积的总和来量化肿瘤负荷。且 irRC 测量的病变数目较多，临床测量耗时复杂，评估的变异性较大，重复性差。同时，早期大部分免疫治疗临床试验应用 RECIST 标准（采用单径测量法）评估，这使得运用不同评效标准的临床试验结果难以比较。

二、实体瘤免疫相关疗效评价标准（irRECIST）

鉴于 irRC 的上述局限性，Nishino M 等[12]在 2013 年提出使用单径测量法代替双径测量法，其中单径测量的界限值选择基于 RECIST 1.1（PR 为 30%，PD 为 20%）。研究证实两者评效结果高度一致，且单径测量法较双径测量法变异性小、可重复性更好。为了进一步增加 irRC 标准的临床实用性，以及与 RECIST 1.1 的可比性，Nishino M 等[13]进一步探究了减少病灶数目对于评效结果的影响，即根据 RECIST 1.1 规定靶病灶数目，并通过在伊匹木单抗治疗晚期黑色素瘤中的数据验证，证明减少靶病灶数目并不增加评估结果的变异性。

在 irRC 标准和 Nishino 研究的基础上，2014 年欧洲肿瘤内科学会（European Society for Medical Oncology，ESMO）年会上研究者首次提出了实体肿瘤免疫相关疗效评价标准（irRECIST）。irRECIST 进一步完善了 irRC，同时融合了 RECIST 标准的优点，更简单实用,可重复性高。在评估基线肿瘤负荷时,irRECIST 和 RECIST 标准没有差异。irRECIST 和 RECIST 标准的差异主要包括:①出现新发病灶不会直接判定为疾病进展。irRECIST 将新发病灶分为可测量病灶和不可测量病灶,可测量病灶定义同 RECIST 1.1。新发可测量病灶可被选定为新的靶病灶并计入总肿瘤负荷,总数最多不超过 5 个,每个器官最多不超过 2 个。其余新发可测量和不可测量病灶则按照非靶病灶进行记录。② irRECIST 根据靶病灶的变化百分比以及对非靶病灶的评估进行肿瘤应答分类,靶病灶包括后续出现的新发可测量病灶。③经 irRECIST 判定为疾病进展需要在至少 4 周后再次确认。

irRECIST 标准相较于 irRC 的实用性和可重复性已经有了很大的提升,但是 irRECIST 主要是方法学的改进,仍然允许将新发病灶计入总肿瘤负荷。是否所有的新发病灶均需测量,PD 后的后续评效时间和标准具体如何执行,这些实际问题均没有解决,目前应用并不广泛。

三、实体瘤免疫疗效评价标准(iRECIST)

为了规范免疫治疗临床试验设计和数据收集,2017 年 RECIST 工作组提出了实体瘤免疫疗效评价标准(iRECIST)。iRECIST 基于 RECIST 1.1,同时为区别于 RECIST,标识应答类型时均带有前缀"i",例如:免疫完全缓解(immune complete response,iCR)、免疫部分缓解(immune partial response,iPR)、免疫疾病稳定(immune stable disease,iSD)等。同时还引入了 2 个新的概念:待证实的疾病进展(unconfirmed progressive disease,iUPD)和确认的疾病进展(confirmed progressive disease,iCPD)。iRECIST 根据 RECIST 1.1 的原则定义了 iUPD,即肿瘤靶病灶长径总和增加≥20%(绝对值增加至少 5mm)、非靶病灶进展或出现新病灶。iUPD 需要在 4～8 周后再次确认,如达到进展标准则评为 iCPD;如再次评估肿瘤缩小,则可根据具体情况判定为 iCR、iPR 或 iSD;如肿瘤无明显变化,则仍为 iUPD。只要再次评估未确认 iCPD,iUPD 可以在后续评效中多次出现,这种循环反复的评价模式,有助于捕捉免疫治疗的不典型反应。

iRECIST 在进行疗效评价时需要综合靶病灶、非靶病灶和新病灶 3 方面的变化。其中,iRECIST 对于靶病灶和非靶病灶的定义及测量同 RECIST 1.1 标准,主要的差异在于两者对于新病灶的规定。在 iRECIST 中,靶病灶第一次评效进展为 iUPD;4～8 周后再次确认评效,如靶病灶长径总和增加≥5mm,则评为 iCPD。对于非靶病灶来讲,在 iUPD 后如果确认进一步进展则评为 iCPD。根据 iRECIST,第一次出现新病灶记为 iUPD。新病灶可作为新的靶病灶记录和测量(每个器官不超过 2 个,总数不超过 5 个),但不会计入基线肿瘤负荷;其他可测和不可测病灶则作为新非靶病灶记录。如确认评效时,新靶病灶增大(长径总和增加≥5mm)或新非靶病灶进展或新病灶数目增多,则记为 iCPD。时间点应答类型评定细则[14]见表 14-1。

表 14-1 iRECIST 时间点应答类型

	其前不存在 iUPD	其前存在 iUPD
靶病灶：iCR；非靶病灶：iCR；新病灶：无	iCR	iCR
靶病灶：iCR；非靶病灶：非 iCR/非 iUPD；新病灶：无	iPR	iPR
靶病灶：iPR；非靶病灶：非 iCR/非 iUPD；新病灶：无	iPR	iPR
靶病灶：iSD；非靶病灶：非 iCR/非 iUPD；新病灶：无	iSD	iSD
靶病灶：iUPD 无变化，或较上次缩小；非靶病灶：iUPD 无变化，或较上次缩小；新病灶：有	不适用	如之前已记录的新病灶增大（新靶病灶长径总和增长≥5mm，或任何新非靶病灶增大）、增多，确认 iCPD 如新病灶较上次评效大小、数目均无变化，评价为 iUPD
靶病灶：iSD，iPR，iCR；非靶病灶：iUPD；新病灶：无	iUPD	如非靶病灶进一步增大进展（不需要达到 RECIST 1.1 明确进展的标准），则确认 iCPD，否则评为 iUPD
靶病灶：iUPD；非靶病灶：非 iCR/非 iUPD 或 iCR；新病灶：无	iUPD	如靶病灶进一步增大（长径总和增加≥5mm），则确认 iCPD；否则评为 iUPD
靶病灶：iUPD；非靶病灶：iUPD；新病灶：无	iUPD	如 iUPD 靶病灶长径总和增加≥5mm，或任何 iUPD 非靶病灶增大，则确认 iCPD；否则为 iUPD
靶病灶：iUPD；非靶病灶：iUPD；新病灶：有	iUPD	如 iUPD 靶病灶长径总和增加≥5mm，或任何 iUPD 非靶病灶增大，或之前已记录的新病灶增大或者增多，则确认 iCPD；否则为 iUPD
靶病灶：非 iUPD 或进展；非靶病灶：非 iUPD 或进展；新病灶：有	iUPD	如之前已记录的新病灶增大或增多，则确认 iCPD；否则为 iUPD

　　如果患者病情稳定，iRECIST 允许患者在出现 iUPD 后继续免疫治疗；但需在 4～8 周后进行疗效确认，保证患者有补救性治疗的机会。iRECIST 推荐患者每 6～12 周进行影像学评价，同时还对最佳疗效的判定给了详细说明。尽管 iRECIST 指南基于专家共识，但目前还没有在数据库中进行验证。指南推荐 iRECIST 主要用于临床试验而不是指导临床治疗。随着临床试验的开展以及数据库的建立，iRECIST 必将不断进行验证和修订，进一步提高准确性和临床适用性。

四、实体瘤免疫修订疗效评价标准

　　2018 年，Hodi F S 等[15]提出了实体瘤免疫修订疗效评价标准（Immune-Modified

Response Evaluation Criteria In Solid Tumors,imRECIST)。imRECIST 根据 irRC 的原理对 RECIST 1.1 进行修订,采用单径测量,对靶病灶的定义、数目限定以及测量方法同 RECIST 1.1,对新病灶的处理方式则与 irRC 相同。三者的具体差异见表 14-2。

表 14-2　RECIST 1.1 与 irRC、imRECIST 的比较

评价标准	RECIST 1.1	irRC	imRECIST
肿瘤负荷	单径测量,最长径总和	双径测量,最大垂直乘积总和	同 RECIST 1.1
新发可测量病灶	定义为疾病进展	不定义为疾病进展,计入总肿瘤负荷	不代表疾病进展,计入总肿瘤负荷
新发不可测量病灶	定义为疾病进展	不定义为 PD,仅参与定义 CR(完全消失)	不定义为 PD,仅参与定义 CR(完全消失)
非靶病灶	参与定义 CR、PD(明确进展)	非靶病灶进展不定义为 PD,仅参与定义 CR(完全消失)	非靶病灶进展不能定义为 PD,仅参与定义 CR(完全消失)
CR	所有靶病灶和非靶病灶消失(非随机对照试验需确认)	所有病灶消失,需至少 4 周后再次确认	所有病灶消失,需至少 4 周后再次确认
PR	肿瘤负荷较基线减少 30%(非随机对照试验需确认)	肿瘤负荷较基线减小 50%,需至少 4 周后再次确认	肿瘤负荷较基线减小 30%,需至少 4 周后再次确认
PD	肿瘤负荷较最低点增加 20%,绝对值增加至少 5mm;出现新病灶;非靶病灶明确进展;不需确认	肿瘤负荷相较于最低点增加 25%,需 4 周后确认	肿瘤负荷相较于最低点增加 20%,需 4 周后确认

事实上,imRECIST 和 irRECIST 基本上相同,创新之处在于 imRECIST 对于无进展生存期有详细的定义,并且针对多个瘤种评估了它与生存的关系。在分析 imRECIST 定义的 PFS(imPFS)时,imRECIST PD 或死亡被记为终点事件;但如果 4 周后确认评估的时间点应答为 imRECIST SD/PR/CR,那么 imRECIST PD 将不会记为 imPFS 事件;如 imRECIST PD 后没有再次评估,则记为 imPFS 事件。通过在阿替利珠单抗治疗肾癌、非小细胞肺癌、尿路上皮癌、黑色素瘤的临床试验数据验证显示,使用 imRECIST 评估相较于 RECIST,中位 PFS 延长了 0.5 ～1.5 个月,延长的 PFS 和较长的总生存时间相关。imRECIST 或许可以反映疗效和生存的关系,但还需在更多的临床试验和更大的队列中进一步验证。

实例演示 ▶

第四节　肾癌免疫治疗疗效评价实例演示

【适应证】

接受免疫单药或免疫联合治疗的实体肿瘤患者。

【禁忌证】

患者无法行影像学检查。

【所需器材清单】

相关评价标准：

1. 免疫相关疗效标准（immune-related response criteria，irRC）。

2. 实体瘤免疫相关疗效评价标准（immune-related RECIST，irRECIST）。

3. 实体瘤免疫疗效评价标准（immune RECIST，iRECIST）。

4. 实体瘤免疫修订疗效评价标准（Immune-Modified Response Evaluation Criteria In Solid Tumors，imRECIST）。

【团队要求】

1. 肿瘤内科团队。

2. 医学影像团队。

【操作步骤】

诊疗概况

1. 病史　53岁，男性，左肾透明细胞癌术后多发肺转移；一线采用培唑帕尼治疗，PFS 9个月；二线采用阿昔替尼联合PD-1单抗治疗。患者开始二线治疗后的历次评效检查以及评效结果如下。评效分别根据RECIST 1.1及iRECIST进行。

2. 基线期影像学评价　基线扫描选定2个靶病灶（图14-1），其余肺内多发转移为非靶病灶（图14-2），RECIST 1.1同iRECIST，基线肿瘤负荷：19mm+24mm=43mm。

3. 6周后第1次影像学评价（图14-3～图14-5），原多发转移灶增大，出现多发新病灶。

RECIST 1.1评效：PD（靶病灶相对增加＞20%，出现新病灶）。

iRECIST：靶病灶：iUPD；非靶病灶：iUPD；新病灶：iUPD；综合评效：iUPD。患者临床情况稳定，症状无明显变化，建议继续阿昔替尼联合PD-1单抗治疗。

4. 12周后第2次影像学评价（图14-6～图14-8）。

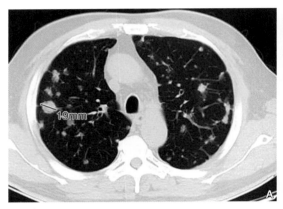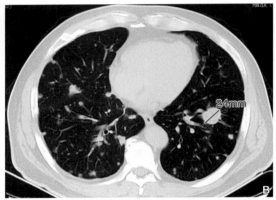

图 14-1 基线 - 靶病灶
A. 靶病灶 1，长径 19mm；B. 靶病灶 2，长径 24mm。

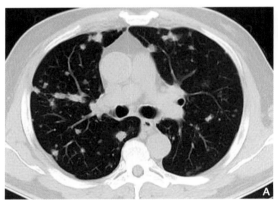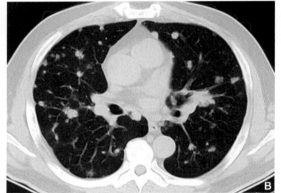

图 14-2 基线 - 非靶病灶
A. 非靶病灶 1；B. 非靶病灶 2。

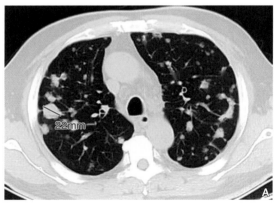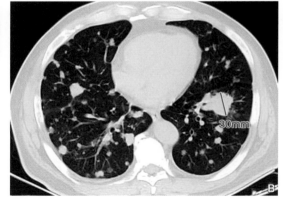

图 14-3 首次评效 - 靶病灶
A. 靶病灶 1，长径 22mm；B. 靶病灶 2，长径 30mm。

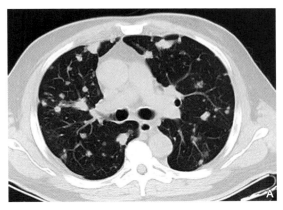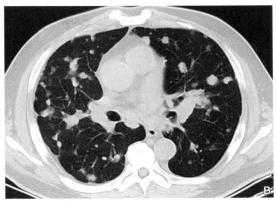

图 14-4　首次评效 - 非靶病灶
A. 非靶病灶 1；B. 非靶病灶 2。

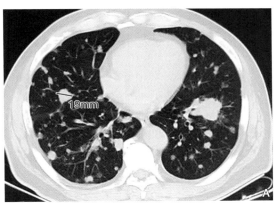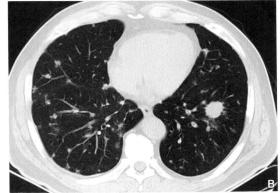

图 14-5　首次评效 - 新发病灶
A. 新发可测病灶，长径 19mm；B. 基线同层面扫描。

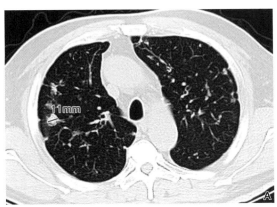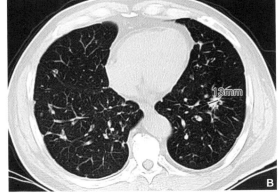

图 14-6　第 2 次评效 - 靶病灶
A. 靶病灶 1，长径 11mm；B. 靶病灶 2，长径 13mm。

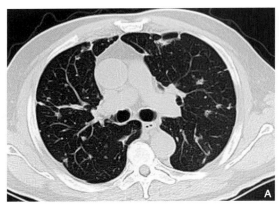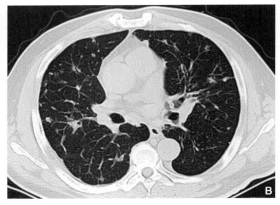

图 14-7 第 2 次评效非靶病灶
A. 非靶病灶 1；B. 非靶病灶 2。

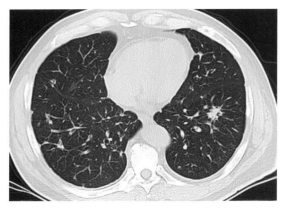

图 14-8 第 2 次评效原新发可测病灶
iRECIST：靶病灶：iPR；非靶病灶：iPR；新病灶：iPR；综合评效：iPR。

【要点解析】

1. 在评效过程中，对基线病灶及新发病灶进行清晰地记录，方便比对。
2. 免疫治疗起效具有延迟性，临床上需结合患者实际情况对初次评效时间及后续评效间隔进行把控。
3. 结合患者一般状况及其他可能的生物标志物对免疫治疗中的假进展和超进展进行综合判别，及时进行治疗模式的切换。

（斯 璐）

专家述评

随着肿瘤免疫学的发展，越来越多的免疫药物获批用于临床治疗，对于免疫药物抗肿瘤疗效的准确认识和评估也成了亟待解决的问题。不同于传统的化疗和靶向治疗，免疫治疗有其特殊的应答模式，如假进展、超进展等。为了更准确地捕捉免疫治疗的疗效，研究者们制定了一系列评价标准，例如 irRECIST、iRECIST 等。

正文中已对各个免疫评效标准的发展及创新之处有了详细的阐述，虽然它们对于免疫治疗不典型应答模式，特别是假进展的捕捉能力较 RECIST 标准已有显著提升，但目前这些标准的临床应用仍然存在巨大的挑战。首先，这些标准均是针对临床试验制定的，并未经过广泛验证，故目前专家组仅推荐将其用于临床试验。在临床试验中，主要研究终点仍需基于 RECIST 1.1 标准，免疫评效标准作为次要或探索性终点。而在一般的临床实践中，我们应该谨慎参考免疫评效标准的结果，结合患者的实际情况作出治疗决策。其次，非 ICIs 免疫治疗如肿瘤疫苗、过继细胞疗法等，尽管这些药物同样通过激活免疫系统起作用，但是它们同 ICIs 的作用机制截然不同，可能会产生全新的应答模式和影像学表现。能否通过通用的评效标准来识别不同免疫治疗药物的临床获益，还需要大量的临床研究验证。最后，目前已有证据表明，免疫治疗中存在影像学评价和病理学反应的不一致性。单纯通过影像学的免疫治疗评效体系，或许还不足以准确的反应和捕捉免疫治疗的临床获益。

虽然目前还没有可供遵循的统一的免疫治疗评价体系，但需要相信的是，正在进行的免疫治疗临床试验的二级分析，将会给免疫评效标准的修订和完善提供非常有用的数据。作为临床医师，我们需要知道任何评效标准都不是完美的，评效体系只是工具，临床实践中单纯依靠评效标准是不科学的，更需要医师对患者治疗预期和临床状态的充分把控，才能使免疫治疗真正造福患者。

（崔传亮）

参考文献

［1］LEE J H，LONG G V，MENZIES A M，et al. Association Between Circulating Tumor DNA and Pseudoprogression in Patients With Metastatic Melanoma Treated With Anti-Programmed Cell Death 1 Antibodies［J］. JAMA Oncol，2018，4（5）：717-721.

［2］SANMAMED M F，PEREZ-GRACIA J L，SCHALPER K A，et al. Changes in serum interleukin-8（IL-8）levels reflect and predict response to anti-PD-1 treatment in melanoma and non-small-cell lung cancer patients［J］. Ann Oncol，2017，28（8）：1988-1995.

［3］KATO S，GOODMAN A，WALAVALKAR V，et al. Hyperprogressors after Immunotherapy：Analysis of Genomic Alterations Associated with Accelerated Growth Rate［J］. Clin Cancer Res，2017，23（15）：4242-4250.

［4］POPAT V，GERBER D E. Hyperprogressive disease：a distinct effect of immunotherapy？［J］. J Thorac Dis，2019，11（Suppl 3）：S262-S265.

［5］HWANG I，PARK I，YOON S，et al. Hyperprogressive disease in patients with urothelial cell carcinoma or renal cell carcinoma treated with PD-1/PD-L1 inhibitors［J］. Clin Genitourin Cancer，2020，18（2）：e122-e133.

［6］TAZDAIT M，MEZQUITA L，LAHMAR J，et al. Patterns of responses in metastatic NSCLC during PD-1 or PDL-1 inhibitor therapy：Comparison of RECIST 1.1，irRECIST and iRECIST criteria［J］. Eur J Cancer，2018，88：38-47.

［7］TOZUKA T，KITAZONO S，SAKAMOTO H，et al. Dissociated responses at initial computed tomography evaluation is a good prognostic factor in non-small cell lung cancer patients treated with anti-program cell death-1/ligand 1 inhibitors［J］. BMC Cancer，2020，20（1）：207-214.

［8］PONS-TOSTIVINT E, LATOUCHE A, VAFLARD P, et al. Comparative Analysis of Durable Responses on Immune Checkpoint Inhibitors Versus Other Systemic Therapies: A Pooled Analysis of Phase Ⅲ Trials[J]. JCO Precis Oncol, 2019(3): 1-10.

［9］KAUFMAN H L, ANDTBACKA R, COLLICHIO F A, et al. Durable response rate as an endpoint in cancer immunotherapy: insights from oncolytic virus clinical trials[J]. J Immunother Cancer, 2017, 5(1): 72.

［10］WOLCHOK J D, HOOS A, O'DAY S, et al. Guidelines for the evaluation of immune therapy activity in solid tumors: immune-related response criteria[J]. Clin Cancer Res, 2009, 15(23): 7412-7420.

［11］HODI F S, HWU WJ, KEFFORD R, et al. Evaluation of Immune-Related Response Criteria and RECIST v1.1 in Patients With Advanced Melanoma Treated With Pembrolizumab[J]. J Clin Oncol, 2016, 34(13): 1510-1517.

［12］NISHINO M, GIOBBIE-HURDER A, GARGANO M, et al. Developing a common language for tumor response to immunotherapy: immune-related response criteria using unidimensional measurements[J]. Clin Cancer Res, 2013, 19(14): 3936-3943.

［13］NISHINO M, GARGANO M, SUDA M, et al. Optimizing immune-related tumor response assessment: does reducing the number of lesions impact response assessment in melanoma patients treated with ipilimumab? [J]. J Immunother Cancer, 2014, 2: 17-28.

［14］SEYMOUR L, BOGAERTS J, PERRONE A, et al. iRECIST: guidelines for response criteria for use in trials testing immunotherapeutics[J]. Lancet Oncol, 2017, 18(3): e143-e152.

［15］HODI F S, BALLINGER M, LYONS B, et al. Immune-Modified Response Evaluation Criteria In Solid Tumors(imRECIST): Refining Guidelines to Assess the Clinical Benefit of Cancer Immunotherapy[J]. J Clin Oncol, 2018, 36(9): 850-858.

第十五章

肾癌免疫治疗相关毒性的精准管理

临床问题

第一节　肾癌免疫治疗相关毒性管理的总体原则

一、背景概述

　　肾细胞癌是泌尿系统常见的恶性肿瘤,有 1/3 左右的肾癌患者在确诊时已出现远处转移,对于接受手术治疗的早期肾癌患者,也有 1/3 左右出现肿瘤复发或转移[1]。针对晚期肾癌,目前多采用手术联合靶向治疗,但是近年来常由于患者对靶向药物产生耐药而导致治疗失败,因此新的治疗手段有待进一步探索。随着免疫治疗的不断发展,免疫检查点抑制剂(immune checkpoint inhibitors,ICIs)逐步用于实体肿瘤的治疗,截至 2017 年,有多项程序性死亡受体 -1(programmed cell death-1,PD-1)/ 程序性死亡受体 - 配体 1(programmed cell death-Ligand 1,PD-L1)抑制剂如阿替利珠单抗(atezolizumab)、纳武利尤单抗(nivolumab)、德瓦鲁单抗(durvalumab)应用于治疗肾细胞癌的临床试验。CheckMate 214 试验的结果提示:纳武利尤单抗联合伊匹木单抗(ipilimumab)治疗较当前舒尼替尼标准疗法显著改善总生存时间,将患者的死亡风险降低了 37%(HR 0.63;99.8%CI 0.44～0.89;P<0.001),因此,2018 年 4 月,纳武利尤单抗与伊匹木单抗的联合疗法被美国食品药品监督管理局(the Food and Drug Administration,FDA)正式批准作为中高危晚期肾细胞癌患者的一线治疗方案[2]。免疫治疗为晚期肾癌患者提供了新的选择,但是与此同时,免疫治疗相关毒性也成为临床医师需要重视和管理的部分。

二、免疫治疗相关毒性的发生及特点

不同类型免疫检查点抑制剂引起的免疫相关不良事件（immune-related adverse events，irAEs）发生率不尽相同。根据文献报道，在单药试验中，任何级别的 irAEs 的发生率在 15%～90% 之间，细胞毒性 T 淋巴细胞相关抗原 4（cytotoxic T lymphocyte-associated antigen-4，CTLA-4）抑制剂单药治疗 irAEs 的发生率<75%，PD-1/PD-L1 抑制剂单药治疗 irAEs 的发生率<30%，严重 irAEs 的发生率为 6.10%，发生 irAEs 的患者死亡率为 0.17%[3]。此外，抗 CTLA-4 抗体治疗引起的 irAEs 发生率和使用的剂量成正相关，而抗 PD-1/PDL-1 抗体的毒性未观察到该现象。

现有的针对肾细胞癌的免疫治疗以 PD-1 抑制剂为主，目前认为与 PD-1 抑制剂有关的 irAEs 往往是较轻且可管理的。对于肾癌患者，最常见的 irAEs 包括皮肤毒性、胃肠道毒性和肝毒性。腹泻和结肠炎分别是肾癌患者纳武利尤单抗治疗最常见的 irAEs 和严重 irAEs。irAEs 在接受免疫治疗过程中和停药后一段时间内随时可能发生。大部分 irAEs 发生于治疗开始后的 4 周内。根据发生的中位时间可将 irAEs 归为早期毒性（中位发生时间在 2 个月内）和延迟毒性（中位发生时间超过 2 个月）。早期毒性通常包括皮肤毒性、胃肠道毒性和肝脏毒性。延迟毒性通常包括肺毒性、内分泌毒性和神经毒性。需要注意的是，任何毒性都可能发生在治疗的任何时刻，对患者教育和进行规律的随访对发现 irAEs 尤为重要。irAEs 的严重性呈现两极分化的趋势，绝大多数 irAEs 是可控制和可恢复的，少数 irAEs 治疗困难、预后差，如出血性肠炎、心肌炎、脑膜炎以及吉兰—巴雷综合征等。针对这些严重病例的预防、及早识别（1～2 级不良反应）和及时干预非常重要，可改善患者预后，降低患者的死亡率。

三、肾癌免疫治疗相关毒性的早期诊断

irAE 的早期诊断除了症状、体征和影像学检查以外，还需要通过实验室检查。在临床工作中，应定期询问和检查患者皮肤、胃肠道和肺部症状。由于肝脏、肾脏和胰腺相关的 irAEs 在早期不会表现出明显的症状，常规实验室检查应包括转氨酶、肌酐和胰酶。此外，还应密切监测甲状腺、肾上腺、垂体功能，以尽早发现，并给予相对应的治疗。

规范检查和检验方法非常重要，可进一步评估不良反应的发生和严重程度。值得注意的是，早期症状的识别，快速准确的诊断是目前临床面临的一大难题。免疫抑制剂的选择需要 PD-L1 等生物标志物来选择优势人群，irAEs 的发生同样需要寻找生物标志物，有助于判断患者可能存在的风险，及时调整药物并预防性治疗，使患者能从免疫治疗中得到最大的获益。例如伊匹木单抗治疗患者时，当外周血的 $CD8^+T$ 细胞克隆数>55 倍时发生 2～3 度免疫相关不良反应的概率显著增加[4]。

四、肾癌 irAEs 的总体管理原则[5]

目前针对肾癌 irAEs 的基本处理原则主要包括 3 点：①是以预防为主，提高医师对不良反应的管理意识；②规范检查和检验方法，通过检查获得评估，以期进一步了解不良反应

的发生和严重程度(表 15-1);③精准化治疗,针对不同程度的 irAEs、不同器官的 irAEs、对于激素反应不同的患者进行个体化处理(表 15-2)。

表 15-1　免疫治疗常规监测原则

基线评估	监测频率	评估异常发现/症状
临床 • 体检 • 任何自身免疫/特定器官疾病、内分泌疾病或传染病的全面病史 • 神经病学检查 • 排便习惯(典型频率/一致性)	每次就诊时的临床检查均进行 AE 症状评估	根据发现、症状进行随访检查
影像 • CT 成像 • 如果有指征行脑 MRI 检查	当有指征时定期影像学检查	根据影像结果进行随访检查
常规血液检查 • CBC 与分类 • 生化大组套(至少包括肝肾功能、电解质和蛋白等) • 当有指征时行传染病筛查	在免疫治疗期间每2~3 周复查 1 次,而后 6~12 周或当有指征时随访 1 次	血糖升高者检查 HbA1c
皮肤 • 如果有免疫相关皮肤病病史,检查皮肤和黏膜	根据症状需要实施/重复	监测受影响的皮肤和病变类型;影像记录。如果有指征,进行皮肤活检
胰腺 • 基线检测不是必需的。	如果无症状,无需常规监测	怀疑胰腺炎,检测淀粉酶、脂肪酶,并考虑腹部成像
甲状腺 • 促甲状腺素(thyrotropin, thyroid stimulating hormone, TSH)、游离甲状腺素(T4)	免疫治疗期间每4~6 周复查 1 次,而后每 12 周或当有指征时随访 1 次	如果怀疑甲状腺功能异常,检测 TT3。如果 TSH 高,则检测 TPO 抗体,如果 TSH 低,则检测 TRAb
肾上腺/垂体 • 肾上腺:血清皮质醇 • 垂体:TSH、游离 T4	免疫治疗期间每2~3 周复查 1 次,而后每6~12 周随访 1 次	促黄体生成素(luteinizing hormone, LH)、卵泡刺激素(follicle-stimulating hormone, FSH)、睾酮、促肾上腺皮质激素(adreno-cortico-tropic-hormone, ACTH)
肺 • 氧饱和度(静止和行走) • 高危患者的肺功能检查(pulmonary function tests, PFTs)	根据症状重复氧饱和度检测	胸部 CT 评估肺炎,必要时活检排除其他原因
心血管(ICI_CARDIO-1) • 必要时请心内科会诊进行个体化评估	考虑对基线或症状异常者进行定期检测	必要时请心内科会诊进行个体化随访
肌肉骨骼(ICI_MS-1) • 对已有疾病的患者根据需要进行联合检查/功能评估	如果无症状,无需常规监测	考虑转诊至风湿科

表 15-2 免疫治疗毒性处理原则

分级	住院级别	糖皮质激素	其他免疫抑制剂	ICIs 治疗
G1	无需住院	不推荐	不推荐	继续使用
G2	无需住院	局部使用糖皮质激素，或全身使用糖皮质激素，口服泼尼松，0.5～1mg/（kg·d）	不推荐	暂停使用
G3	住院治疗	全身糖皮质激素治疗，口服泼尼松或静脉使用 1～2mg/（kg·d）甲基泼尼松龙	对糖皮质激素治疗 3～5 天后症状未能缓解的患者，可考虑在专科医师指导下使用	停用，基于患者的风险/获益比讨论是否恢复 ICIs 治疗
G4	住院治疗，考虑收入重症加强护理病房（intensive care unit, ICU）治疗	全身糖皮质激素治疗，静脉使用甲基泼尼松龙，1～2mg/（kg·d），连续 3 天，若症状缓解逐渐减量至 1mg/（kg·d）维持，后逐步减量，6 周左右减量至停药	对糖皮质激素治疗 3～5 天后症状未能缓解的患者，可考虑在专科医师指导下使用	永久停用

最新进展

第二节　肾癌常见免疫治疗相关毒性的管理

一、皮肤毒性

在肾癌免疫治疗所引起的不良反应中，皮肤 irAEs 的发生率最高，通常在免疫治疗早期（2～5 周）出现，大部分患者表现为轻中度（1～2 级），且有自限性。CTLA-4/PD-1 联合治疗时皮肤 irAEs 出现早、症状重。皮肤 irAEs 的临床表现多样，最常见的症状为皮疹和瘙痒，皮疹多呈网状分布，可伴有红斑、水肿和斑丘疹等表现，其他症状包括皮炎、白癜风和皮肤干燥症等。罕见皮肤 irAEs 包括广泛性剥脱性皮炎（extensive exfoliative dermatitis）、Stevens-Johnson 综合征、中毒性表皮坏死松解症（toxic epidermal necrolysis, TEN）、嗜酸性粒细胞增多和系统症状的药疹（drug rash with eosinophilia and systemic symptoms, DRESS），症状通常较为严重。

对于 1～2 级皮疹或瘙痒的患者，在密切监视下可继续免疫治疗，同时给予口服抗组胺药物、外用润肤霜等，必要时可外用皮质类固醇激素治疗，使用前注意排除皮肤感染。如 2 级皮疹无改善，应考虑暂停免疫治疗，给予泼尼松 0.5～1mg/（kg·d），待症状好转后可继续接受免疫治疗，对于 2 级瘙痒患者，可考虑使用 γ- 氨基丁酸受体激动剂（普瑞巴林、加巴喷丁）。若发生 3～4 级皮疹或瘙痒，需暂停免疫治疗，同时静脉应用皮质类固醇激素，如泼尼松 0.5～1mg/（kg·d），若无改善可增至 2mg/（kg·d），持续约 2～4 周，根据不良反应变化情况及时调整剂量,待症状好转后激素可逐渐减量并恢复免疫治疗。托珠单抗(tocilizumab)或英夫利昔单抗(infliximab)可治疗对激素耐药的3～4级皮疹,使用前需评估血清IL-6和TNF-α的水平。奥马珠单抗(omalizumab)或度匹鲁单抗(dupilumab)可用于治疗3～4级瘙痒。对于严重甚至危及生命的皮肤irAEs如Stevens-Johnson综合征、中毒性表皮坏死松解症等,应永久停用免疫治疗,静脉应用泼尼松1～2mg/(kg·d),同时考虑行静脉免疫球蛋白((intravenous immunoglobulin,IVIG)治疗,必要时请皮肤科医师会诊[6]。

二、胃肠道毒性

腹泻和结肠炎是肾癌免疫检查点抑制剂治疗后常见的胃肠道不良反应,常发生在免疫检查点抑制剂治疗后的6～7周,免疫相关性腹泻通常是潜在结肠炎症的结果。粪便常规检查可排除感染性腹泻。如症状恶化或持续时间超过1周,则需停用免疫检查点抑制剂,同时需要对患者粪便的细菌学、病毒学和寄生虫学进行监测。对于血性腹泻和2级或更严重腹泻的患者可进行结肠镜检查,在排除其他病因后(如巨细胞病毒感染、缺血性结肠炎)可以明确诊断是否为免疫检查点抑制剂结肠炎。腹部影像学也可以为出现严重症状或腹痛的患者提供一定帮助。腹部CT结果对免疫检查点抑制剂结肠炎不具有特异性,但可以排除肠穿孔、脓肿和中毒性巨结肠等并发症[7]。

轻度腹泻可在不停用免疫检查点抑制剂的情况下使用洛哌丁胺和口服补液盐保守治疗,同时应注意避免高脂饮食。如果腹泻恶化或持续5～7天,应停用免疫检查点抑制剂,排除感染后口服糖皮质激素进行治疗。如患者对保守治疗没有反应,或者出现严重腹泻,并伴有严重和持续的发热、腹痛、肠梗阻或直肠出血,应进行静脉补液和注射糖皮质激素,避免使用洛哌丁胺或苯乙哌啶/硫酸阿托品等抗腹泻药以免发生中毒性巨结肠,同时行腹部CT扫描以评估结肠炎(穿孔和腹膜炎)的严重程度和并发症。如患者对糖皮质激素治疗不敏感,或结肠镜检查提示严重结肠炎、多发性结肠溃疡及全肠炎,应考虑在糖皮质激素治疗基础上添加抗TNF-α或抗整合素治疗。合并细菌、病毒或艰难梭菌感染应同时进行治疗[8]。

三、肝脏毒性

肝脏irAEs常发生在首次免疫治疗后的6～14周,患者一般无明显症状,常在常规血液检查时发现肝功能异常,表现为谷丙转氨酶(ALT)和/或谷草转氨酶(AST)升高,可伴有胆红素升高,此外还有肌肉酸痛、头痛、恶性呕吐和黄疸等临床表现。在每周期治疗前,患者应常规接受血清学检查以观察转氨酶和胆红素的动态变化。影像学检查(超声、CT和MRI)对免疫相关性肝炎的诊断能提供一定依据,但应注意其表现是非特异性的,需排除病毒性肝炎、酒精性肝炎、自身免疫性肝炎、肝外胆汁淤积和新发肝转移等疾病。若仍无法确诊,可考虑行肝穿刺活检。

肝脏irAEs对于肾癌患者属于较严重的不良反应,应尽早诊治。对于1级肝脏毒性,患者在继续免疫治疗的同时应密切监测肝功能的变化趋势。若评估为2级,需暂停免疫治疗,每 3 天复查 1 次肝功能直至好转或恢复正常。如肝功能持续无好转甚至恶化,可给予口服泼尼松 0.5～1mg/(kg·d)或等效皮质类固醇激素。当 2 级肝脏毒性持续改善或恢复至 1 级,应逐渐减少类固醇用量,并密切随访,减至 10mg/d 后可继续行免疫治疗。对于重度肝脏 irAEs(3～4 级)患者,应停止免疫治疗,并让患者接受泼尼松 1～2mg/(kg·d)或等效糖皮质激素治疗,1～2 天后复查肝功能,若 3 天后转氨酶和胆红素水平无改善,可联合其他免疫抑制剂(霉酚酸酯、硫唑嘌呤或他克莫司)进行治疗。与胃肠道不良反应的治疗不同,由于英夫利昔单抗具有潜在的肝毒性,不推荐其用于肝脏 irAEs 的治疗。对于经 3～4 天激素治疗后肝功能无改善的 2 级患者和任何重度(3～4 级)患者,在排除禁忌后可考虑肝穿刺活检以协助诊疗[9]。

四、肺毒性

肺炎是最常见的免疫治疗相关肺不良反应的表现。尽管肾癌患者免疫治疗相关性肺炎的发生率不高(2.7%～4.3%),但具有致死性风险,1 项免疫治疗致死性 irAEs 的 Meta 分析发现,抗 PD-1/ 抗 PD-L1 治疗相关死亡中,35% 是由肺炎引起的[10],因此需要对有新发呼吸道症状的患者仔细评估。肺炎的症状表现多样,患者可能会出现咳嗽、胸痛、喘息、呼吸急促或缺氧,有些患者可无症状,在影像学检查时偶然发现。影像学可表现为隐源性机化性肺炎、磨玻璃样肺炎、间质性肺炎、过敏性肺炎和其他非特异性肺炎等。由于免疫相关性肺炎的症状、体征及影像学表现缺乏特异性,在诊断前应与其他疾病仔细鉴别,必要时可行肺穿刺活检。

由于免疫相关性肺炎具有致死性风险,确诊后需要立即干预。治疗前可通过血液学检查、影像学检查、痰培养、支气管镜检查和肺功能检查评估患者的感染和肺功能状态。对于轻度(1 级)肺炎,可考虑暂停免疫治疗,在密切监视的基础上可使用低剂量 0.5～1mg/(kg·d)皮质类固醇治疗。若发生中度(2 级)肺炎,应立即停止免疫治疗并给予泼尼松 1～2mg/(kg·d),症状好转后于 4～6 周后减量。如果在使用皮质类固醇治疗 2～3 天后症状无改善,则需按照重度(3～4 级)肺炎治疗。对于 3 级以上的肺炎,需永久停用免疫治疗,给予高剂量 2～4mg/(kg·d)皮质类固醇治疗,对于严重病例可静脉途径给药。为防止肺炎复发,类固醇减量持续时间应不少于 6 周。若合并感染则需同时使用抗生素。在此期间密切观察患者症状变化及影响学发展,若激素及支持治疗后无好转,可加用英夫利昔单抗、霉酚酸酯(mycophenolatemofetil)或环磷酰胺(cyclophosphamide)。为预防机会性感染,建议使用甲氧苄啶和磺胺甲噁唑(如每周 3 次)[11]。

五、内分泌毒性

内分泌 irAEs 的发生时间因药物和靶器官而异,但通常较晚,因此需要在停止治疗后数月内对患者继续随访。与其他 irAEs 相比,内分泌 irAEs 较为特殊,常不可逆转。垂体、甲状腺和肾上腺是最常累及的内分泌器官。临床研究表明甲状腺功能紊乱(包括甲状腺功能减退、甲状腺功能亢进和甲状腺炎)和垂体炎是最常见的内分泌 irAEs。诊断内分泌 irAEs 时需要高度警惕,因其表现可能是非特异性的,如恶心、呕吐、疲劳、虚弱、发热或头痛等。建议在基线和免疫治疗期间常规检查促甲状腺激素（TSH）、游离甲状腺素（FT4）、促肾上腺皮质激素（adreno-cortico-tropic-hormone，ACTH）和皮质醇等激素水平，尤其是对于已患有内分泌疾病的患者，必要时应行影像学检查以明确诊断。

对于甲状腺 irAEs 患者，若无临床症状可继续接受免疫治疗，定期复查甲状腺功能。对于出现临床症状的甲状腺功能减退患者，则需考虑甲状腺激素替代治疗，老年患者和心脏病患者的起始剂量应稍低一些，同时可继续免疫治疗。对于有症状的甲亢患者，免疫治疗的同时需使用 β 受体阻滞剂（如普萘洛尔）对症处理，并监测促甲状腺激素受体抗体、抗甲状腺过氧化物酶抗体和甲状腺核素扫描以鉴别 Graves 病。对于重度甲状腺毒症患者，应暂停免疫治疗，给予皮质类固醇 $1\sim2mg/(kg\cdot d)$ 并使用甲巯咪唑和 β 受体阻滞剂。由于甲状腺毒症常发展为甲状腺功能减退，应每 2～3 周复查 1 次甲状腺功能，一旦患者出现甲减，应停用 β 受体阻滞剂并补充甲状腺激素。

对于无症状或轻度垂体炎患者可继续免疫治疗，在评估垂体各轴功能后可适当使用激素替代治疗。若患者出现中度症状，考虑暂停免疫治疗，若激素替代治疗效果不佳可给予泼尼松 $0.5\sim1mg/(kg\cdot d)$，根据症状在 2～4 周内逐渐减量至生理性维持剂量。当患者出现严重占位症状和肾上腺危象时需停用免疫治疗，评估垂体轴并使用大剂量类固醇 $1\sim2mg/(kg\cdot d)$ 直至症状消失，然后逐渐减量至生理性补充。值得注意的是，对于同时存在甲状腺功能减退和肾上腺皮质功能减退的患者，补充 L-T4 前必须先补充糖皮质激素，否则可能会诱发肾上腺危象[12]。

六、肾毒性

肾脏 irAEs 的发生率在接受免疫单药和免疫联合治疗的患者中分别为 2% 和 5%。其发生时间差异性大，可以在接受免疫治疗后的 3 周～9 个月之间发生，中位时间为 3 个月。急性肾损伤（acute kidney injury，AKI）是最常见的肾脏 irAEs，多数患者出现血清肌酐水平升高和脓尿，少数表现为发热、嗜酸性粒细胞增多等症状。急性间质性肾炎（acute interstitial nephritis，AIN）是最常见的病理类型，以肾间质 $CD3^+T$ 淋巴细胞浸润为特征。由于多数肾脏 irAEs 患者无明显症状，在每周期治疗前及治疗期间应常规检查肾功能和电解质。一旦发现肾功能损伤，需暂停免疫治疗并进行全面评估，排除其他病因如感染、脱水及尿路梗阻。需要注意在肾脏 irAEs 出现之前可能已有肾外 irAEs 表现，若患者正在使用糖皮质激素可能会掩盖肾脏症状。

对于轻度（1 级）肾损伤患者，应考虑暂停免疫治疗，同时密切监测肌酐和尿蛋白水平，如指标好转则可继续免疫治疗。若发生中度（2 级）肾损伤，暂停免疫治疗，排除其他病因后给予泼尼松 $0.5\sim1mg/(kg\cdot d)$，如持续超过 1 周未改善或继续恶化，可调整泼尼松的剂量为 $1\sim2mg/(kg\cdot d)$，如肾功能改善至 1 级以下，则在 4～6 周内逐渐减量，在权衡利弊后可再次开始免疫治疗。重度（3～4 级）肾损伤应永久停用免疫治疗，咨询肾内科专家，密切监测肌酐变化并给予泼尼松 $1\sim2mg/(kg\cdot d)$。对于难治性病例，可加用英夫利昔单抗、霉酚酸酯或环磷酰胺。由于免疫检查点抑制剂的半衰期较长及某些难治性病例，皮质类固醇的疗程可能需要持续 4～6 周，症状改善至 1 级以下时逐渐减量以避免或减少复发[13]。

七、小结

本节综合最新文献和相关指南，对肾癌免疫治疗在皮肤、胃肠道、肝脏、肺脏、内分泌系统和肾脏等常见组织器官的毒性管理进行归纳整理，包括临床表现和治疗原则。其他少见部位如眼、心血管系统、神经系统和肌肉骨骼相关毒性在此未作展开讨论。由于 irAEs 可累及全身各个系统、临床表现多样、症状不典型，需要仔细鉴别诊断，以免误诊和漏诊。相比传统化疗，免疫治疗的耐受性良好，且大部分 irAEs 是可逆的，若能早期识别和规范处理，可降低发生严重 irAEs 的风险，减少对患者的损害，使患者从免疫治疗中持续获益。

实例演示

第三节　肾癌免疫治疗相关毒性管理实例演示

【适应证】

1. 接受免疫治疗的肾癌患者。

2. 同时免疫治疗过程中出现毒性反应。

3. 同时毒性反应考虑与免疫治疗相关。

【禁忌证】

使用免疫治疗药物禁忌证：

1. 对免疫治疗药物有过敏反应。

2. 活动性自身性免疫疾病。

3. 需要长期全身性使用皮质类固醇。

【所需器材清单】

1. 血液学检查。

2. 影像学检查。

3. 其他专科检查，如肺功能、眼科、神经系统检查等。

【团队要求】

1. 肿瘤内科团队。

2. 影像学团队。

3. 其他多学科团队，如皮肤科、消化科、呼吸科、内分泌科等。

【操作步骤】

诊疗概况

1. 患者 70 岁，老年男性，在 2018 年 1 月确诊为肾透明细胞癌，伴有对侧肾及双侧肾上腺转移，有重度吸烟史（120 包／年），既往有慢性阻塞性肺疾病和 3b 期慢性肾病。

2. 于 2018 年 2 月开始一线治疗，培唑帕尼 600mg qd，最佳疗效为部分缓解（partial regression，PR）。于 2018 年 12 月出现肺转移，疾病进展，一线无进展生存期为 10 个月，后开始接受二线治疗：纳武利尤单抗 3mg/kg 静脉滴注，q2w，最佳疗效为 PR。

3. 2019 年 10 月 27 日，患者出现全身无力、疲劳和食欲缺乏等症状，体格检查提示双侧踝关节水肿，肾功能提示肌酐水平为 10.08mg/dl，较 1 个月前的肌酐水平（1.67mg/dl）明显增加，尿蛋白＞300mg/dl 阳性；尿液镜检可见大量无法计数的红细胞、3～5 个白细胞和 1～3 个高倍放大的颗粒管型；行右肾下极活检。

4. 考虑免疫相关性肾毒性可能，立即予以停用纳武利尤单抗，并开始予以静脉注射甲泼尼龙 40mg bid。次日，血清钾升高到 5.6mmol/l，肌酐和 BUN 分别升高到 11.01mg/dl 和 63mg/dl，请肾内科会诊，并开始血液透析。

5. 2019 年 10 月 29 日，右肾下极活检结果显示，光镜检查可见弥漫性内皮及系膜细胞增生伴淋巴细胞浸润，可见新月体形成。免疫荧光可见 IgA、C3 在系膜下呈弥漫性颗粒性沉积，电镜下可见上皮下电子致密物形成，呈驼峰状，无内皮下沉积物，足细胞足突部分消失，病理检查确诊为毒性急性肾小管损伤及 IgA 为主的急性感染后肾小球肾炎。虽然根据肾活检发现的肾小球沉积物，有感染后肾小球肾炎的可能性，但患者在入院前未出现咽炎或皮疹等链球菌感染症状，且患者 C3 水平正常，无高血压，根据患者既往接受纳武利尤单抗治疗，以及活检中观察到的淋巴细胞浸润，最终考虑为免疫相关性急性肾损伤Ⅳ级。

6. 治疗上永久停用纳武利尤单抗，并开始予以激素冲击疗法：静脉注射甲泼尼龙 500mg qd，同时予以血液透析，每 24h 监测肌酐和尿蛋白，连续 3 天后，肌酐水平下降至 8.80mg/dl，然后改为静脉注射甲泼尼龙 60mg bid［2mg/（kg·d）］，1 周后，肌酐水平为 2.6mg/dl，改为口服泼尼松 40mg bid，患者出院后继续口服激素和门诊血液透析，后逐步减量（每周减 10～20mg），6 周左右减量至停药。

【要点解析】

> 尽管与标准的抗癌治疗方式如化疗和靶向治疗相比，免疫检查点抑制剂总体毒性发生率较低，但其免疫机制导致了一种与传统细胞毒性治疗不同的新的毒性谱，一旦发生可涉及全身各个系统，严重者可导致死亡，及时发现和干预可有效改善患者预后。
>
> 1. 接受免疫治疗的整个过程中甚至停药后都有可能发生免疫相关不良事件，因此需要定期进行安全性检查，以便及时发现不良事件并进行干预。
> 2. 既往有肾脏疾病的患者更容易发生免疫相关性肾毒性。
> 3. 毒性管理在很大程度上依赖于使用糖皮质激素。糖皮质激素是常用的免疫抑制剂。临床上应该根据毒性分级来判断是否使用糖皮质激素，以及使用激素的剂量和剂型。

志谢：感谢研究生周娟、俞昕、方瑜佳、储香玲在本文写作、文献查阅及病例查询方面给予的协助。

（赵　静）

专家述评

目前针对中国人群的 irAEs 报道较少，已报道的数据来源于进口和国产 ICIs 小样本、回顾性的研究，并不能完全反映中国人群的毒性特征，但总体而言中国人群使用 ICIs 安全性良好，且已有了系统的管理指南推荐，因此免疫治疗的总体安全性是可控的。但是仍存在较多的认识盲区。

首先,irAEs 的发生机制至今尚未完全明确,可能与免疫检查点通路在维持人体免疫稳态中的作用被破坏相关。CTLA-4 通过与 B7 相互作用,主要在免疫应答的早期阶段抑制 T 细胞的活化;而 PD-1 则主要与 PD-L1 等相互作用,在免疫应答的较晚阶段抑制肿瘤组织中 T 细胞的活性。因此,抑制 CTLA-4 与 PD-1 虽然均可导致 T 细胞的活性提高,在攻击肿瘤细胞的同时对正常组织也造成损伤,导致 irAEs 的发生,但由于 CTLA-4 在免疫应答的早期阶段即起重要的作用,对其抑制导致的毒性可能更加严重,同时,CTLA-4 抑制剂引起的毒性具有剂量相关性。除了 T 细胞对正常组织的损伤外,体液免疫、细胞因子的异常可能也在毒性的发生过程中起了作用。CTLA-4 抑制剂还可以与正常组织表达的 CTLA-4 直接结合,增强补体介导的炎症,从而导致 irAEs 的发生。如正常垂体细胞可以表达 CTLA-4,CTLA-4 抑制剂与其直接结合,导致垂体炎。

其次,在 irAEs 缓解后何时重启 ICIs 治疗尚无一致性建议。患者的肿瘤应答状态是决定是否重启 ICIs 治疗的重要因素。因 irAEs 中断 ICIs 治疗并不影响整体疗效,但还需要前瞻性研究数据支持;如果初始 ICIs 治疗已经起效,这种疗效将会持续,重启 ICIs 治疗似无必要;如果机体对 ICIs 治疗尚无应答或者应答不充分,在 irAEs 控制之后应该尽快重启 ICIs 治疗。此外,尚需考虑患者既往发生 irAEs 的严重程度、器官和替代 ICIs 治疗的可行性。因 irAEs 中断 ICIs 治疗后重启 ICIs 治疗,必须小心谨慎,需要严密监测原 irAEs 再次出现。如果 irAEs 再次发作,应永久终止使用该类 ICIs 治疗药物。如果既往出现过重度或威胁生命的 irAEs,尤其是 G3～G4 级的心脏、肺和神经毒性,必须永久停止此类 ICIs 治疗。在某些 irAEs 完全控制之后,重启 ICIs 治疗时应尽量选择不同类型的 ICIs 治疗药物(如将 CTLA-4 抑制剂改为 PD-1/PD-L1 抑制剂)。除少数情况外,当 G2 irAEs 经处理之后降为≤G1 时,即可考虑重启 ICIs 治疗。在此情况下,极少数患者不能完全停止服用糖皮质激素,只要泼尼松使用剂量≤10mg/d(或等效剂量)且同时没有服用其他免疫抑制剂,即可开始重启 ICIs 治疗。针对不同器官的 irAEs 重启 ICIs 治疗的注意事项有所不同,包括重启指征的把握,故在重启 ICIs 治疗之前,应酌情邀请专科会诊。有研究表明,在重启 ICIs 治疗之后,接近一半的患者会再次出现 irAEs,其中 18%～26% 的 irAEs 是既往出现过的(包括肝炎、胰腺炎、肺炎、肾炎等,而重复出现结肠炎的可能性较小),21%～23% 的 irAEs 是新发的。对再次发生的 irAEs 其处理原则同前。

(苏春霞)

参考文献

[1] FERLAY J, SOERJOMATARAM I, DIKSHIT R, et al. Cancer incidence and mortality worldwide: sources, methods and major patterns in GLOBOCAN 2012[J]. Int J Cancer, 2015, 136(5): E359-E386.

[2] MOTZER R J, TANNIR N M, MCDERMOTT D F, et al. Nivolumab plus Ipilimumab versus Sunitinib in Advanced Renal-Cell Carcinoma[J]. N Engl J Med, 2018, 378(14): 1277-1290.

[3] AHN B C, PYO K H, XIN C F, et al. Comprehensive analysis of the characteristics and treatment outcomes of patients with non-small cell lung cancer treated with anti-PD-1 therapy in real-world practice[J]. J Cancer Res Clin Oncol, 2019, 145(6): 1613-1623.

[4] HIGHAM C E, OLSSON-BROWN A, CARROLL P, et al. SOCIETY FOR ENDOCRINOLOGY

ENDOCRINE EMERGENCY GUIDANCE：Acute management of the endocrine complications of checkpoint inhibitor therapy[J]. Endocr Connect，2018，7(7)：G1-G7.

[5] 秦叔逵，郭军，李进，等 . 中国临床肿瘤学会(CSCO)免疫检查点抑制剂相关的毒性管理指南[M]. 第 1 版 . 北京：人民卫生出版社，2019：1-116.

[6] ZHOU J，WANG H，GUO X，et al. Management of immune checkpoint inhibitor-related rheumatic adverse events[J]. Thorac Cancer，2020，11(1)：198-202.

[7] SAMAAN MA，PAVLIDIS P，PAPA S，et al. Gastrointestinal toxicity of immune checkpoint inhibitors：from mechanisms to management[J]. Nat Rev Gastroenterol Hepatol，2018，15(4)：222-234.

[8] GEUKES F M，ROZEMAN E A，van WILPE S，et al. Immune checkpoint inhibition-related colitis：symptoms，endoscopic features，histology and response to management[J]. ESMO Open，2018，3(1)：e278.

[9] REYNOLDS K，THOMAS M，DOUGAN M. Diagnosis and Management of Hepatitis in Patients on Checkpoint Blockade[J]. Oncologist，2018，23(9)：991-997.

[10] WANG D Y，SALEM J E，COHEN J V，et al. Fatal Toxic Effects Associated With Immune Checkpoint Inhibitors：A Systematic Review and Meta-analysis[J]. JAMA Oncol，2018，4(12)：1721-1728.

[11] KALISZ K R，RAMAIYA N H，LAUKAMP K R，et al. Immune Checkpoint Inhibitor Therapy-related Pneumonitis：Patterns and Management[J]. Radiographics，2019，39(7)：1923-1937.

[12] SZNOL M，POSTOW M A，DAVIES M J，et al. Endocrine-related adverse events associated with immune checkpoint blockade and expert insights on their management[J]. Cancer Treat Rev，2017，58：70-76.

[13] SISE M E，SEETHAPATHY H，REYNOLDS K L. Diagnosis and Management of Immune Checkpoint Inhibitor-Associated Renal Toxicity：Illustrative Case and Review[J]. Oncologist，2019，24(6)：735-742.

第十六章

肿瘤免疫治疗的预测标志物和预后标志物

恶性肿瘤的治疗已经全面进入精准医学时代。精准医学的重要特点为，在合适的时间，对合适的患者，选择合适的治疗方式。在这个过程中，通过寻找生物标志物以判断肿瘤的生物学行为和选择合适的治疗手段，显得非常重要。生物标志物通常被定义为一种可以客观监测和评估正常生理进程、病理进程或对某种治疗干预药物应答情况的指标或标志。它们可由体内的肿瘤细胞或其他细胞产生，可以是在血液、尿液、组织或其他体液中检测到的基因、RNA、蛋白质、特定细胞、分子、酶或激素等。近20年来，各种生物标志物已经广泛地用于肿瘤的诊断和疗效监测。根据具体的作用，肿瘤生物标志物通常可分为预测标志物、预后标志物和诊断标志物等。

临床问题

第一节　肿瘤预测标志物和预后标志物的概念

恶性肿瘤，尤其是晚期恶性肿瘤以综合治疗为主，其方法主要包括化疗、分子靶向治疗和免疫治疗等。化疗虽然在临床上应用最广，但是因为较低的有效率、较大的毒副作用和容易出现耐药，临床应用有一定局限；分子靶向治疗虽然有效率高、副作用小，但是通常仅适用于伴随驱动基因敏感突变的人群，且容易出现耐药；免疫治疗是肿瘤治疗的"新贵"，部分患者可以实现长期生存，但是在不加选择的人群中使用，其有效率偏低。此外，同样的治疗手段，同样的药物，可能在不同的患者身上出现完全不同的疗效。因此，迫切需要寻找到合适的预测标志物，在临床上用于指导选择最佳的治疗手段。

恶性肿瘤充满异质性，即使是同一种肿瘤，不同病理类型可能有着完全不同的生物学特性；即使是同一病理类型的同种恶性肿瘤，由于分子分型不同，其转归、预后也可能迥异。

虽然预后标志物与患者选择的治疗方案无关,但它可用于判断肿瘤患者的整体预后和生存时间。寻找到合适的预后标志物,同样十分重要。

肿瘤的预测标志物通常用于预测特定人群对某种特定手段的疗效,可以成为治疗的靶点。例如,对晚期非小细胞肺癌(non-small cell lung cancer,NSCLC)患者进行基因检测,如果发现表皮生长因子受体(epidermal growth factor receptor,EGFR)、间变性淋巴瘤激酶(anaplastic lymphoma kinase,ALK)或 Braf 等驱动基因敏感突变阳性,则可分别给予相应的靶向药物进行治疗。肿瘤的预后标志物则可用于判断患者的复发风险和生存时间,与患者接受何种治疗方法无关。例如,对乳腺癌患者进行 21 或 58 基因分析,以判断患者的整体预后。肿瘤的诊断标志物则可特异性地用于某种疾病的诊断和复发判断,如甲胎蛋白(alpha-fetoprotein,AFP)用于肝癌的诊断和复发监测。

定义肿瘤的预测和预后生物标志物,通常需要通过临床试验进行严格挑选[1]。众所周知,在肺腺癌的病理发生中,EGFR 突变起着重要的作用,通常提示预后不良。多项临床研究已经证实,携带 EGFR 敏感突变的晚期 NSCLC 患者接受分子靶向治疗疗效显著。然而,回顾性研究、真实世界研究及 Meta 分析一致显示:相比于化疗,二线使用免疫检查点抑制剂(immune checkpoint inhibitors,ICIs)并不能延长 EGFR 突变阳性患者的总生存时间,部分患者甚至可能出现超进展。因此,EGFR 突变是晚期 NSCLC 患者接受分子靶向治疗的正向疗效预测标志物,是接受免疫治疗可能的负性疗效预测标志物,但并非晚期 NSCLC 的预后标志物。再例如,21 基因复发评分既可以用于评估激素受体阳性、淋巴结阴性早期乳腺癌的 10 年远处复发风险,又可预测与辅助化疗应答的相关性,因此,它同时是这部分乳腺癌患者的预测标志物和预后标志物。迄今为止,临床常用的肿瘤预测生物标志物包括:乳腺癌(HER-2、ER/PR),结直肠癌(K-ras),胃肠道间质瘤(c-Kit),胃癌(HER-2),NSCLC(EGFR、ALK 和 Braf 等),以及黑色素瘤(Braf)等;美国食品药品监督管理局(the Food and Drug Administration,FDA)批准的肿瘤预后生物标志物包括:乳腺癌(58 基因 RNA 表达谱、70 基因表达谱、HER-2 和 TOP2A),前列腺癌(tPSA)等。

随着恶性肿瘤的治疗全面进入免疫治疗时代,免疫治疗的生物标志物逐步成为当前研究的热点。目前,肿瘤免疫治疗的生物标志物包括四大类:①来自肿瘤新抗原,如肿瘤突变负荷(tumor mutation burden,TMB)、微卫星高度不稳定性(microsatellite instability-high,MSI-H)/ 错配修复缺陷缺失(mismatch repair deficient,dMMR)和新抗原负荷等。②来自肿瘤炎性微环境,如程序性死亡分子配体(programmed cell death ligand 1,PD-L)1/2、肿瘤浸润淋巴细胞(tumor infiltrating lymphoeytes,TILs)和部分炎症标志物等。③与肿瘤免疫抑制 / 逃逸有关的细胞或分子,如调节性 T 细胞(regulatory T cells,Tregs)、骨髓来源的抑制性细胞(myeloid-derived suppressor cells,MDSCs)、吲哚胺 2,3- 二氧化酶(indoleamine 2,3-dioxygenase,IDO)、T 细胞免疫球蛋白及黏蛋白分子 -3(T-cell immunoglobulin and mucin domain-containing protein 3,TIM-3)和淋巴细胞活化基因 -3(lymphocyte-activation gene 3,LAG-3)等。④来自宿主环境的标志,如肠道菌群、胚系基因特征等[2]。在这些标志物中,大部分可用于鉴别有效、无效甚至有害人群,即为预测标志物;少数兼有预测疗效和判断预后的作用,即同时为预测和预后标志物。

最新进展

第二节　免疫治疗正性疗效预测的生物标志物

一、PD-L1

在 T 细胞发挥杀伤肿瘤作用的"免疫循环"中，PD-1/PD-L1 通路在 T 细胞的启动与激活、T 细胞杀伤肿瘤细胞两个步骤中发挥着重要作用。在肿瘤及其微环境中，PD-L1 分为组成型表达和诱导型表达。目前认为，组成型表达是 PD-L1 基因在肿瘤组织中的固有表达，与免疫治疗疗效预测关系不大。而诱导型表达是指 PD-L1 在干扰素 -γ（Interferon-γ，IFN-γ）等分子的作用下出现的适应性聚焦表达，可导致肿瘤局部出现抑制性炎症微环境，但这也恰恰为肿瘤免疫治疗提供了靶点[3]。

已经证实，PD-L1 表达有如下特征：①呈连续性表达模式，即肿瘤中可能有 0%～100% 的细胞表达 PD-L1；②表达可能随着治疗（免疫、化疗、放疗或抗血管生成治疗等）发生改变；③不同瘤种、不同组织学类型的肿瘤以及同一肿瘤内部不同区域 PD-L1 表达不同。目前已有多项临床试验和 Meta 分析认为，PD-L1 可以作为预测晚期 NSCLC 免疫治疗疗效（包括单药免疫治疗及免疫联合化疗等）的生物标志物[4,5]。由于证据确凿，自 2019 年起，PD-L1 检测得到了 NCCN 和中 CSCO 晚期 NSCLC 诊疗指南的一致推荐。然而迄今为止，上述指南并没有明确对肿瘤组织采用免疫组化法检测 PD-L1 表达时采用何种方法和平台。

虽然 PD-L1 是目前临床上最被广泛接受的免疫治疗正性疗效预测的生物标志物，然而，它并不是完美的疗效预测生物标志物：①并非所有的 PD-1 或 PD-L1 抑制剂在使用前都需要检测 PD-L1。自 2015 年开始，PD-L1 检测试剂盒 PD-L1 IHC 22C3 pharmDx 相继被 FDA 批准作为帕博利珠单抗治疗晚期 NSCLC、胃癌、尿路上皮癌、宫颈癌、头颈部鳞癌和食管鳞癌的伴随诊断。2019 年 8 月 30 日，国家药品监督管理局（the National Medical Products Administration，NMPA）批准上述 PD-L1 检测试剂盒（克隆号：22C3）在中国上市，用于辅助鉴别可使用帕博利珠单抗（Pembrolizumab）治疗的 NSCLC 患者。2019 年 12 月 13 日，NMPA 批准 DAKO 公司的另一款 PD-L1 检测试剂盒（克隆号：28-8）上市，用于辅助鉴别使用纳武利尤单抗（Nivolumab）治疗的非鳞状 NSCLC 患者。但是，22C3 抗体是用于伴随诊断，而 28-8 抗体只用于补充诊断。②并非所有 PD-L1 阳性患者都对免疫治疗敏感。以晚期 NSCLC 为例，PD-L1 阳性患者采用帕博利珠单抗进行一线或二线单药治疗的客观缓解率（objective response rate，ORR）＜ 50%，PD-L1 阴性患者也有 10%～20% 的 ORR。③PD-L1 表达的检测平台不一致。Blueprint II 研究对多种检测平台的一致性进行了对比，发现 22C3、28-8、SP263 抗体的一致性高，而 SP142 和 73-10 抗体的一致性较差。虽然这五种检测试剂盒 / 抗体均在美国获批上市，但唯有 DAKO 22C3 被 FDA 批准作为伴随诊断的 PD-L1 检测试剂（其他为补充诊断）。DAKO 22C3 也是目前北欧免疫组化质量控制机构通过率最高的抗体,目前在使用其他 PD-L1 检测试剂盒时,都以 DAKO 22C3 试剂盒作为标准来比对。④PD-L1 的表达具有时空异质性。有研究比较了晚期 NSCLC 不同时间点、不同转移器官组织中 PD-L1 的表达情况,发现不仅表达水平相差巨大,而且直接影响了患者接受免疫治疗的无进展生存期。⑤PD-L1 表达的检测细胞有待进一步明确。大部分抗体只要求检测肿瘤细胞,但是 PD-L1 抑制剂阿替利珠单抗却要求同时检测免疫细胞和肿瘤细胞。

关于 PD-L1 的研究仍然在火爆的持续中。有研究表明,外泌体 PD-L1 表达与免疫治疗疗效相关。还有研究提示,巨噬细胞 PD-L1 可能有更好的免疫治疗疗效预测价值。来自 MD 安德森癌症中心肺癌 GEMINI 数据库的回顾性分析显示,1 398 名 NSCLC 患者的 PD-L1 水平与活检部位显著相关(p = 0.007):肾上腺和肝转移具有最高 PD-L1 水平和阳性率,PD-L1 在骨和脑活检中最低;112 例患者有不同时间点标本:55 例(49%)在不同时间点 PD-L1 发生明显变化;肺和转移灶 PD-L1 水平与临床获益相关,淋巴结 PD-L1 可能与获益无关。

二、TMB

TMB 是指肿瘤基因组去除胚系突变后的非同义突变的体细胞突变数量。新抗原是肿瘤特异性突变产生的多肽表位(抗原决定基),具有结合主要组织相容性复合体(major histocompatibility complex,MHC)分子并被呈递的功能。免疫原性是指由体细胞突变产生“非己”成分(转化为多肽表位)能够被 T 细胞识别引起肿瘤清除的免疫反应特性。目前认为,肿瘤 TMB 越高,新抗原产生就越多,肿瘤免疫原性就越高,因此,T 细胞抗肿瘤反应越强。已经证实,约 150 个非同义突变,可能产生 1～2 个新抗原[6]。

大量研究以及 Meta 分析已经表明,TMB 与 PD-1/PD-L1 抑制剂在多个瘤种的疗效相关[7]。CheckMate 026 研究的探索性分析显示,TMB 与单药纳武利尤单抗一线治疗晚期 NSCLC 的 PFS 呈正相关。CheckMate 227 研究是 1 项开放随机Ⅲ期临床试验,旨在对比含铂双药化疗与纳武利尤单抗 ± 伊匹木单抗或纳武利尤单抗 + 含铂双药化疗在未经化疗的晚期或复发性 NSCLC 患者的疗效及安全性;第一部分结果显示:TMB(≥ 10mut/Mb)的 NSCLC 患者,无论 PD-L1 表达如何,纳武利尤单抗 + 伊匹木单抗的 PFS 均优于化疗。BF1RST 研究是第一个前瞻性评估液态 TMB(b-TMB)作为阿替利珠单抗一线治疗 NSCLC 的疗效预测标志物的Ⅱ期研究,主要共同研究终点是研究者评估的 ORR,以及 b-TMB 和研究者评估的 PFS 获益的关系;中期结果显示,高 b-TMB 亚组(≥ 16mut/Mb),阿替利珠单抗疗效有优于化疗的趋势。Mystic 研究是一线德瓦鲁单抗 ± 曲美木单抗(Tremelimumab)对比铂类化疗治疗转移性 NSCLC 的Ⅲ期开放标签研究,主要终点是 PD-L1 ≥ 25% 患者的 PFS/OS(德瓦鲁单抗 + 曲美木单抗 vs. 化疗)、OS(德瓦鲁单抗 vs. 化疗),已经宣布失败;探索性终点显示,高 b-TMB 亚组,德瓦鲁单抗和德瓦鲁单抗 + 曲美木单抗疗效均有优于化疗的趋势。基于上述研究结果,NCCN 指南认为,TMB 是新兴的疗效预测生物标志物,TMB 检测也已经写入 CSCO 指南。

虽然 TMB 对单药免疫及双免疫治疗疗效的预测作用是肯定的,然而,TMB 也不是完美的疗效预测生物标志物:①TMB 并非总是与免疫检查点抑制剂治疗的应答相关,其原因是：肿瘤以逐步进化的方式发展，从而创造了克隆层级；克隆性突变（或同质性肿瘤）产生的新抗原可能比来自亚克隆突变（或异质性肿瘤）的新抗原更能有效地引起肿瘤免疫应答。②b-TMB 并不能取代组织 TMB，两者是互相补充的关系。如果等位基因突变为低丰度的有意义的突变，b-TMB 可能检测不到，这样可能出现 b-TMB 少于组织 TMB 的情况；另一方面，由于肿瘤组织空间的异质性以及克隆分支等原因，b-TMB 检测出的亚克隆计数会多于组织 TMB，但却不一定有意义。③TMB 与 PD-L1 表达通常呈不 / 弱相关。已有多项研究证实，高 TMB 和 PD-L1 高表达人群只有非常少的交叉。④关于 TMB 的检测技术、平台、截断值等均不得而知。NGS 检测 TMB 分析非常费时，价格昂贵，技术要求高，提供的数据复杂；TMB 阈值尚无明确定义。⑤TMB 与免疫联合化疗的疗效关系不明。来自 KEYNOTE-021、189 和 407 研究的结果显示，无论组织学类型，通过全外显子组测序（whole exome sequencing，WES）评估的 TMB 与帕博利珠单抗 + 含铂化疗或单用含铂化疗的疗效之间均无显著相关性。可能原因是，在免疫联合方案中，化疗杀伤肿瘤细胞，释放肿瘤抗原，改变了肿瘤微环境，增强了 ICIs 的作用效果，也影响了治疗前 TMB 水平与联合治疗疗效的相关性。

三、MSI-H/dMMR

MMR 系统是生物进化的"保卫者"，具有修复 DNA 碱基错配的功能，可以维持基因组的稳定性和降低自发性突变。人类的 MMR 系统含有 9 个错配修复基因：MSH2、MSH3、MSH4、MSH5、MSH6、MLH1、MLH2、PMS1、PMS2 等，其中以 MLH1 和 MSH2 功能最为重要，负责最主要的修复任务。MSI-H 常由 dMMR 引起。多项临床研究表明，MSI-H/dMMR 实体瘤可从免疫治疗中显著获益[8]。基于 5 个临床试验共 149 例患者 ORR 为 39.6% 的结果，2018 年 5 月 23 日，FDA 宣布加速批准帕博利珠单抗用于对具有特定遗传（生物标志物）特征的癌症患者的治疗。这是 FDA 首次不依照肿瘤的组织来源，而是基于生物标志物批准的抗肿瘤疗法。

MSI 是遗传不稳定性的标志物，因此，伴有不稳定基因组的肿瘤可同时表现为 MSI-H 和高 TMB。大多数（83%）MSI-H 的样本同时表现为高 TMB，然而，仅 16% 高 TMB 样本表现为 MSI-H。这两种表型同时出现与肿瘤类型高度相关，如高 TMB 和 MSI-H 同时出现在胃肠道肿瘤中，但是在伴高 TMB 的黑色素瘤、肺癌和鳞状细胞癌中，MSI-H 并不常见。因此，MSI-H 与 TMB 是部分重叠的疗效预测生物标志物。

四、其他新兴的疗效预测标志物

除上述 3 个已被临床公认的正性疗效预测生物标志物之外，人类白细胞抗原 Ⅰ（human leukocyte antigen class Ⅰ，HLA-Ⅰ）分子的多样性、特定 T 细胞亚群 T 细胞受体（T cell receptor，TCR）的克隆性等也是新兴的、值得关注的标志物。HLA 基因能够"教"免疫系统中的 T 细胞识别"自己"和"异己"，拥有更多样化的 HLA 基因意味着免疫系统更有能力识别不属于机体内部的"东西"；已有研究表明，HLA-Ⅰ类分子多样性越高，免疫治疗疗效越好；如果合并突变负荷高，免疫治疗疗效就会更好[9]。

机体内所有的 TCR 构成了 TCR 库,其多样性直接反映了机体免疫应答的状态。TCR 库的瘤内异质性可能和基因组的瘤内异质性密切相关,与患者术后的复发风险成正相关。最新研究表明,CD8⁺PD-L1+ T 细胞 TCR 克隆多样性更高,免疫治疗响应越好[10]。

第三节 免疫治疗负性疗效预测的生物标志物

一、STK11 基因突变

STK11 基因又名 LKB1 基因,其突变能调节冷肿瘤免疫微环境,是非鳞 NSCLC PD-1 抑制剂原发耐药的重要因素。已有研究证明,无论帕博利珠单抗还是德瓦鲁单抗治疗晚期 NSCLC,STK11 突变或 KEAP1 突变均与免疫治疗疗效呈负相关。而且,TMB 和 PD-L1 的肿瘤细胞阳性比例分数(tumor proportion score, TPS)状态未影响到 STK11 突变或 KEAP1 突变 NSCLC 患者接受免疫治疗的结果。

二、PTEN 基因缺失

PTEN 基因缺失可导致 PI3K 通路增强,进而致 IFN-γ、颗粒酶 B 基因表达降低以及 CD8⁺ T 细胞数目减少。在晚期黑色素瘤中,PTEN 缺失与 TILs 减少呈正相关,PTEN 表达与抗 PD-1 治疗反应相关;在子宫平滑肌肉瘤中,PTEN 缺失导致新抗原减少,进而导致免疫治疗耐药[11]。

三、TGF-β 上调

TGF-β 是一种重要的免疫抑制因子,主要通过刺激组织纤维化和细胞外基质沉积,抑制免疫功能,促进血管生成和上皮间质转化。2018 年,Nature 发表文章[12],分别从基础及临床两方面揭示肿瘤相关成纤维细胞分泌的 TGF-β 通过清除 T 细胞介导 PD-L1 抑制剂耐药,与阿替利珠单抗的疗效呈负相关。

四、β-连环蛋白(β-catenin)信号通路激活

一方面,β-catenin 通过促进 ATF3 的转录,抑制 T 细胞浸入肿瘤局部。另一方面,Wnt/β-catenin 通路激活,提升 Tregs 存活能力,诱导 CD4⁺T 细胞向 Th17 分化,促使树突状细胞分泌 IL-10/12,抑制 CD8⁺ T 细胞功能,从而抑制机体抗肿瘤免疫应答[13]。

五、JAK 突变

由肿瘤特异的 T 细胞产生的 IFN-γ,能识别肿瘤细胞或抗原呈递细胞上的相应受体,从

而发挥免疫效应。肿瘤细胞上 IFN-γ 通路相关蛋白,如 IFN-γ 受体(IFNGR1 与 IFNGR2)、IFN-γ 受体链(JAK1 与 JAK2)、STATs、IRF1 等突变与缺失,下游免疫反应无法启用(MHC-I、PD-L1),导致免疫治疗耐药[14]。

六、HLA-Ⅰ表达缺失

B2M 参与 HLA-Ⅰ类分子折叠和转运到细胞膜。对基线和免疫治疗复发后的样本进行二代测序,发现 B2M 突变。B2M 突变能使肿瘤细胞膜表面的 HLA-I 表达缺失,无法实现抗原呈递,CD8+ T 细胞从而失去识别功能[15]。

七、HLA-Ⅰ等位基因的杂合性缺失

HLA-Ⅰ等位基因杂合性缺失即 HLA-Ⅰ纯合型。临床研究表明,至少一个位点 HLA-Ⅰ(A&B&C)纯合型及突变负荷低的患者,免疫治疗不产生获益[16]。

第四节　肿瘤免疫治疗的预后生物标志物

根据预后生物标志物的定义,并不存在免疫治疗的预后标志物的概念。前文提到的 PD-L1、TMB,都不是肿瘤的预后生物标志物。最新研究表明,PD-L1 表达越高,靶向治疗耐药出现越早,PD-L1 高表达是靶向用药的负性预测指标;当淋巴细胞浸润被作为 NSCLC 的预后标志物时,增殖、PD-L1、吸烟史和组织学应该列入考虑因素。虽然 CheckMate 227 研究提示 TMB 同时具有预测和预后价值,但 CheckMate 026 认为高 TMB 患者化疗效果更差;迄今为止,仍认为 TMB 只有预测免疫治疗疗效的价值。

已经明确的是,PBRM1 突变提示肾癌预后不佳,但其预测功能待定。有研究表明,PBRM1 突变提示晚期肾癌免疫治疗效果明显;但也有另外的研究显示,PBRM1 突变提示舒尼替尼治疗晚期肾癌疗效好,但与免疫治疗疗效无关。

T 细胞炎症微环境是恶性肿瘤的正向预后标志物,目前有研究认为它还是免疫治疗的疗效预测标志物。炎性基因表达谱(gene expression profiling, GEP)是检测特定细胞或微环境中基因 RNA 水平的表达,可反映细胞功能或评估微环境状况;炎性 GEP 反映肿瘤微环境中免疫细胞的状况,包含了细胞类型、数量、功能、定位等信息。1 项涉及 20 个瘤种的 313 例患者的回顾性研究,分析了 PD-1 抑制剂疗效和 18 个炎症基因表达水平的相关性,发现 GEP 评分高的患者亚组,ORR 更高,PFS 更长[17]。虽然 TMB 与 GEP 可以独立预测疗效,但是将两者联合起来,预测效果会更好。对 KEYNOTE 系列研究汇总显示,在泛实体瘤、头颈部鳞癌和 NSCLC3 个队列中,ORR 和 PFS 获益患者均为:$TMB^{hi}GEP^{hi}$ > TMB^{lo} 或 GEP^{lo} > $TMB^{lo}GEP^{lo}$。

体细胞拷贝数变异(somatic copy number alterations, SCNA)包括非整倍体、亚二倍体、超二倍体、四倍体等,是恶性肿瘤的负性预后标志物。最新研究表明,它是免疫治疗疗效的

正向预测标志物[18]。在多种肿瘤中，全染色体 SCNA 与免疫浸润呈负相关；在伊匹木单抗治疗黑色素瘤时，SCNA 与 TMB 可以一起用于预测疗效，胜过其中任一指标；而且，SCNA 可以独立用于预测疗效。其机制可能是 SCNA 导致免疫活性相关基因的缺失，如 HLA 基因。

实例演示

第五节　免疫治疗正性疗效预测的生物标志物应用实例

以 NSCLC PD-L1 检测为例。

【适应证】

1. 任何分期的 NSCLC。

2. 具有免疫治疗的指征。

3. 能够获得组织学标本。

【禁忌证】

无法获取组织学标本。

【所需器材清单】

PD-L1 免疫组化检测试剂盒及检测平台。

【团队要求】

1. 肿瘤内科团队。

2. 分子病理学检测团队。

【操作步骤】

诊疗概况

1. 病史　患者，男，2019 年 2 月 21 日因"胸痛、咯血 3 天"在某医院行胸部增强 CT 提示右上肺癌，行纤维支气管镜检查未找到肿瘤细胞。之后未予特殊处理。3 月 28 日，行 PET/CT 示右上肺尖后段占位（47mm×60mm），左肺小结节影，右心室心尖区、胃体下部、胆囊颈部、左上腹部、左肾上部、双侧肾上腺、小网膜囊、腹膜后、肠系膜间隙和多处骨转移性病变。4 月 4 日，武汉大学人民医院肿瘤科医师对其行经皮穿刺活检，并将标本送往病理科。

2. 病理学检测　病理科医师首先进行病理学组织分类，然后采用免疫组织化学 SP 法检测 PD-L1 表达。具体步骤如下：

（1）石蜡包埋标本，以 5μm 厚度连续切片。

（2）脱蜡前将切片置于 60℃恒温烤箱中烘烤 30～60min。

（3）切片置于二甲苯Ⅰ、二甲苯Ⅱ中分别浸泡 10min。

（4）梯度乙醇水化：在无水乙醇Ⅰ、无水乙醇Ⅱ、95% 乙醇、85% 乙醇和 75% 乙醇中依次浸泡 5min，最后在蒸馏水中浸泡 5min。

（5）3% H_2O_2 室温孵育 10min，蒸馏水洗净。

（6）抗原修复：切片置于微波修复液中，微波热修复抗原 15min，缓慢降温至室温，用

PBS 漂洗 2min×3 次。

（7）正常山羊血清封闭 10min，甩去不洗，随后分别滴加鼠抗人 PD-L1 抗体，4℃过夜。

（8）用 PBS 洗涤 5min×3 次后，滴加生物素化的通用型二抗 IgG，37℃孵育 15min。

（9）用 PBS 洗涤 5min×3 次后，加入 SP 液，37℃孵育 30min。

（10）用 PBS 洗涤 5min×4 次后，DAB 显色，镜下观察控制时间。

（11）苏木素复染 1min，盐酸乙醇分化数秒，自来水蓝化 5～10min。

（12）梯度乙醇脱水：75%、85% 和 95% 乙醇中浸泡各 1min，无水乙醇中浸泡 2min。

（13）二甲苯透明 5min×2 次。

（14）中性树胶封片，镜下观察。

3. 检测报告 病理组织学报告示 NSCLC，考虑为多形性癌（图 16-1）；PD-L1 检测：阳性，TPS =75%（Dako Link48 平台，抗体克隆号：22C3）（图 16-2）。

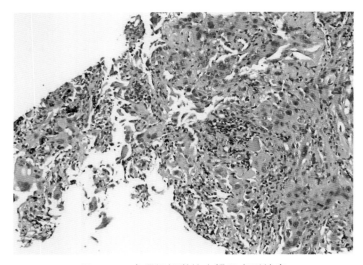

图 16-1 病理组织学检查提示多形性癌

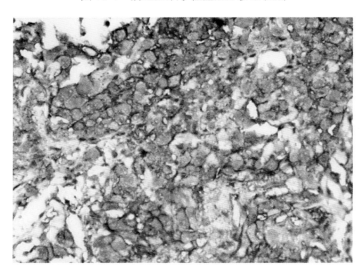

图 16-2 PD-L1 表达强阳性

4. 肿瘤内科医师进行治疗　4月9日在该院行多西他赛＋顺铂方案化疗1周期,5月3日行PD-1抗体(帕博利珠单抗)+TP方案化疗1周期。之后回当地医院继续行PD-1抗体+TP方案化疗4周期,期间评价疗效为部分缓解。6周期后,评价疗效:接近完全缓解。目前患者正在接受PD-1抗体维持治疗。

【要点解析】

1. PD-L1表达是晚期NSCLC进行PD-1抗体(帕博利珠单抗)一线或二线治疗的伴随诊断,抗体克隆号为22C3。

2. 目前有大量的研究认为,PD-L1表达水平与晚期NSCLC接受免疫治疗的疗效呈正相关。对于PD-L1 TPS ≥ 50%的晚期NSCLC患者,在一线治疗时优先选择单药免疫治疗,也可以根据患者意愿选择免疫联合化疗;对于PD-L1 TPS < 50%或阴性的晚期NSCLC患者,一线治疗首选免疫联合化疗,部分PS评分低或不愿接受化疗的患者可以选择单药免疫治疗。

3. PD-L1虽然是临床上认可度最高、预测意义最大的免疫治疗疗效预测标志物,但并非绝对完美的标志物。部分强表达的患者,接受免疫治疗可能无效;部分低表达或阴性表达的患者,治疗可能有效。因此,建议各位医师准确认识免疫治疗预测标志物的临床意义。

(章必成)

专家述评

目前关于免疫治疗疗效预测的标志物主要集中在预测正向疗效的PD-L1、TMB和MSI-H/dMMR上,其中又以PD-L1在临床应用上的认可度最高。HLA-I分子的多样性、TCR库的克隆性和T细胞炎性GEP有望成为新兴的正性疗效预测标志物。免疫治疗负性疗效预测的生物标志物则主要集中于特定基因的突变、免疫抑制分子或免疫抑制细胞等方面,但这方面的研究还刚刚起步,尚不能成为临床应用的证据。从理论上讲,并不存在免疫治疗的预后标志物的概念。现有的研究表明,仅有T细胞炎性GEP和SCNA,既是肿瘤的预后生物标志物,也是免疫治疗的疗效预测标志物。总之,寻找和发现最佳的肿瘤免疫治疗的预测和预后标志物,依然道阻且长。

(宋启斌)

参考文献

[1] GOOSSENS N, NAKAGAWA S, SUN X, et al. Cancer biomarker discovery and validation[J]. Transl Cancer Res, 2015, 4(3): 256-269.

[2] BLANK C U, HAANEN J B, RIBAS A, et al. Cancer Immunology, the "cancer immunogram"[J]. Science, 2016, 352(6286): 658-60.

[3] TOPALIAN S L, TAUBE J M, ANDERS R A, et al. Mechanism-driven biomarkers to guide immune checkpoint blockade in cancer therapy[J]. Nat Rev Cancer, 2016, 16(5): 275-87.

[4] ZHAO Q L, XIE R X, LIN S, et al. Anti-PD-1/PD-L1 antibody therapy for pretreated advanced or metastatic nonsmall cell lung carcinomas and the correlation between PD-L1 expression and treatment effectiveness:

an update meta-analysis of randomized clinical trials[J]. Biomed Res Int, 2018 Sep 24, 2018: 3820956.

[5] DOROSHOW D B, SANMAMED M F, HASTINGS K, et al. Immunotherapy in non-small cell lung cancer: facts and hopes[J]. Clin Cancer Res, 2019, 25(15): 4592-4602.

[6] SCHUMACHER T N, SCHREIBER R D. Neoantigens in cancer immunotherapy[J]. Science, 2015, 348 (6230): 69-74.

[7] SAMSTEIN R M, LEE C H, SHOUSHTARI A N, et al. Tumor mutational load predicts survival after immunotherapy across multiple cancer types[J]. Nat Genet, 2019, 51(2): 202-206.

[8] LE D T, DURHAM J N, SMITH K N, et al. Mismatch repair deficiency predicts response of solid tumors to PD-1 blockade[J]. Science, 2017, 357(6349): 409-413.

[9] CHOWELL D, MORRIS L G T, GRIGG C M, et al. Patient HLA class I genotype influences cancer response to checkpoint blockade immunotherapy[J].Science, 2018, 359(6375): 582-587.

[10] REUBEN A, GITTELMAN R, GAO J, et al. TCR repertoire intratumor heterogeneity in localized lung adenocarcinomas: an association with predicted neoantigen heterogeneity and postsurgical recurrence[J]. Cancer Discov, 2017, 7(10): 1088-1097.

[11] PENG W, CHEN J Q, LIU C, et al. Loss of PTEN promotes resistance to t cell-mediated immunotherapy [J]. Cancer Discov. 2016, 6(2): 202-16.

[12] TAURIELLO D V F, PALOMO-PONCE S, STORK D, et al. TGFβ drives immune evasion in genetically reconstituted colon cancer metastasis[J]. Nature, 2018, 554(7693): 538-543.

[13] GOLDSBERRY W N, LONDOÑO A, RANDALL T D, et al. A Review of the role of Wnt in cancer immunomodulation[J]. Cancers (Basel), 2019, 11(6). pii: E771. doi: 10.3390/cancers11060771.

[14] ZARETSKY J M, GARCIA-DIAZ A, SHIN D S, et al. Mutations associated with acquired resistance to pd-1 blockade in melanoma[J]. N Engl J Med. 2016, 375(9): 819-29.

[15] GETTINGER S, CHOI J, HASTINGS K, et al. Impaired HLA class i antigen processing and presentation as a mechanism of acquired resistance to immune checkpoint inhibitors in lung cancer[J]. Cancer Discov, 2017, 7(12): 1420-1435.

[16] CHOWELL D, MORRIS L G T, GRIGG C M, et al. Patient HLA class I genotype influences cancer response to checkpoint blockade immunotherapy[J].Science, 2018, 359(6375): 582-587.

[17] OTT P A, BANG Y J, PIHA-PAUL S A, et al. T-cell-inflamed gene-expression profile, programmed death ligand 1 expression, and tumor mutational burden predict efficacy in patients treated with pembrolizumab across 20 cancers: KEYNOTE-028[J]. J Clin Oncol, 2019, 37(4): 318-327.

[18] TAYLOR A M, SHIH J, HA G, et al. Genomic and functional approaches to understanding cancer aneuploidy[J]. Cancer Cell, 2018, 33(4): 676-689.

第十七章

结节性硬化症相关肾血管平滑肌脂肪瘤的靶向治疗

临床问题

第一节　结节性硬化症相关肾血管平滑肌脂肪瘤的特点

结节性硬化症(tuberous sclerosis complex, TSC)是一种常染色体显性遗传疾病,可累及大脑、肾脏、皮肤、心脏、肺和眼等器官,神经系统特征包括癫痫、孤独症和认知障碍。TSC新生儿发病率为 1 / 6 000～1 / 10 000,全球患病数约 2 000 000 例。肾脏病变、癫痫及新生儿心脏横纹肌瘤是 TSC 患者最常见的死因。TSC 是由于 TSC1 和 TSC2 基因的胚系突变导致其编码蛋白功能性缺失而引起的疾病,TSC1 基因位于染色体 9q34.2,包含 23 个外显子,编码错构瘤蛋白(hamartin),TSC2 基因位于染色体 16p13.3,包含 42 个外显子,编码结节蛋白 / 马铃薯球蛋白(tuberin)。错构瘤蛋白和结节蛋白在高尔基体上形成异二聚体(heterodimer),具有 GTP 激活蛋白(GAP)作用,在 PI3K/AKT 信号通路和 Ras/MAPK 信号通路的调控下,负调控下游 Rheb 蛋白,从而抑制 mTOR 复合物 1(mTORC1)介导的信号通路,对细胞代谢、增殖和细胞骨架运动发挥重要调节作用,并有抗肿瘤作用。hamartin-tuberin 蛋白功能性缺失,导致 mTORC1 活化异常,进而促进脂质、核苷酸和蛋白质的合成,并且抑制自噬。其中 TSC1 突变约占 1/3,TSC2 突变约占 2/3,TSC1 突变患者家族遗传性的比例更高,TSC2 突变的患者受累器官病变的数目更多、严重程度更高[1]。

2012 年国际结节性硬化症共识更新了 TSC 诊断标准:临床诊断和基因诊断均可作为独立的诊断标准[2]。TSC 患者的临床特征包括:11 个主要特征和 6 个次要特征,具备 2 个主要特征或 1 个主要特征、2 个以上次要特征均可确诊为 TSC;若仅具有 1 个主要特征或只有 2 个次要特征为可疑诊断,需要借助基因检测协助诊断。由 TSC1 或 TSC2 基因突变致病可以确诊为 TSC。致病性突变包括明确导致 TSC1 或 TSC2 蛋白质功能失活的突变、蛋白合成受阻的突变或影响蛋白质功能的突变。基因检测阴性不能排除 TSC,需要结合"11+6"的临床特征协助诊断。若外显子无突变时，则可能是内含子突变或体细胞镶嵌突变。

　　TSC 累及的肾脏病变是 TSC 成年患者最常见的致死原因，肾脏病变可表现为肾血管平滑肌脂肪瘤（renal angiomyolipoma，RAML）、囊性病变及肾细胞癌。RAML 是由异常的血管、未成熟的平滑肌细胞和脂肪细胞组成的良性肿瘤，可通过超声检查、计算机断层扫描（CT）或磁共振成像（MRI）检测出来。TSC-RAML 在幼儿期较罕见，在儿童、青少年时期随着年龄的增长，出现的比例逐渐升高，约 80% 的成人患者伴有 RAML[3]。与散发性 RAML 相比，TSC-RAML 更具有侵袭性，肿瘤体积更大、双侧多发、更容易引起自发性出血。

　　TSC-RAML 治疗的总体原则是最大限度地保留肾脏功能，延长患者生存时间；目前主要治疗方法包括：mTOR 抑制剂治疗、栓塞、消融和保肾手术，尽可能避免肾切除术。手术治疗和 / 或栓塞治疗，不仅具有侵袭性，而且仅能作为孤立性肿瘤或姑息 / 紧急治疗措施，针对 TSC-RAML 致病基因、药物研发及临床治疗一直受到临床医师和患者的高度关注。

最新进展

第二节　结节性硬化症相关肾血管平滑肌脂肪瘤靶向治疗进展

　　随着学者对 TSC 发病机制的深入研究及 mTOR 抑制剂的出现，使以 mTOR 抑制剂为核心的靶向药物成为 TSC-RAML 治疗的首选。mTOR 抑制剂在胞内结合 FKBP12 蛋白，随后 FKBP12 蛋白的西罗莫司结合域与 mTOR 结合，从而抑制 mTOR 的下游信号通路，导致转录调节因子 S6 核糖体蛋白激酶（S6K1）和真核生物延伸因子 4E- 结合蛋白（4E-BP）的活性降低，从而干扰细胞周期调节、糖酵解、血管生成、细胞生长等相关蛋白的转录和翻译过程。血管内皮生长因子（VEGF）表达上调不仅与 TSC 相关肿瘤大量异常血管化有关，还能促进肿瘤细胞的生长。mTOR 抑制剂抗肿瘤作用主要通过减少 VEGF 的表达而实现，mTOR 抑制剂不仅可降低缺氧诱导因子 -1（HIF-1）的表达，还能抑制内皮细胞、平滑肌细胞和周细胞的形成。

　　临床应用的 mTOR 抑制剂主要包括：西罗莫司（又名雷帕霉素）、依维莫司（西罗莫司衍生物）和替西罗莫司（西罗莫司前体）。西罗莫司是第一个 mTORC1 抑制剂，于 1999 年被 FDA 批准预防肾移植患者移植排斥反应。替西罗莫司于 2007 年被美国食品药品监督管理局（the Food and Drug Administration，FDA）批准治疗晚期肾细胞癌。依维莫司自 2009 年被 FDA 批准治疗肾细胞癌后，陆续被批准用于预防肾 / 肝移 / 心脏植排斥反应、治疗乳腺癌和神经内分泌肿瘤，此外还治疗 TSC 相关的 SEGA、RAML 和癫痫。目前国内外唯一获批治疗 TSC-RAML 的 mTOR 抑制剂是依维莫司。与西罗莫司相比，除了具有相似的靶向亲和力、免疫抑制，依维莫司还具有更好的血 - 脑脊液屏障穿透性、水溶性和生物利用度，半衰期更短，具有更高的安全性。

　　作为西罗莫司的衍生物，依维莫司在 2007 年完成了其针对 TSC-RAML 的 Ⅰ～Ⅱ期临床试验，结果显示在接受治疗的 36 名患者中，肿瘤体积缩小＞50% 的比例高达 47%[4]。后续依维莫司启动全球前瞻性 3 期临床研究（EXIST-2），在 2009 年 8 月—2010 年 12 月期间共入组 118 名至少一个 RAML 直径≥3cm 的 TSC-RAML 成年患者，按 2:1 比例随机分组。

该研究的主要研究终点为 RAML 治疗缓解率（定义：与肿瘤基线体积相比，治疗后 RAML 最大体积缩小＞50%），次要研究终点则包括 RAML 进展时间和 TSC 皮肤病变缓解率。核心期（中位治疗时间 8.7 个月）的结果显示：依维莫司组 RAML 缓解率达 42%，安慰剂组 RAML 缓解率为 0%（$P<0.001$）；依维莫司组出现 AML 缓解的中位时间为 2.9 个月。两组患者皮肤病变缓解率存在显著统计学差异（26% vs. 0%，$P=0.002$）；依维莫司组 RAML 进展风险较安慰剂组下降 92%（HR=0.08，$P<0.001$）。治疗期间依维莫司组蛋白尿、血清肌酐升高、急慢性肾衰竭的发生率均明显低于安慰剂组[5]。

为进一步观察依维莫司治疗 TSC-RAML 的长期有效性和安全性，EXIST-2 开放期允许安慰剂组的患者接受依维莫司治疗，最终共有 112 例 TSC-RAML 患者接受依维莫司治疗，随访至 2015 年 2 月 4 日，中位治疗时间 46.9 个月。RAML 肿瘤体积缩小比例高达 97%，RAML 缓解率增加至 58%。其他 TSC 相关靶器官病变在依维莫司治疗期间均出现持续改善：皮肤病变缓解率提高至 68%，SEGA 缓解率亦达 48%。依维莫司治疗期间，几乎所有不良事件的发生率及严重程度均随着治疗时间的延长明显减少或降低，且绝大多数不良事件均可得到改善或控制，因为药物不良反应而停药的比例甚少。该结果最终证实了依维莫司长期治疗的有效性和安全证据[6]。

2018 年，我国学者蔡燚等人正式公布了依维莫司在中国 TSC-RAML 患者中的疗效和安全性[7]。该研究共入组 18 名患者，二代测序检测结果均为 TSC2 突变，所有患者接受依维莫司（10mg/d）治疗 1 年，再停药观察 1 年。研究结果证实了依维莫司在中国 TSC-TAML 患者中的疗效与 EXIST-2 相似：出现缓解的中位时间为 3 个月，治疗 3、6、12 个月的 RAML 缓解率分别为 52.9%、58.8% 和 66.7%，皮肤病变缓解率亦达到 37.5%。治疗期间，1 例患者在 RAML 治疗缓解的情况下出现肿瘤自发破裂出血死亡，1 例上皮样 RAML 患者治疗期间因病情进展死亡。基于 EXIST-2 和中国的临床研究中依维莫司的优异表现，美国 FDA 和中国国家药品监督管理局分别于 2012 年和 2016 年正式批准依维莫司成为不必手术、直径＞3cm 的成人 TSC-RAML 患者的标准药物治疗方案。

在 EXIST-2 研究开展的同时，另 1 项有关依维莫司治疗 TSC-SEGA 的 Ⅲ 期临床研究（EXIST-1）也在进行[8]。该项研究纳入 111 名 TSC-SEGA 患者（中位年龄 9.5 岁），其中 44 名患者同时合并 RAML（中位年龄 12.5 岁），患者至少一个 RAML 肿瘤直径超过 1cm。所有患者均以 4.5mg/（m²·d）初始剂量给药（血药谷浓度 5～15ng/ml），中位治疗 9.5 个月后，接受依维莫司治疗的 30 名患者的 RAML 缓解率达 53.3%。与 EXIST-2 相似的是，患者 RAML 缓解率随着治疗时间的延长而持续改善。长期治疗数据更新，在两次不同随访时间段出现不同程度的肿瘤缩小，比例分别为 95% 和 96.7%，RAML 治疗缓解率则分别高达 73.2% 和 75.8%。

既往研究显示：TSC-RAML 的检出率和生长速度与患者年龄密切相关，患者年龄超过 12 岁或肿瘤体积＞3cm 时，RAML 生长速度明显增快，因此极易造成对肾功能的损害。基于此，有研究者提出针对早期 / 小体积 RAML 患者进行"预防性"干预治疗的假设。EXIST-1 研究中 TSC-RAML 的相关亚组分析结果印证了这个假说：早期使用 MTOR 抑制剂能够取得与成年患者相似的治疗效果，但需要观察年少患者长期使用依维莫司的安全性。

尽管 EXIST-2 研究显示了依维莫司治疗 TSC-RAML 的卓越疗效，但在长期治疗的情况下仍然有 40% 的患者肿瘤变化无法达到 RAML 肿瘤缓解的临床标准。治疗前寻找一些疗效预测指标非常值得临床医师关注。EXIST-2 在核心期分析中即报道了依维莫司疗效与患者 RAML 基线体积无关,血浆 VEGFD 的基线水平与患者接受依维莫司治疗疗效相关。这一现象在西罗莫司的 1 项 Ⅱ 期临床研究中亦得到证实。2015 年,Kwiatkowski 等分析 EXIST-1 和 EXIST-2 研究中 TSC1/2 突变状态与依维莫司临床疗效的相关性,发现药物疗效与 TSC1/2 的突变类型、突变位点及突变模式无关。2018 年,Hatano 等回顾分析 40 名 TSC-RAML 患者接受依维莫司治疗,根据肿瘤基线 CT 值分为两组:脂肪组(脂肪成分为主,HU ≤ –50)17 例,乏脂肪组(血管和平滑肌成分为主,HU ≥ 30)23 例。疗效分析发现:脂肪组的 RAML 平均缩瘤只有 24%,乏脂肪组的 RAML 平均缩瘤率可高达 68%[9]。这提示依维莫司的疗效与 RAML 基线 CT 值密切相关,乏脂肪 RAML 从依维莫司治疗中获益更加明显。后续的研究也证实 RAML 基线 CT 值可预测 mTOR 抑制剂的疗效,RAML 基线 CT 值高于 –7.0HU 时,缓解率高达 90.5%;而 RAML 基线 CT 值低于 –7.0HU,患者获益的可能性仅 18.2%。

长期接受依维莫司治疗可能导致患者不良反应持续并增加患者经济负担等,因此,TSC-RAML 患者在治疗有效的情况下是否可以考虑停药观察,一直是临床关注的实际问题。EXIST-2 研究开放期结束后对 34 名停药患者进行观察。结果显示:停药前 RAML 体积已降到基线水平的 30%,中位停药 11.1 个月后,75% 患者 RAML 再次出现不同程度的生长,RAML 体积平均增加至基线水平的 50%,其中 31.3% 患者 RAML 达到"肿瘤进展"标准,1 例患者甚至因停药后 RAML 自发破裂出血死亡。尽管目前尚没有大样本的临床证据,但上述小样本的临床观察仍然提示在依维莫司治疗有效的情况下,停药后 RAML 存在进展的风险,因此,这样的临床决策需谨慎对待。

日本学者 Hatano 等探索依维莫司间歇性治疗模式[10]:初始治疗出现缓解的 26 名 TSC-RAML 患者(平均体积缩小 67%)暂停用药,暂停指标:RAML 体积缩小 ≤ 4cm,持续治疗超过 12 个月,RAML 体积缩小达稳态,暂停治疗期间,18 名(69%)患者 RAML 体积再次增大,当 RAML 增大到初始治疗前基线水平的 70% 时,再次接受依维莫司标准剂量治疗,所有患者均再次出现明显缓解(平均体积缩小的 61%)。患者再次接受依维莫司治疗后,不良反应的发生率和严重程度较第一次治疗明显改善。

中国台湾学者魏长菁等尝试了低剂量依维莫司治疗模式[11]。11 名 TSC-RAML 患者中,5 名患者治疗剂量为 2.5mg/d,6 名治疗剂量为 5.0mg/d。治疗期间再根据监测的血药浓度水平分组:组 1 < 8ng/ml(n=5),组 2 > 8ng/ml(n=6),72.7%(8 例)的患者有效缓解,组 1 的 RAML 体积缩小范围为 10.6%~65.2%,组 2 的 RAML 体积缩小范围为 42.5%~70.6%。该研究提示:低剂量依维莫司治疗在保证疗效的前提下,可降低患者的不良反应;但治疗期间需要通过血药浓度的监测,最大限度地保证依维莫司血药浓度 > 8ng/ml,可能是临床兼顾疗效与毒副反应平衡的更佳手段。

部分 TSC-RAML 患者就诊时即存在肿瘤自发破裂出血,外科手术或动脉介入栓塞治疗是这类患者抢救性的标准治疗措施。但动脉栓塞治疗,甚至高选择性动脉栓塞治疗仍然存在栓塞失败的风险。Hatano 等报道了 14 例栓塞治疗失败转而接受依维莫司药物治疗 TSC-RAML 患者的疗效,57%(8/14)的患者经药物治疗后出现 RAML 缓解,体积缩小的中位比例为 53%。这提示即使作为介入栓塞治疗后的二线治疗,依维莫司仍然能够显示出其良好的肿瘤控制作用。针对既往有介入栓塞史的患者,依维莫司依然是临床治疗决策的首选。

第三节　结节性硬化症相关肾血管平滑肌脂肪瘤术前新辅助靶向治疗进展

尽管 mTOR 抑制剂对于 TSC-RAML 的疗效显著，但长期用药所带来的不良反应及经济负担等问题仍使大部分患者无法接受，因此，一些学者开始尝试将药物治疗与手术相结合，对选择性的病例进行及时的药物干预以缩小瘤体，使后续治疗成为可能。依维莫司目前已经成为＞3cm TSC-RAML 的标准一线治疗，外科手术甚至介入治疗仅为抢救性治疗或二线治疗方案。但临床医师仍然在思考：TSC-RAML 患者的药物治疗与外科侵袭性治疗是否能进一步改善患者的生存状态。Staehler 等最早尝试应用西罗莫司后使肾 AML 体积缩小 38%～95%，可作为保留肾单位切除术的新辅助治疗[12]。Thierry 等在近期报道了 1 例 TSC 相关 AML 患者接受西罗莫司 3mg qd 治疗 12 个月后，肿瘤体积显著缩小并成功实施射频消融治疗。郭刚等报道了依维莫司术前治疗的临床经验[13]，5 例确诊为 TSC-RAML 的成年患者，共同点是均只有 1 个瘤体直径超过 4cm，肿瘤成分主要是血管及平滑肌，CT 值以正值为主。患者接受依维莫司 10mg qd 治疗 1 个月后，瘤体缩小 47.5%，3 个月时缩小 49.4%，这些都为成功实施保留肾单位手术提供了保障，所有患者 3 个月后均成功完成大体积肿瘤的切除手术。术后除 1 例病理诊断为上皮样血管平滑肌脂肪瘤的患者出现复发外，其余 4 例患者均未见接受药物治疗。因此，针对伴有单发大体积肿瘤的 TSC-RAML 患者，术前药物治疗联合外科手术，可能也是临床医师和患者均可接受的治疗模式。这种模式可避免患者因长期使用药物所带来的不良反应和经济负担等问题。

对于 TSC 合并肾脏 AML 的治疗，应根据肿瘤大小、位置和并发症情况的不同，选择肾部分切除术、高选择性动脉栓塞或者依维莫司单独或联合治疗。其治疗模式正在从过去被动等待和手术干预，向 mTOR 抑制剂与外科积极干预联合的治疗方式转变。mTOR 抑制剂已成为手术等常规治疗之外的重要选择，其在 TSC 合并 AML 以及散发性 AML 术前新辅助治疗中的应用价值，也值得临床医师的关注[14]。

实例演示 ➤

第四节　TSC-RAML 术前新辅助治疗病例实例演示

【适应证】
1. 确诊为 TSC 相关的肾血管平滑肌脂肪瘤。
2. 只有 1 个瘤体直径超过 4cm，肿瘤成分主要是血管及平滑肌为主（CT 值为正值）。
3. 术前 mTOR 抑制剂治疗效果显著。
4. 全身一般情况良好，术前评估有肾脏部分切除指征。
【禁忌证】
1. 临床诊断和基因检测都无法明确为 TSC 相关的肾血管平滑肌脂肪瘤患者。

2. 怀疑为恶性肿瘤的患者。

3. 伴有多个直径超过 4cm 的肿瘤，无法实施肾脏部分手术的患者。

4. 肿瘤以脂肪成分为主（CT 值为负值），mTOR 抑制剂治疗效果欠佳的患者。

5. 存在各种手术禁忌证的患者。

【所需器材清单】

1. 肾脏部分切除手术常规手术器材，包括开放手术、腹腔镜手术及机器人辅助腹腔镜手术手术器材，具体器材准备以选择的手术方式而定。

2. 以机器人辅助腹腔镜肾脏部分切除术为例，需准备机器人辅助腹腔镜相关器材、腹腔镜相关器材、腔镜下剪刀、持针器、分离钳、吸引器、超声刀、双极电凝等，还需要准备 Hem-o-lok 夹、血管阻断夹、倒刺线等。

【团队要求】

1. 患者术前诊断及药物治疗的随访与管理由专人负责。

2. 影像科医师负责患者肿瘤的评估。

3. 手术由具有丰富肾脏手术经验的医师实施。

【操作步骤】

1. 患者青年女性，29 岁，体检发现双肾占位 1 个月来院就诊，体格检查发现患者有颜面部血管纤维瘤、皮肤色素脱失斑 3 处，指甲纤维瘤 3 处，CT 提示双侧多发血管平滑肌脂肪瘤，较大者位于左侧肾门处，大小约 8cm×7cm，CT 值为 34，双肺淋巴管肌瘤病，脑部多发结节。临床诊断：结节性硬化相关肾血管平滑肌脂肪瘤。行血清 TSC1/2 基因检测发现 TSC2 基因存在致病性突变。术前依维莫司药物治疗 3 个月，剂量为 10mg qd，每月评估疗效及安全性，术前停药 1 周，评估手术风险。用药 1 个月后，最大肿瘤体积为 6cm×5cm，用药 3 个月后，最大肿瘤体积为 5.3cm×5cm。主要不良反应包括：口腔黏膜炎 2 级，月经失调 1 级，泌尿系统感染 1 级。

2. 全身麻醉，取健侧卧位 70°，抬高腰部，按经腹腔机器人辅助腹腔镜手术要求放置套管。

3. 辨认腹腔内解剖标志，松解术野内腹腔内粘连。沿结肠旁沟切开腹膜，将降结肠推向对侧，切开脾结肠韧带，显露术野（图 17-1，图 17-2）。

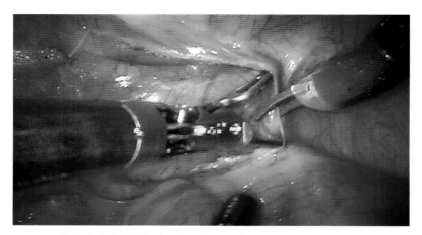

图 17-1　辨认腹腔内解剖标志，松解术野内腹腔内粘连。沿结肠旁沟切开腹膜

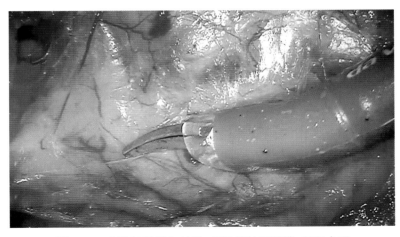

图 17-2　将降结肠推向对侧,切开脾结肠韧带,显露术野

4. 切开肾周筋膜,游离肾周脂肪至腰大肌。充分显露左肾腹侧面,于肾下极找到输尿管及生殖血管,沿生殖血管向上找到左肾静脉。在左肾静脉后下方找到左肾动脉,打开血管鞘,游离肾动脉直至长度适于阻断。在肾静脉上方切开肾周筋膜,寻找有无多支肾动脉。肾动脉预置血管阻断带标识肾动脉(图 17-3,图 17-4)。

5. 寻找肾肿瘤。切开肾周筋膜,游离肿瘤周围脂肪组织。对于肾门部肿瘤,应仔细游离肿瘤周围结构,包括动静脉和肾盂输尿管,避免损伤。血管平滑肌脂肪瘤缺少完整的肿瘤包膜,游离肿瘤过程中易造成出血,如出血明显可立即阻断肾动脉(图 17-5)。

6. 切除肿瘤。提起瘤冠脂肪组织,沿肿瘤边缘切割肾实质,顿性和锐性结合分离,游离肿瘤基底部,吸引器牵拉肾床并清理创面渗出,将肿瘤组织完整切除,残留部分可用吸引器或小方纱清除。对于肾门部肿瘤,需挑起肿瘤下缘,显露肾窦脂肪及肾静脉一级属支和二级属支,直至肾窦边缘肾髓质,然后完整切除肿瘤,尽量保护肾血管及集合系统的完整性,对于血管平滑肌脂肪瘤,基底部可保留部分肿瘤包膜以减少对肾血管及集合系统的破坏(图 17-6,图 17-7)。

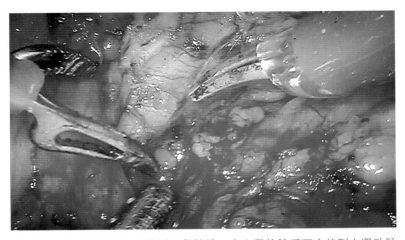

图 17-3　沿生殖血管向上找到左肾静脉。在左肾静脉后下方找到左肾动脉

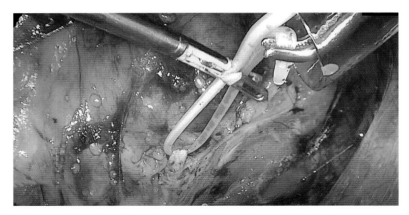

图 17-4　肾动脉预置血管阻断带

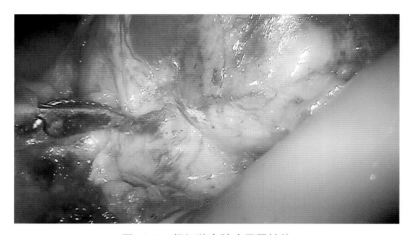

图 17-5　仔细游离肿瘤周围结构

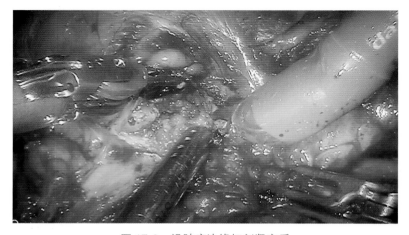

图 17-6　沿肿瘤边缘切割肾实质

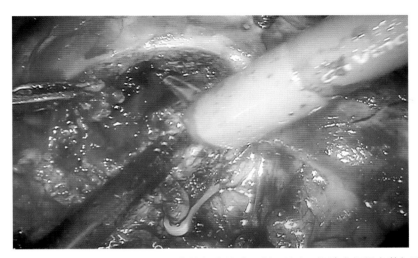

图 17-7　游离肿瘤基底部，吸引器牵拉肾床并清理创面渗出，将肿瘤组织完整切除

7. 缝合肾脏创面，修复肾脏缺损。将一臂的单极剪刀和二臂的双极电凝均更换为持针器，用 1-0 倒刺线连续缝合创面。提前在线尾固定 1 枚 Hem-o-lok 夹。分层缝合，先缝合肾髓质，肾髓质连续缝合完毕后，最后一针穿出肾包膜，拉紧缝线，用 Hem-o-lok 夹固定；第二层连续缝合肾皮质全层，关闭肾脏创面，最后一针用 Hem-o-lok 夹固定。对于肾门部肿瘤需采用连续锁边缝合，用 1-0 倒刺线连续全层缝合创面，提前在线尾固定 1 枚 Hem-o-lok 夹。从肾门部肾脏创面的肾窦侧进针，从肾皮质出针，连续全层缝合至肾门部，肾脏创面闭合，用 5-0 无损伤血管缝线修补肾静脉主干小破损（图 17-8 ～图 17-10）。

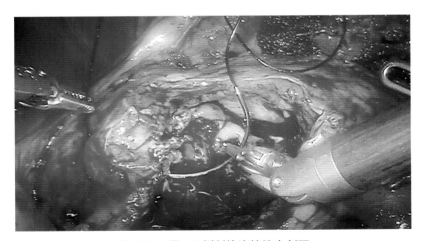

图 17-8　用 1-0 倒刺线连续缝合创面

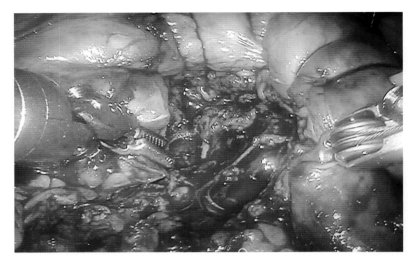

图 17-9　连续缝合肾皮质全层，关闭肾脏创面

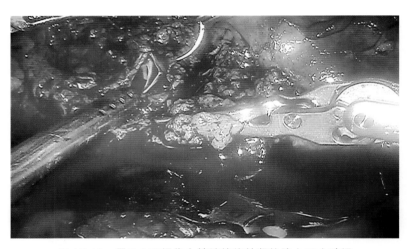

图 17-10　用 5-0 无损伤血管缝线修补肾静脉主干小破损

8. 移除血管阻断夹，恢复肾脏血供。降低气腹压力至 5mmHg，检查确认肾脏创面无活动性出血。肾门部肿瘤如有渗血，可用止血纱布或蛋白胶局部压迫处理（图 17-11，图 17-12）。

9. 将标本置入标本袋取出，留置橡胶引流管一根。

10. 移除机器人辅助腹腔镜器材，移除套管，关闭切口。

11. 术后病理结果提示：肾脏血管平滑肌脂肪瘤，术后痊愈出院，术后随访 12 个月未见肿瘤复发，血清肌酐在正常范围。

【要点解析】

1. 以依维莫司为代表的 mTOR 抑制剂在结节性硬化症相关肾血管平滑肌脂肪瘤的治疗中显示出良好的临床效果，尤其是对于乏脂肪瘤体缩瘤效果显著，肿瘤体积缩小可以达 50% 以上，为术前新辅助治疗创造了条件。许多学者对于中国 TSC-RAML 患者的个体化治

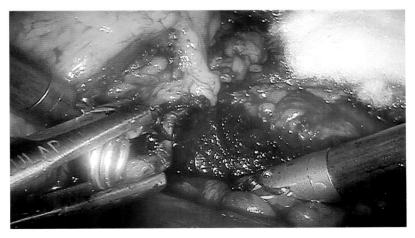

图 17-11　移除血管阻断夹，恢复肾脏血供

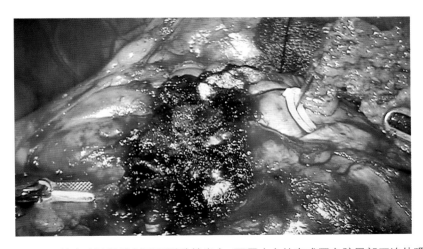

图 17-12　检查确认肾脏创面无活动性出血，可用止血纱布或蛋白胶局部压迫处理

疗进行了有益的尝试，也摸索出了更适合中国患者的药物治疗模式。

2. 使用 mTOR 抑制剂可在 TSC 疾病早期控制肾血管平滑肌脂肪瘤生长，降低出血或肾衰竭风险。对于较大的肿瘤，尤其是单发的乏脂肪成分为主的瘤体，mTOR 抑制剂治疗可以显著缩小肿瘤体积、减少肿瘤血供，或可争取到手术机会、降低手术风险、保留肾功能。而对于一些药物治疗效果欠佳的患者，我们仍然可以尝试进行积极的手术治疗。

3. 结节性硬化症相关肾血管平滑肌脂肪瘤一般多发，体积较大，多呈类圆形，术中出血风险较高，行肾脏部分切除手术难度大。在开始游离肿瘤之前进行充分的肿瘤显露和肾动脉控制可以减少游离肿瘤时的出血风险，个别情况也可以尝试在手术前行选择性肾动脉分支栓塞，以进一步减少术中出血。依据患者具体情况选择具体的手术方式，包括开放手术、腹腔镜手术及机器人辅助腹腔镜手术，术中尽量游离肿瘤周围组织以减少热缺血时间，肿瘤基底部可以保留部分肿瘤包膜以减少对肾血管及集合系统的损伤[15]。

（郭　刚）

专家述评

　　既往泌尿外科医师对于 TSC-RAML 这一罕见病的认识不足，很多患者未能及时诊断，同时由于治疗手段的不足，大部分患者采取了栓塞或者外科手术的治疗方法，效果并不理想。随着对结节性硬化发病机制的不断探索和 mTOR 抑制剂在临床的广泛应用，泌尿外科医师开始对这一罕见病的诊断和治疗有了较深入的认识，越来越多的中心开始尝试对 TSC-RAML 患者进行积极的药物治疗，并取得了良好的临床治疗效果，多个国内医学中心发布了各自的临床数据和用药经验。在专家共识指出，TSC-RAML 治疗的总体原则是最大限度地保留肾脏功能，延长患者的生存时间；目前主要治疗方法包括：mTOR 抑制剂治疗、栓塞、消融和保肾手术，尽可能避免肾切除术。手术治疗和/或栓塞治疗，不仅具有侵袭性，而且仅能作为孤立性肿瘤或姑息/紧急治疗措施。对于 TSC-RAML 的致病基因、药物研发及临床治疗一直受到临床医师和患者的高度关注。

　　当前，以依维莫司为代表的 mTOR 抑制剂在 TSC-RAML 治疗中显现出良好的临床效果，无论是前瞻性多中心临床研究还是真实世界的回顾性研究，其结果均显示出 mTOR 抑制剂对于 TSC-RAML 具有良好的肿瘤控制效果，达到最佳疗效的患者比例超过 50%，随访 4 年以后大部分患者的肿瘤仍然无明显进展。同时，我们也不能忽视长期药物治疗的一些不足。首先是长期用药的不良反应发生率较高，患者生活质量降低；其次是部分患者随着治疗的延续出现了肿瘤的进展，还有一部分患者尤其是肿瘤以脂肪成分为主的患者，药物治疗效果不理想；最后就是长期用药对患者及家属的经济压力，尽管该药物已进入医保目录，但国内大部分地区并未执行，而该病患者大部分经济条件较差。如何能尽量减少患者的用药剂量和时间是医师和患者共同关注的问题。因此，越来越多的临床医师开始尝试对给药方案进行优化，包括间歇给药、低剂量给药等，当然，最优化的给药方案还需要样本的临床数据的支持。同时，我们也不能单纯依靠药物治疗，而忽视了其他干预手段在 TSC-RAML 治疗中的价值，包括介入栓塞、外科手术及射频消融等手段。我们在既往晚期肾细胞癌的治疗中尝试在术前进行分子靶向药物的新辅助治疗，以期缩小肿瘤体积，降低手术难度，取得了一些经验。因此，我们在国际上率先提出将新辅助的理念尝试应用于 TSC-RAML 患者的治疗中，借助 mTOR 抑制剂良好的缩瘤效果，使一些行肾部分切除较困难的患者有机会接受肿瘤切除，更好地保留肾功能。从小样本的分析看到，新辅助治疗的关键是病例的选择。首先，须是确诊为 TSC-RAML 的患者，在一些非 TSC 相关 RAML 患者中尝试应用 mTOR 抑制剂并未获得较好的临床效果；其次，患者的肿瘤特征应为乏脂肪信号为主，这类肿瘤的药物治疗缩瘤效果较好；最后，从肿瘤的数目上建议选择 RAML 分级 4 级及 4 级以下的病例，这类患者肾脏结构清晰，直径≥ 3.5cm 的瘤体数目在 4 个以内。

　　随着样本量的不断扩大以及越来越多的中心尝试对 TSC-RAML 患者进行术前新辅助治疗，该治疗模式将会越来越成熟，无论是病例的选择、给药的方案与时机、手术方案的选择，还是后续治疗的选择等方面，都需要进一步的研究工作去探索。同时，还可以将射频消融一类更加微创的治疗手段应用于新辅助治疗中，最大限度地降低手术风险，保留肾脏功能。

（马　鑫）

参考文献

［1］CURATOLO P，BOMBARDIERI R，JOZWIAK S. Tuberous sclerosis［J］. Lancet，2008，372（9639）：657-668.

［2］KRUEGER DA，NORTHRUP H.International Tuberous Sclerosis Complex Consensus Group. Tuberous sclerosis complex surveillance and management：recommendations of the 2012 International Tuberous Sclerosis Complex Consensus Conference［J］. Pediat Neurol. 2013，48：255-265.

［3］BASKIN J. The pathogenesis and imaging of the tuberous sclerosis complex［J］. Pediatr Radiol，2008，38（9）：936-952.

［4］JOHN J B，MCCORMAKE F X，YOUNG L R，et al.，Sirolimus for angiomyolipoma in tuberous sclerosis complex or lymphangioleiomyomatosis［J］. N Engl J Med，2008. 358（2）：140-51.

［5］John J B，John C K，Elzbieta R，et al. EXIST-2：amulticentre，randomised，double-blind，placebo-controlled trial［J］. Lancet，2013，381（9869）：817-824.

［6］JOHN J B，KINGSWOOD J C，RADZIKOWSKA E A，et al. Everolimus long-term use in patients with tuberous sclerosis complex：Four-year update of the EXIST-2 study［J］. PLoS One，2017，12（8）：e0180939.

［7］CAI Y，GUO H，WANG W D，et al. Assessing the outcomes of everolimus on renal angiomyolipoma associated with tuberous sclerosis complex in China：a two years trial［J］. Orphanet J Rare Dis. 2018，13（1）：43.

［8］KINGSWOOD J C，JOZWIAK S，BELOUSOVA E D，et al. The effect of everolimus on renal angiomyolipoma in patients with tuberous sclerosis complex being treated for subependymal giant cell astrocytoma：subgroup results from the randomized，placebo-controlled，Phase 3 trial EXIST-1［J］. Nephrol Dial Transplant. 2014，29（6）：1203-1210.

［9］HATANO T，ATSUTA M，INABA H，et al. Effect of everolimus treatment for renal angiomyolipoma associated with tuberous sclerosis complex：an evaluation based on tumor density［J］. Int J ClinOncol，2018，23（3）：547-552.

［10］HATANO T，INABA H，ENDO K，et al. Intermittent everolimus administration for renal angiomyolipoma associated with tuberous sclerosis complex［J］. Int J Urol. 2017，24（11）：780-785.

［11］WEI C C，TSAI J D，SHEU J N，et al. Continuous low-dose everolimus shrinkage tuberous sclerosis complex-associated renal angiomyolipoma：a 48-month follow-up study［J］. J Investig Med. 2019，67（3）：686-690.

［12］STAEHLER M，SAUTER M，HELCK A A，et al. Nephron-sparing resection of angiomyolipoma after sirolimus pretreatment in patients with tuberous sclerosis［J］. Int Urol Nephrol，2012，44（6）：1657-1661.

［13］GANG G，LIANGYOUG，XUZ.Application of Everolimus in preoperative neoadjuvant therapy of tuberous sclerosis complex associated with renal angiomyolipoma：a single-center report of 5 cases［J］. Clin Genitourin Cancer，2019，17（6）：e1099-e1103.

［14］中国抗癌协会泌尿男生殖系肿瘤专业委员会结节性硬化协作组.结节性硬化症相关肾血管平滑肌脂肪瘤诊疗与管理专家共识［J］.中国癌症杂志，2020，30（1）：72-80.

［15］张旭.泌尿外科腹腔镜与机器人手术学［M］.2版.北京：人民卫生出版社，2015.

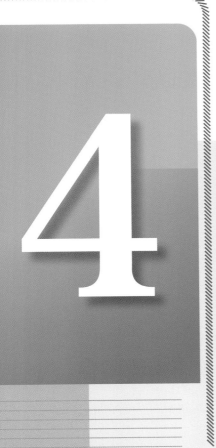

第四部分

医学人文

第十八章

泌尿系统肿瘤的叙事医学实践

随着人们生活水平的提高，泌尿系统肿瘤的发病率也在逐年增长。一方面，癌症患者数量的激增给医院相关科室的诊断与治疗带来了一定压力和挑战；另一方面，新的治疗方法不断涌现，预后效果有了很大改善，患者生存时间也相应延长。作为慢性病的泌尿系统肿瘤，治疗时间实际上被拉长了，从过去的几次门诊加住院治疗模式，逐步转变为医患长期相处的治疗模式。有的患者的诊疗时间甚至长达十余年。在与疾病作斗争的岁月里，他们积累了大量关于疾病的知识。同时，随着病情的进展，可用的医疗手段逐渐减少，他们的担忧和恐惧也与日俱增。在诊疗过程中，泌尿外科医师应如何在努力治疗患者身体疾病的同时，减轻他们的心理压力呢？这是一个摆在大家面前的棘手问题。

临床问题

第一节　泌尿系统肿瘤诊疗的叙事困境

如何在长病程的泌尿系统肿瘤诊疗之中与患者和谐共处，甚至共同成长？泌尿外科医师在接诊与治疗泌尿系统肿瘤患者的过程中，常会面临以下困境：患者听不懂医师的诊断，甚至根本不讲逻辑，反反复复自说自话，或者询问毫不相干的事情。门诊接诊晚期患者，家属对医师反复叮嘱："别告诉老人实情"。医师答应后，患者进来反复询问自己还有没有希望，医师陷入两难境地。当医师把手术方案提出来供患者选择的时候，患者犹豫了，一定要让医师决定方案，表示完全信任医师，怎么治疗都行，可当治疗效果不理想时，患者又来找医师，质疑远大于信任……这些情况该如何处理？

上述临床中随时可能面临的问题不是仅靠医疗技术就能解决的，而要依靠一定的叙事能力。所谓叙事能力，通俗地说，就是讲述疾病故事的能力。它之所以重要，就是因为它既包括了对作为全人的患者的准确认知，又包括了"认识、吸收、解释并被疾病的故事所感动的能力"。以下通过两个真实的诊疗场景来讲解如何培养叙事能力。

- 诊疗场景1：

医师：您好，哪里不舒服？

患者：我来看脸上长的痘痘。

医师：多长时间了？

患者：我上高中的时候就开始长了，但最近几个月突然又冒出来很多。

医师：用过什么药吗？

患者：在药店买过一些药，但都不管用。

医师：嗯，我来看看……

- 诊疗场景2：

医师：您好，哪里不舒服？

患者：我来看脸上长的痘痘。

医师：多长时间了？

患者：我上高中的时候就开始长了，但最近几个月突然又冒出来很多。

医师：为什么呢？

患者：我也不知道，也许是因为压力吧？

医师：为什么这么觉得呢？

患者：嗯，半年前工作丢了，然后最近我男朋友跟我分手了……我最近一直感觉情绪很低落……（开始哽咽）

看完这两段发生在皮肤科的诊断案例，笔者认为大家都会对"讲故事"有全新认识。上面第1段对话是我们在门诊接诊患者每天都会重复的场景，我们命名为"常规问诊"。所谓"常规"，是指完全符合执业医师规范，大多数情况下也能够满足问诊的要求，但却缺乏关怀与共情，导致患者就诊体验较差，甚至遗漏掉一些重要的致病因素，使得诊疗效果打折扣。目前，国际医学界已有许多医师在努力改进这种局面。

第2段对话中的场景我们可以称之为"叙事医学问诊"。这种方法的特点是尊重患者、关注疾病发生的原因，将患者作为全人来平等地沟通与交流。这样做的好处是一方面提高患者的依从性，让他们乐于配合治疗，和谐医患关系，另一方面也能够帮助医师掌握更全面的患者信息，在综合研判之下提高诊断与治疗的精准度。

其实，不仅是问诊，叙事医学在治疗过程中同样具有可操作性。既然叙事医学在泌尿系统疾病尤其是泌尿系统肿瘤诊疗中如此重要，我们还是应该从理论层面了解一下叙事医学的理念、方法与临床应用。

第二节　叙事医学的理念、方法与临床应用

叙事医学的理念，起源于 20 世纪 80 年代的美国。它的现实源头是"文学与医学"和"患者为中心的医疗"[1]，而在学术渊源上，它与现象学、文学批评的读者反应论、关系性医学、医患共同决策等都有着密切联系。美国哥伦比亚大学长老会医院的内科医师、文学教授丽塔·卡伦（Rita Charon）在 2001 年首次明确提出"叙事医学"，并在 2006 年出版的《叙事医学：尊重疾病的故事》中阐述了叙事医学的理论框架。卡伦给叙事医学所下的定义是由具有"叙事能力"的医师实践的医学[1]。关于"叙事能力"，她认为包括了"吸收、解释、回应故事和其他人类困境的能力"。在她的著作中，叙事医学被概括为"三个焦点、三个要素、两个工具"。具体说来，"三个焦点"指的是：关联性、共情与情感；"三个要素"是关注、再现和归属；"两个工具"则指细读与反思性写作。丽塔·卡伦的叙事医学理论为扭转全世界范围内的医疗过度专业化、职业化和技术至上作出了贡献。

2010 年，北京大学医学人文学院的郭莉萍教授将"叙事医学"的理念译介到我国，引起了医学界的强烈反响。许多医学同仁都在思考："叙事医学"的理念如何与我国的临床医学实践相结合，如何实现在地化发展，叙事医学在各个具体的临床医学门类（例如泌尿外科）应该如何运用等重大理论问题[2]。

从定义角度讲，韩启德院士和凌锋教授分别对叙事医学做了中国化的重新定义。韩启德认为："叙事医学是由具有叙事素养的医护人员，遵循叙事规律践行的医学……有了素养，还要遵循叙事规律去践行。……而叙事素养是指认识、吸收、解释疾病故事的能力以及易受疾病故事感动的同理心[3]。"凌锋将叙事医学界定为："跨越了文学、心理学、认识论、美学和各种后现代理论的交叉学科，甚至被许多人认为是人类重现认识身体和心灵、痛苦和疾病，以及生命和死亡的、潜力巨大的新工具[4]。"韩启德和凌锋的再定义实际上拓宽了叙事医学的发展路径，使得叙事医学成为克服现阶段我国卫生医疗领域里棘手的医患矛盾的一把利器。从理论研究角度讲，自 2011 年至 2018 年底，国内外先后有 661 篇论文研究讨论了叙事医学的理论问题[5]。郭莉萍教授将叙事医学区分为狭义和广义："狭义叙事医学是由医务人员带有叙事能力而主动实施的、'自上而下'实践医学的一种方式；而广义叙事医学是其他学科（特别是语言学和文学），甚至是公众按照各自的方法对医患相遇过程、患病体验等的研究和描述[5]。"2023 年，北京大学叙事医学团队提出了适合中国医学实际的叙事医学基本概念的"小红花"模型。医学、文学、语言学、心理学、人类学、社会学等多学科的学者逐步进入叙事医学的研究领域。例如 2011 年，南方医科大学的杨晓霖教授开设了叙事医学选修课；2012 年，首都医科大学宣武医院神经外科团队开始书写平行病历，并坚持至今，已经取得了较为显著的成效。

叙事医学的理论研究较为充分，临床实践应用也在稳步开展：郭莉萍教授在《叙事医学及其在临床医学的实践》中引述了她对丽塔·卡伦的访谈："叙事医学是医师可以'做'的事

情，其他的医学人文都是学者'说'的想法。"而"叙事医学的工具，让医师能够认真地倾听患者，再现他们听到、看到和想到的，这种用心最终就会螺旋上升为医患之间的归属关系和伙伴关系[6]。"值得注意的是，在探讨叙事医学临床实践之时，不仅医学教育者，许多临床一线的医护人员也从各自的专业出发，进行着叙事医学的实践。例如河北石油中心医院李春教授出版了专著《叙事护理》，系统阐述叙事护理在临床实践中的应用，迄今为止已培训了数千名全国各医院的护士人员；杨柠溪的《急性心肌梗死行 PTCA+ 支架术患者的临床叙事分析》[7]、巩亚男等的《叙事医学视角下银屑病的临床诊疗新思路》[8]、付世欧等的《叙事医学在慢性疼痛住院患者中的应用》[9]、夏锋等的《叙事循证医学与癌症治疗》等论文都是临床医师对于叙事医学在各自临床实践之中的应用所展开的可贵研究。尤其是陆军军医大学第一附属医院的夏锋教授等人的论文，作为长期奋战在肝癌诊疗一线的临床专家，他们认识到肿瘤对于患者家庭与生活的特殊意义，努力"针对癌症患者的'病痛'，利用多学科团队、新诊疗途径和疗愈判定指数，使患者在生理、心理、社会诸多层面均得到疗愈[10]。"这不仅准确地把握了叙事医学在临床实践中的定位，而且对于其他肿瘤诊疗过程中叙事医学的作用也有一定的启发与示范意义。

实例演示

第三节　泌尿外科患者叙事医学诊疗实例

【适应证】

适用对象和场景：

1. 泌尿系统肿瘤患者及家属。

2. 门诊、病房的所有接诊过程中。

3. 手术诊疗的医患共同决策。

【禁忌证】

不适用对象和场景：

1. 急症患者。

2. 有攻击性患者。

3. 诊疗资源极度超负荷。

【所需器材清单】

可采用的手段：

1. 叙事性语言。

2. 平行病历。

3. 肢体情态与眼神。

【团队要求】

1. 具备专业知识和能力的泌尿外科医师、肿瘤内科医师等。

2. 护理人员。

3. 具备医学叙事能力的其他工作人员。

【操作步骤】

诊疗概况

泌尿外科接诊患者病情十分复杂且多涉及患者隐私，从尿频、尿急等常见症状，到肾癌、前列腺癌、膀胱癌、阴茎癌等重症都会发生。各种病情所需要的叙事方式不同，患者在门诊和治疗中所需要的叙事手法也不同。叙事对象是患者家属或患者本人，我们所需要的叙事内容也要相应地有所改变。同时，针对不同身份、地位、受教育程度和性格的患者，我们所采取的叙事策略也须有所不同。以下通过 3 个案例分析在泌尿外科门诊问诊和治疗决策过程中叙事医学的实践意义（案例中人名、医院名皆为化名）。

案例 1：这是一例患者极难沟通且涉及其隐私的案例，目的是分析叙事医学在疑难案例中的作用。

黄强，43 岁，疑似阴茎癌，在当地两家医院诊断，没有明确结论。来到 C 医院，找到了泌尿外科专家杨教授。

黄强推门进诊室便说："杨教授，大老远慕名来的，看你能不能给我治了这个病。"顺手递上一摞片子："我们那好几家大医院都看了，没确诊。"

杨教授接过片子，看到其他医院的诊断各不相同：A 医院影像科诊断："高度怀疑阴茎癌"，B 医院却写着："不排除尖锐湿疣"。

黄强鼻子里哼了两声，急迫地说："我拿定主意了，你给我切了吧！"

杨教授眉头一紧，整体观察了一下患者。放下片子，让黄强站起来检查患处。

黄强有些尴尬地脱下裤子，待杨教授看过又迅速穿上，坐下。

杨教授："你好，你这个情况去皮肤科看过吗？"

黄强："看过，皮肤科也没说出啥来，让找你。你就给我切了吧，我觉得不能再拖了。"

杨教授："你有不舒服吗？那个地方疼吗？"

黄强："没有，但我就是想切了。"

杨教授："是癌可以切，如果要是不是癌呢？你才 43 岁呀！"

黄强："就是呢，那咋办？我就是觉得大夫都太磨叽了……"

杨教授："你再仔细想想，可不能冲动啊。这个地方很特殊，你知道切了意味着什么？"

黄强："知道、知道。我还能不知道这，多大人了！可……我没文化，那你说咋办？"

杨教授："建议你再去几家大医院会诊，大家对这个病有一致的结论了，咱们再慎重决定。"

黄强："可我不想等了，你给我切了算了。"

杨教授："这个部位要切掉，你可一定要想清楚的，不能随便做决定，也不是谁帮你拿主意就可以的。万一是良性的，吃药就能好呢？"杨教授还怕患者不明白，边讲边在纸上给患者画示意图。

黄强边看图边支吾，终于沉默地低下头。

杨教授接着劝慰道："咱就得慎重。你这个属于疑难症状，确诊了，咱们再说手术的事情，好吗？"

黄强一脸不乐意，嘟囔道："都说你手术水平高，咋还踢皮球呢！"

杨教授："你这个情况很特殊。我必须对你负责任，你也得对自己负责。不确诊没法给你动手术。皮肤科、泌尿外科，都看过了，大家一致认为是哪种情况，咱们再定方案，你觉得可以吗？"

黄强似乎听明白了，站起身，又回头说："不是，杨教授，我不找你麻烦，你就给我做了吧！"

杨教授："请你相信我，替你考虑，咱们必须先确诊，再谈是否需要手术。如果不是恶性的，你不仅不需要手术，而且积极配合治疗，康复很有希望。如果是恶性的，你的情况也属于比较早的，等确诊后再做手术来得及，不会耽误，这是目前对你最负责的一种方案。你说呢？现在抓紧去影像科会诊。好吧？"

黄强点点头，拿着片子离开了诊室。

泌尿外科门诊接诊患者的文化程度和性格各异，有的患者因为隐私等原因对医师的信任不足，容易诱发一些潜在的医患冲突。不少泌尿外科医师，尤其是经验不足的医师，往往对这类患者无所适从，甚至内心非常抵触，因此增加了医患沟通的难度，加大了这类患者对医师的不信任感。故事中的杨教授对于患者隐私很尊重，充分考虑到患者年龄、家庭背景、受教育程度等疾病之外的人文因素，成功地劝阻了这位患者执意要做手术的行为。在诊疗过程中，医师仅设身处地为患者考虑是不够的，像杨教授这样，不仅能与患者换位思考，更重要的是能用一套使人心服口服的叙事技巧来说服患者，称得上是"谈判专家"。如果泌尿外科医师都能掌握这样得一套叙事技巧，我们的医者仁心就一定能够影响患者，即使是对于如案例1中这样依从性很差的患者，也一定能带来更好的局面。

关于叙事技巧，国外医学界已有一些建立在研究基础之上的指南，主要针对全科医学和急诊医学两个领域："前者是受过心理学训练的全科医师，介绍如何运用家庭疗法的理念和方法，指导全科医师认识自己的职业角色、在与患者互动时'创造性'地问问题，以便鼓励患者建构关于自己的'新叙事'；后者是深入急诊室观察的语言学家，分析有效和无效的医患互动，提出有益于急诊室环境的叙事方法[11]。"现阶段，我国叙事医学临床路径中较为成熟的是叙事护理实践，而医学诊疗的其他环节中有效的叙事医学临床实践指南尚在编写过程中。

具体到泌尿外科诊疗中，操作性较强的叙事技巧有：

首先，在诊疗开始之初，观察患者的衣着、神情、体态、年龄等非诊疗因素，对患者的基本情况有大致了解。如案例1中的这位患者，文化程度较低，相关医学知识匮乏，情绪易冲动，就更要小心谨慎，尽量用患者能听得懂的方式交流。

其次，注意倾听，适度引导。案例1中这类患者虽然医学常识不足，但很容易固执己见，对医师的见解置若罔闻，无视甚至曲解医师的善意，医师在与该类患者交流过程中，一定要让其充分表达，适度加以专业知识的引导。

再次，在交流病情的过程中，一定要时刻注意揣度患者的真实想法，不要被表面的语言所"蒙蔽"，即医师在心中不断把自己置换成患者，此时他们心中最大的诉求是什么？搞清楚患者话语之下的真实诉求，就能够比较有针对性地避免医患纠纷。案例1中的患者黄强虽然不断声称自己"一定要切除"，但当杨教授反复提示"你知道切了意味着什么""你才43岁呀"等，患者果然逐渐吐露了心声：他其实是嫌医师"太磨叨"，想赶紧完成治疗。如果不辨明患者的真实诉求，贸然动手术，必然会引发医患冲突。

最后，一定要用适当而温暖的沟通方式进行交流。需要注意的是，仅仅使用"您""请"等敬语是没有太大意义的，与不同身份的人交流，应该使用不同的沟通技巧，根本上说是"换位思考"，找到一种医患双方都舒适的沟通模式。案例1中的黄强举止粗鲁，言语间透露着蛮横，面对这类患者，医师一定要注意在坚持诊疗原则的前提下，因势利导、顺势而为。不要在对话中掺杂太多个人情绪，换言之，一旦"说饿了"，很容易产生医患矛盾，甚至引起伤医行为。掌握并应用叙事医学的方法，是与各类患者建构良好医患关系的重要方法，同时也能对医师自身起到保护作用。

案例2：有相对"难缠"的患者，自然有修养良好的患者。叙事医学的诊疗如何在这类医患沟通中发挥作用。

刘保国，今年51岁，是单位的业务骨干，年富力强。年前体检发现PSA指标异常。他没敢告诉家人，独自一人来到泌尿外科就诊，接诊他的是王教授。

王教授带着惯常的微笑问："怎么不好了？"

刘保国神色凝重地递上一份体检报告，没敢坐下，弓着身子问："医生，您看我这个……我是不是前列腺……出了大问题呀？"

王教授迅速观察了一下他：这是一位身材结实的中年人，眉毛很长，国字脸。然后，他转头仔细阅读体检报告，边读边点头："嗯，嗯，PSA15，评估4分，……"

"医生，……"刘保国打断了王教授，可能因为觉得自己打断得有些突然，他下意识地点了下头，表示抱歉，咽了口吐沫，继续说："医生，我这个是不是前列腺，前列腺……癌呀？"

王教授刚要回答，刘保国半自言自语地说："我查了，也知道这个指标不好意味着什么。查出来前，单位还说要提拔我，看来全泡汤了。我已经51岁了，有心理准备。我没敢让老婆孩子知道，尤其我担心我老妈已经快80岁了，更不敢……"说到这里，刘保国眼圈儿红了，说不下去了。

王教授递给他一张纸巾，微笑着对他说："您别急，这个PSA指标确实有点儿高，应该作进一步的检查，才能确诊。"

刘保国眼中闪过一丝希望，他身体前倾，凑过去说："医生，您的意思是还不确定？"

王教授："那还要综合起来看，您看磁共振评分4分，评分也挺高，不过也不是最高。"

刘保国："最高几分？"

"最高5分，……"

"那还不高？"

王教授再次凝视着患者，解释道："4分有小一半儿的概率是，5分大约有七八成，都不是百分之百。要想百分之百地确定，还需要住院检查。"

刘保国急切地问："您是说5分也不一定是？检查还需要住院？"

"对，要做精准穿刺必须住院。"

"可我请不下假，最近单位正考核，我害怕升迁受影响……哎，你说我咋就得这病了呢？"刘保国说到这里有些沮丧。

王教授点点头，继续说："精准穿刺是目前确诊前列腺癌最好的方法，您不是担心自己的身体嘛。必要的时候还是要在工作和身体之间做个取舍。您这个毕竟有小一半儿的概率呢。"

刘保国若有所思地听着王教授的话，重复了一遍王教授"有小一半儿的概率"这句话。

点点头，坐直了，说："主任，我听您的。明天一早就跟领导请假，后天就住院检查。"

王教授笑着说："哈，您先等等，我尽快给您约上床位！"

泌尿外科的门诊患者最容易出现的诊疗困境是患者与医师所掌握的疾病信息严重不对等。有的患者第一次遇到肿瘤，容易将疾病理解得过分严重，因此产生悲观、失望等不良情绪，需经过反复劝导，负面情绪才能有所缓解。有的患者文化程度较高，查阅了许多医学文献，对自身所患疾病有所了解，但多数是一知半解，这样容易导致患者"自以为是"地选择性介绍病情，遗漏了一些关键性的病情信息。

案例中的患者是中年男性，教养良好，事业处在上升期，是家庭的顶梁柱。他的叙述重点在感叹自己的时运不济，身患"绝症"，升迁无望，妻儿老母无依无靠；而医师的关注点是如何治疗疾病，控制肿瘤的发展。虽然两者诉求存在极大差异，但是案例中的王教授运用了叙事医学问诊的方法，弥合了双方诉求的差异，达到了良好的问诊效果。

首先，王教授没有打断患者看似与病情无关的"闲聊"，而是耐心地等待患者讲述完，再正向引导患者提供与疾病相关的信息。倾听是重要的技巧。据国外 1 项研究[12]表明"从问诊开始到医生第一次打断患者的平均时间为 18 秒。"只有认真倾听患者提供的看似芜杂的信息，才能提取出有效信息，同时还能让患者感受到医生的注视和温暖。

其次，王教授在患者因过分担忧自己病情而落泪时适时地提供了纸巾，不要小看这一个下意识的肢体动作，据统计，65% 的人际交流是通过非语言行为实现的。一个善意的举动会给无助的患者带来莫大的支持，尤其是这个举动还来自于掌握自己病情的医生。

最后，除了为患者提供了专业的医学知识之外，王教授更重要的是协助患者在面临就医还是升迁的选择面前作出正确抉择。

作为医生，治病救人是天职，这份天职也决定了我们不能只关注疾病，而是要把患者真正地视为有思想、有情感的全人。案例中的这位刘保国正面临升职任用的关键时刻，却忽然查出来疑似患前列腺癌，在受到王教授安抚之后，他又开始患得患失，权衡因住院而丢掉升迁机会究竟值不值得。王教授从负责任和关爱患者身体健康的立场出发，毫不犹豫地加以劝导，使得患者作出了住院检查的明智抉择，达到了较为良好的依从性。

通过上述案例 1、2 我们可以发现：叙事医学问诊的优势就在于不是机械地规定哪个步骤必须说什么话，而是给了叙述者，也就是医生与患者双方充分的表达自由。同时，这种自由的限度就在于以患者为中心的换位思考，即站在患者的立场上去思考，进一步权衡利弊。必要时，让患者家属一起加入决策过程，充分考虑心理、习俗、经济状况等多种因素，综合研判，作出临床诊疗决策。

叙事医学在泌尿外科的应用绝不仅限于门诊。在诊疗的全过程，叙事医学都可能渗透进来，成为医患沟通交流的好帮手，也成为提高医疗服务水平的"金刚钻"。

案例 3：下面这则肾癌的案例让我们了解，当医生注定面对的是一种现阶段"治不好"的疾病之时，叙事医学究竟能够发挥怎样的作用。

"好的，马主任，明早科室见。"

朱主任放下电话，已经 00：03 了。她继续伏案研究病历：

患者胡国强，70 岁，退休职工。十年前确诊右肾癌，在某医院做了右肾切除手术。复查发现左肾上也长了一个了 2.0cm×3.0cm 的肿瘤。既往史：冠心病、高尿酸血症，基本情况尚可。

朱主任凝思片刻，迅速用铅笔批注了两个字"旋切"，之后合上了病历本。

老胡已经跟了朱主任 10 年。肾癌术后转到朱主任所在的肿瘤内科，从此结缘。这次朱主任帮他邀请了泌尿外科专家会诊。第二天一早，朱主任、马主任一起为老胡会诊，老胡的儿子胡小强也来了。

朱主任："老胡的情况我介绍完了，马主任您提提建议？"

马主任："现在情况很清楚了，患者已经切掉一个肾，这一个咱们一定要保。现在有三种方法：消融术、靶向药物和手术。消融术又分为冷消融和热消融，但容易消不干净；第二种是靶向药物，不过副作用会比较大；第三种是旋切手术……"

胡小强："主任、主任，我们不手术，我爸他这么大岁数，受不了这个。"

老胡在墙角"嗯"了一声，眼皮又耷拉下去了。

马主任："旋切又不是全切。"

胡小强："咋切都不行，我不能让我爹再遭罪。咱不缺钱，用靶向药吧，我们用进口的。"

马主任没吭声，看了一眼朱主任。朱主任会意地对胡国强说："老胡，你生病有 10 年了吧？"

靠在椅子上的老胡忽然挺直了身子纠正道："10 年 17 天了，我扳着手指头过来的，主任。"

朱主任接口道："对呀，都说久病成医，你肯定比其他患者更了解自己的病情。"

胡小强似乎有些自得的神态："主任，那还用说么！咱这肾癌呀，可不敢瞎开刀，只剩这一个肾了，切坏了，这人就没了！我爸一直跟着你，我们也信任你，你说啥方案，我们听！"

朱主任："那好，我给你们请来的马主任是咱们医院外科的一把刀，在全国也是数得着的……"朱主任反复强调马主任的权威性，一方面说的是事实，另一方面是为了增强患者的依从性。久病的患者都期待得到最好的治疗。

胡小强接着说："我们知道，可是刚才这位马……，马主任说的太专业，我们没听懂。"

马主任："胡先生，我的意思……"

老胡清了清嗓子，脸转向朱主任："抱歉，我不是教书的。主任，我们想听您给我解释。"

朱主任用眼神安抚了一下同事，说："马主任的意思是，目前老胡你的身体状况，如果做消融术，无论是冷消融还是热消融，效果都不会太好，靶向治疗目前的几种方案副作用都比较大。（转向胡小强）你爸他心脏不好，尿酸又高，我们怕他吃不消。旋切手术是最好的办法。所谓旋切，针对的是他这种椭圆形的肿瘤，最大限度地保留肾单位。"

"如果切开后肿瘤侵犯肾盂，那就挖完后再缝上。"马主任补充说。

看到胡家父子疑惑的神情，朱主任在纸上画了个肾脏的草图，指给他们看。

"就像水渠，挖到底下把脏东西挖掉了，水渠漏水，所以得再修补上。"

胡家父子的脸上由疑惑惊惧逐渐露出了微笑。然而，老胡的笑容旋即消失了，他抬头望着朱主任。朱主任会意了。

"老胡你别担心，整台手术下来，……差不多 5 万左右吧？这个病的报销比例还可以。马主任，差不多吧？"朱主任望了望马主任，得到了肯定的答复。

马主任说："如果中间遇到什么突发情况，可能会略贵些。但消融术和靶向也很贵，都一样……对不起，你们先商量着。"这时，马主任的电话响了，他匆忙去接电话。

胡小强："没事儿,爸! 咱治得起!"

胡国强："你先出去,我想跟朱主任单独说两句。"

胡小强走后,办公室里只有朱主任和老胡两个人。

老胡忽然对朱梅说:"主任,我,我,我……不想治了。"

朱主任:"为什么? 你左肾这个发现得不算晚,还有机会。马主任又……"

胡国强似乎是在内心独白:"第一啊,我不怕死,十年了,手术、化疗、复查、吃药,送走了多少病友,我够本儿了。第二,大孙子从小是我带大的,跟我感情非常好。你也知道,儿媳妇是公交车司机,前不久眼睛刚做了手术,最近没法上班。儿子没啥正经工作,开个小卖部,收入不稳定。全家现在都指着我那点儿退休金呢。我想我都七十了,古来稀啊。想用剩下的十几万块钱给儿子、媳妇,还有我那大孙子买点儿保险,再留点儿钱,让他们念我点儿好。哎,不挺好嘛。……瞎折腾啥呀。"

"老胡,咱是老朋友了。我得说几句掏心窝子的话。你现在肿瘤没有扩散转移,是有机会好起来的。你想想,如果你好了,还有机会看着大孙子考大学、毕业、结婚、生子,那多好呀。我这真不是给你宽心,像你这种情况,好多人都成功了。你儿子媳妇我都知道,人特实在,也孝顺,一定不会同意你放弃治疗的。对了,你可以申请大病医保,报销比例还会提高。"朱主任理解老胡的难处,可是她也不想看着他放弃。

胡小强推门进来,拉住胡国强,对朱主任说:"主任,感谢你! 我们听你的,做手术。"

朱主任说:"不是听我的,马主任是外科专家,要听专家的。具体手术方案你们一定要充分配合马主任。争取早日康复!"

胡国强:"对,好了还得上你这复查呢,啊!"

朱主任:"中! 老胡。"

这个场景发生在数年前的某医院肿瘤内科。它很好地展现了叙事医学在治疗决策上的重要作用。故事中的胡国强是一名退休职工,收入不高,家庭和睦但不宽裕。第一次右肾切除术十年后左肾也长了一个肿瘤。这时候他和他的家人来到了人生的十字路口。切还是不切,这是一个问题。不切的话,保守治疗等于放任病情恶化,预期寿命将大打折扣。一般患者对于手术风险的预计会比较高,尤其是老年肿瘤复发患者,他们和家属可能都不倾向于肿瘤切除。

故事中的朱主任在让老胡父子自己咨询其他医院专家的同时,也积极联系泌尿外科专家马主任。马主任针对老胡的病情提出了"旋切"的方案,最大限度地保留他的肾单位,保护肾功能。在医术上,马主任非常精湛,责任心也很强,把三种方案都介绍得很清楚。但相较之下,马主任与朱主任的主要差距在于患者的依从性不足方面,尤其是面对高龄患者再次行肾肿瘤手术的特殊情况。马主任的讲述方式过于专业化,语言很克制,也缺乏必要的情感,让情绪低落的胡家父子没有信任感。而且,从称呼开始,马主任就犯了个小"错误"。老胡是一位退休工人,一般不习惯被称呼为"先生"。马主任的称呼很礼貌,但也很有距离感,不容易让人亲近。与此相反,朱主任则直呼"老胡",非常亲切,这当然源于她在与胡家父子的长期交往中建立起来的互信。她通过画示意草图和打比方的方式让文化程度并不高的患者明白了手术的意义。说老百姓听得懂的话,对他们的生活景况给予关注,是赢得患者人心的重要方式,也是叙事医学沟通方式的一种体现。

同时，在患者决策的关键时刻，经济问题会自然而然地浮现出来，尤其对于恶性肿瘤这样的消耗性疾病。在日常诊疗中，我们也时常会发现，恶性肿瘤的患者，往往生存时间的长短与经济状况有一定关系。换言之，恶性肿瘤患者的临床决策，不仅是一个医学决策，而且更多的是一个综合权衡，经济状况、家庭和睦程度、患者信心等等都起着至关重要的作用。一些在医学上看起来匪夷所思的抉择，最终的原因很可能是这些平时我们忽略掉的非医学因素。叙事医学的出现，很大程度上就是要纠正诊疗与决策中的技术至上的倾向，为我们提供另一个思考的角度。

面对日益严峻的医患对立局面，许多医生在患者说完"都听你的"或者"我信任你"之后，在心理学上开启了置身事外的自我预防机制。因为在这样的背景下，朱主任的勇敢建议才显得更具有"叙事医学"的光彩。基于与老胡十年的交往历程，朱主任信赖老胡父子的为人。相反，如果老胡就此放弃，朱主任可能会非常担忧。她和老胡父子的关系，已经从一种普通的医患关系转变为一种共情的朋友关系。医生注定了不可能与所有患者建立互信的朋友关系，这是难能可贵的。共情的出发点就在于关注细节，换位思考。共情还能够帮助医生规避风险，如果一个不讲理的患者出现在诊室或病房，"他为何暴躁，是因为病痛吗？还是因为经济或者家庭？如果我是他，我会怎么想，怎么办？"如果医生能思考这些问题，一部分医患纠纷甚至冲突就可能避免。

共情的重要意义还在于能够提升自我，消除职业倦怠。共情是一种很好的情感宣泄和自我升华。关注患者的故事，尤其是他疾病之外的生命故事，关注他们的语言和非语言媒介，例如眼神、手势、肢体动作等，从中捕捉到对于治疗疾病有价值的生理和心理信息，能够提高医生的医学自信心与职业成就感。希望大家能够在泌尿系统肿瘤诊断与治疗日益精准化的今天，关注患者的非医学信息，赶走"会喘气的瘤子"，留住健康的全人。

【要点解析】

> 1. 泌尿系统肿瘤的诊疗中，叙事医学方法能够帮助医生应对各种场景，有助于医患沟通。
>
> 2. 泌尿外科叙事医学临床指南的核心是"换位思考"，医师通过细读患者的心理，明辨患者的真实诉求，并用合适而温暖的方式与之沟通。
>
> 3. 泌尿外科的诊疗过程中，叙事医学能够帮助医患形成长效的互信机制，实现医患共同决策。

志谢：感谢郑州市第六人民医院肿瘤内科朱眉主任团队为案例 3 提供素材。

（李远达）

专家述评

叙事医学创始人丽塔·卡伦在 2009 年的一次访谈中提到："医学人文是可以说的概念，而叙事医学是可以做的事情"。因此，"做"或者说"实践"是叙事医学的灵魂，也是对泌尿外科临床最有价值之处。叙事医学是由具有叙事能力的医生所实践的医学，而叙事能力又是吸收、解释、回应，并被疾病的故事所感动的能力。叙事医学的精髓在于愿意去倾听患者的叙事，并为之采取行动，产生对医患都有益的结果。鉴于此，近几年来以叙事医学临床实践、教学和研究都有一定的发展，但其数量、质量和深度都有待进一步提高。

当前，叙事医学应用于临床的主要问题是医生群体对叙事医学的认知和应用都在起步阶段。急诊医学和护理学是做得较好的两个专业。叙事医学应用于泌尿外科，我们需要探究的主要问题包括但不限于这些：门诊程序的常规流程中，哪些节点是需要患者叙事的？用何种问题来问出医生想知道的信息、同时又使患者感到他已经讲出了他想要讲的内容？用何种方式打断患者"滔滔不绝"的叙述而患者不感觉被忽视？在住院患者中如何实践叙事医学？如何甄别需要进行叙事护理的患者？哪些节点是需要叙事的？如何用叙事的方式进行知情同意告知？如何从患者的角度来理解医疗决策的风险与益处，从而理解患者和家属的决定？在时间紧迫的情况下，如何用身体语言与患者和家属沟通？泌尿外科医生实践叙事医学的当务之急是要研究各种情境中实践叙事医学的临床路径：例如案例 1、2 中所提到的门诊情境，患者千差万别，受教育程度、性格、年龄等因素都决定了我们不可能采取同一套标准化的沟通方式，而须因势利导，采用叙事问诊的方式，拉近医生与患者的心理距离，解开患者的心结，最终实现和谐的医患关系与良好的诊疗效果。由于有的泌尿系统肿瘤患者诊疗时间较长，给予了医患建立较长时间互信的机遇，如果医生能够主动关注患者的困难，换位思考，那么建立较理想的医患共同决策也并非难事。多管齐下才能实现叙事医学在泌尿外科领域的扎根落地。

值得注意的是，叙事医学不只是细读方法与平行病例的简单拼合，它首先是一种愿意倾听的姿态，能够听到患者的叙事，被他的困境所触动，从而为他采取行动。叙事医学近几年来在我国快速地发展，其主要原因就是医学界看到了叙事医学所带来的改变，但这只是起步阶段，系统学习了叙事医学的医务工作者仍然是少数，因此，我们需要通过理论研究和实证研究为叙事医学打基础、找证据，在此之上，探索叙事医学实践的临床路径和教学方式，以助其适应我国的医疗环境和文化环境，使叙事医学真正在我国落地生根、发展壮大，与包括泌尿外科在内的各医学学科系统建立起血肉联系，融入日常诊疗，为提升医疗服务质量，建立更和谐的医患关系做出积极的贡献。

（郭莉萍）

参考文献

［1］RITA CHARON. 叙事医学：尊重疾病的故事［M］. 郭莉萍主译. 北京：北京大学医学出版社，2015.

［2］郭莉萍."十三五规划"住院医生培训教材·叙事医学［M］. 北京：人民卫生出版社，2020.

［3］韩启德. 始于医者仁心的叙事医学：韩启德院士访谈录［J］. 叙事医学，2017（1）：3.

［4］凌锋."千风之歌的回响"，死亡如此多情Ⅱ［M］. 北京：生活·读书·新知三联书店，2015.

［5］郭莉萍，王一方. 叙事医学在我国的在地化发展［J］. 中国医学伦理学，2019（2）：149.

［6］郭莉萍. 从"文学与医学"到"叙事医学"［J］. 科学文化评论，2013（3）：5-22.

［7］杨柠溪. 急性心肌梗死行 PTCA 支架术患者的临床叙事分析［J］. 医学与哲学，2015（12B）：68-71.

［8］巩亚男，李志荣，杜渐，等. 叙事医学视角下银屑病的临床诊疗新思路［J］. 世界最新医学信息文摘，

2016(72): 210-211.

［9］付世欧,李文燕.叙事医学在慢性疼痛住院患者中的应用[J].医学与哲学,2018(5B): 76-78.

［10］夏锋,韦邦福.叙事循证医学与癌症治疗[J].医学与哲学,2014(1A): 11-14.

［11］郭莉萍.叙事医学在中国现状与未来[J].医学与哲学,2020(4A): 28-36.

［12］BECKMAN,H & FRANKEL,R. The effect of physician behavior on the collection of data[J]. Annals of Internal Medicine,1984,101: 692-696.

索 引

图书在版编目（CIP）数据

肾癌精准诊断与治疗 / 宋刚主编. —北京：人民卫生出版社，2023.12

ISBN 978-7-117-35674-9

Ⅰ.①肾… Ⅱ.①宋… Ⅲ.①肾癌 - 诊疗 Ⅳ.①R737.11

中国国家版本馆 CIP 数据核字（2023）第 232557 号

| 人卫智网 | www.ipmph.com | 医学教育、学术、考试、健康，购书智慧智能综合服务平台 |
| 人卫官网 | www.pmph.com | 人卫官方资讯发布平台 |

肾癌精准诊断与治疗

Shen'ai Jingzhun Zhenduan yu Zhiliao

主　　编：宋　刚

出版发行：人民卫生出版社（中继线 010-59780011）

地　　址：北京市朝阳区潘家园南里 19 号

邮　　编：100021

E - mail：pmph @ pmph.com

购书热线：010-59787592　010-59787584　010-65264830

印　　刷：人卫印务（北京）有限公司

经　　销：新华书店

开　　本：787 × 1092　1/16　印张：15.5

字　　数：377 千字

版　　次：2023 年 12 月第 1 版

印　　次：2023 年 12 月第 1 次印刷

标准书号：ISBN 978-7-117-35674- 9

定　　价：198.00 元

打击盗版举报电话：010-59787491　E-mail：WQ @ pmph.com

质量问题联系电话：010-59787234　E-mail：zhiliang @ pmph.com

数字融合服务电话：4001118166　E-mail：zengzhi @ pmph.com